李洪
张伟声 ◎ 编著

简单消百病

简单艾灸
消百病

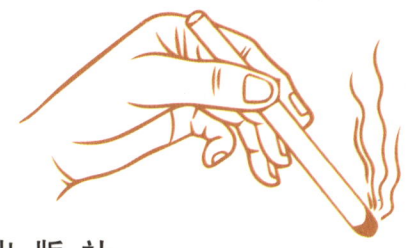

金盾出版社
JINDUN PUBLISHING HOUSE

图书在版编目（CIP）数据

简单艾灸消百病 / 李洪，张伟声编著. —— 北京：金盾出版社，2025.2

（简单消百病）

ISBN 978-7-5186-1629-9

Ⅰ.①简… Ⅱ.①李…②张… Ⅲ.①艾灸 Ⅳ.
①R245.81

中国国家版本馆 CIP 数据核字（2024）第 030890 号

简单艾灸消百病
JIANDAN AIJIU XIAOBAIBING

李洪　张伟声　编著

出版发行：金盾出版社	开　本：710mm×1000mm　1/16
地　　址：北京市丰台区晓月中路 29 号	印　张：14
邮政编码：100165	字　数：150 千字
电　　话：（010）68276683	版　次：2025 年 2 月第 1 版
（010）68214039	印　次：2025 年 2 月第 1 次印刷
印刷装订：河北文盛印刷有限公司	印　数：1～5 000 册
经　　销：新华书店	定　价：66.00 元

（凡购买金盾出版社的图书，如有缺页、倒页、脱页者，本社发行部负责调换）

版权所有　侵权必究

前言

艾灸是我国传统医学的瑰宝，承载着我国古代人民同疾病做斗争的经验和理论知识，是在古代朴素的唯物论和自发的辩证法思想指导下，通过长期医疗实践逐步形成的传统自然疗法，有简便易行、疗效显著的特点。随着人们自我保健意识的不断增强，艾灸这一既可保健养生又可治疗疾病的绿色生态自然疗法受到越来越多人的欢迎。我们说艾灸是一种神奇的疗法，因为它的确有很多不同凡响之处。

首先，艾灸的疗效十分神奇。艾灸疗法的适应范围广泛，在我国古代是治疗疾病的主要手段。用中医的话说，它有温阳补气、温经通络、消瘀散结、补中益气的作用，可以广泛应用于内科、外科、妇科、儿科、五官科疾病的治疗，尤其对乳腺炎、前列腺炎、肩周炎、盆腔炎、颈椎病、糖尿病等有特效。

其次，艾灸具有奇特的养生保健作用。用灸法预防疾病、延年益寿，在我国已有数千年的历史。《黄帝内经》中"大风汗出，灸意喜穴"，说的就是一种保健灸法。《庄子》记载圣人孔子"无病而自灸"，也是指用艾灸养生保健。

最后，艾灸的起源更是神奇。研究表明，灸的发明应是原始人用火时，因某一部位的病痛受到火的烘烤而感到舒适，便主动用火烧灼治疗更多的病痛。艾草在古时候又叫冰台，古人在占卦之前，制冰取火，以艾为引，就在这种引天火的仪式氛围中，巫者把龟甲兆纹与人体的血脉进行模拟想象，思索中医的火论与气论，进而产生了艾灸这种神奇的治疗手段。

本书系统、全面地介绍了艾灸疗法的起源和发展，艾草、艾绒和艾条的知识，施灸器具，艾灸冬病夏治的原理，艾灸方法，灸法禁忌及注意事项，灸后护理及调养等内容，还对与自然疗法紧密联系的经络、腧穴进行了清晰的图文解释。本书以疾病为纲，精选了日常生活中常见的病症和亚健康状态，配以真人操作示范图，让读者一看就懂、一学就会。本书实用性、可操作性强，是现代家庭养生保健、防病治病的必备工具书。

在本书的写作过程中，我们参阅了国内外同行的研究成果，在此对相关文献资料的作者表示深深的感谢！受篇幅所限，有些研究成果的出处未能详尽列出，敬请见谅。再者，由于我们的学术水平有限，本书中可能有不足之处，敬请专家、学者指正。

李洪　张伟声

目录

第一章　艾灸：可靠的家庭保健医生

艾灸疗法的起源和发展..................002
认识艾草、艾绒和艾条..................004
认识施灸工具..........................008
冬病夏治用艾灸........................009
清楚灸法巧施灸........................010
艾灸禁忌及注意事项....................014
灸后护理及调养........................016
腧穴基本知识..........................018

第二章　"灸"这样施，远离亚健康

失眠..................................030
神经衰弱..............................032
记忆力减退............................036
困倦易疲劳............................038
精力不足..............................041

空调病	043
免疫力低	046

第三章 健康"艾"中来，对症艾灸一用就灵

感冒	050
咳嗽	053
恶心、呕吐	056
呃逆	060
胃痛	063
腹痛	066
慢性腹泻	068
心悸	071
头痛	073
心绞痛	077
中风偏瘫	080
慢性支气管炎	082
急性结膜炎	084
角膜炎	086
过敏性鼻炎	089
牙痛	092
口腔溃疡	095
扁桃体炎	097

毛囊炎...100

便秘...102

痔..105

第四章　灸到痛自消，舒筋活络筋骨通

落枕...110

颈椎病...112

肩周炎...115

腰肌劳损...116

足跟痛...118

坐骨神经痛...120

腕关节扭伤...122

踝关节扭伤...124

第五章　"艾"护女性，呵护孩子

痛经...128

月经不调...130

带下病...132

乳腺炎...134

乳腺增生...136

子宫脱垂...138
宫颈炎..141
卵巢肿瘤...144
盆腔炎..148
外阴白斑...151
外阴瘙痒...153
小儿腹泻...155
小儿百日咳..157
流行性腮腺炎...159
小儿夜啼症..161
小儿厌食症..164
小儿遗尿...168

第六章 关"艾"中老年人，健康长寿身体棒

更年期综合征...172
高血压..175
高脂血症...177
糖尿病..182
低血压..185
冠心病..189

第七章　艾灸养颜瘦身，让青春永驻

青春痘 194

眼袋 198

黑眼圈 200

面部皱纹 202

黄褐斑 205

丰胸 208

腹部塑形 210

腰部塑形 212

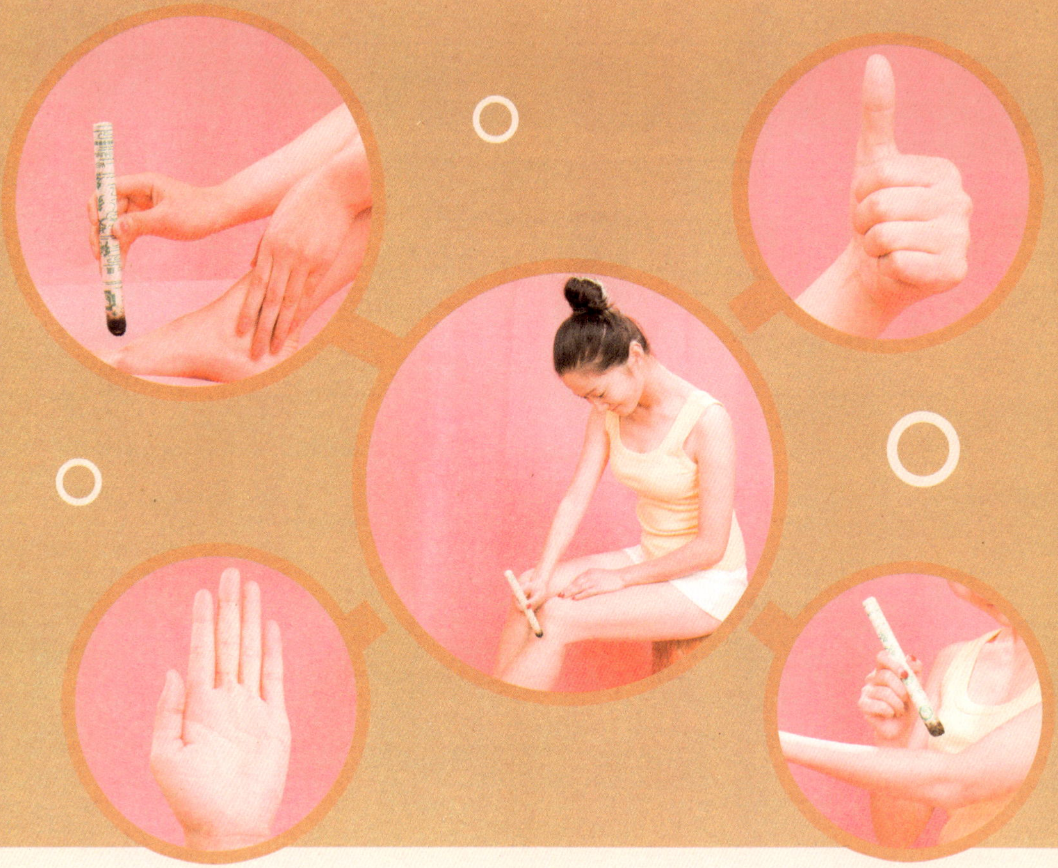

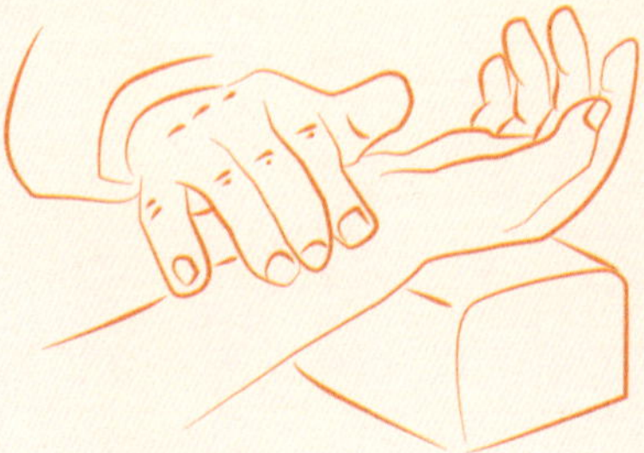

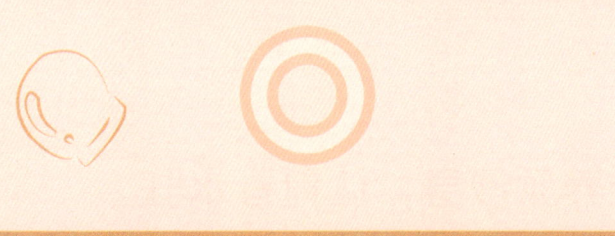

第一章

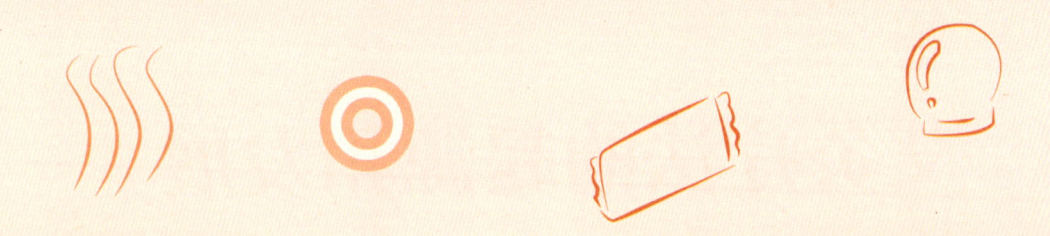

艾灸：可靠的家庭保健医生

风　寒　暑　湿

艾灸疗法的起源和发展

艾灸是我国医学史上的瑰宝，起源于我国原始时期，在那个时候，聪明的人类便发现，通过火的炙热来刺激伤患处可以减轻疼痛，还可以加速伤口的愈合。后来，人们逐渐将火灸引用到医学上来，用以治疗更多的疾病。

艾草在古时候又叫冰台，古人在占卦之前，制冰取火，以艾为引，就在这种引天火的仪式氛围中，巫者把龟甲兆纹与人体的血脉进行模拟想象，思索中医的火论与气论，进而产生了艾灸这种神奇的治疗手段。艾灸施于穴位，通过热和能量输入，引起人体"应激反应"，调动经脉使之更好地发挥行气血、和阴阳的整体作用，从而达到疏通脏腑、加速皮肤血液循环、提高人体免疫力、防治疾病的作用。

艾灸疗法能健身、防病、治病，在我国已有数千年历史。春秋时期的《诗经·采葛》记载，"彼采艾兮"；西汉毛亨注释，"艾所以疗疾"。战国时期孟子《离娄》曰："犹七年之病，求三年之艾也……艾之灸病陈久者益善……"可见在春秋战国时期人们便重视艾灸，艾灸疗法已颇为流行。《三国志·华佗传》记载："病若当艾（艾灸），不过一两处，每处不过七八壮。"（按：医用艾灸，灸一次谓之一壮，一壮捻成艾绒如雀屎大，谓之艾炷，艾叶越陈越好。）至晋代葛洪的《肘后方》、唐代孙思邈的《千金要方》，都很重视艾灸的保健防病作用，如《备急千金要方·卷二十九·针灸上·灸例》中记载："凡入吴蜀地游官，体上常须三两处灸之，勿令疮暂瘥，则瘴疠温疟毒气不能着人也。故吴蜀多行灸法。"说明当时人们已经普遍采用灸法来预防传染病。宋代以后灸的保健防病作用日益受到重视，窦材的《扁鹊心书》就是以灸法防治疾病的专著。

艾灸是一种神奇的疗法，因为它的确有很多不同凡响之处。艾灸疗法的适应范围广泛，在我国古代是治疗疾病的主要手段。用中医的话说，它有温阳补气、祛寒止痛、补虚固脱、温经通络、消瘀散结、补中益气的作用，可以广泛应用于内科、外科、妇科、儿科、五官科疾病，尤其对乳腺炎、前列腺炎、肩周炎、盆腔炎、颈椎病、糖尿病等有特效。艾灸还具有养生保健作用。用灸法预防疾病、延年益寿，在我国已有数千年的历史。《黄帝内经》中"大风汗出，灸意喜穴"，说的就是一种保健灸法。

近年来，随着人们对艾灸疗效独特性的认识，艾灸疗法得到了医学界的重视，现代化研究的步伐也在加快。现代的温灸疗法，并不直接接触皮肤，而是采用艾条悬灸、艾灸器温灸和药物温灸的方式来治疗疾病和保健养生，其疗效也大大提升，并具有使用方便、操作简单、不会烧灼皮肤产生瘢痕的特点。艾灸正逐渐进入人们的生活，踏入了现代养生保健的医学舞台，成为现代防病、治病的一颗闪耀明星。

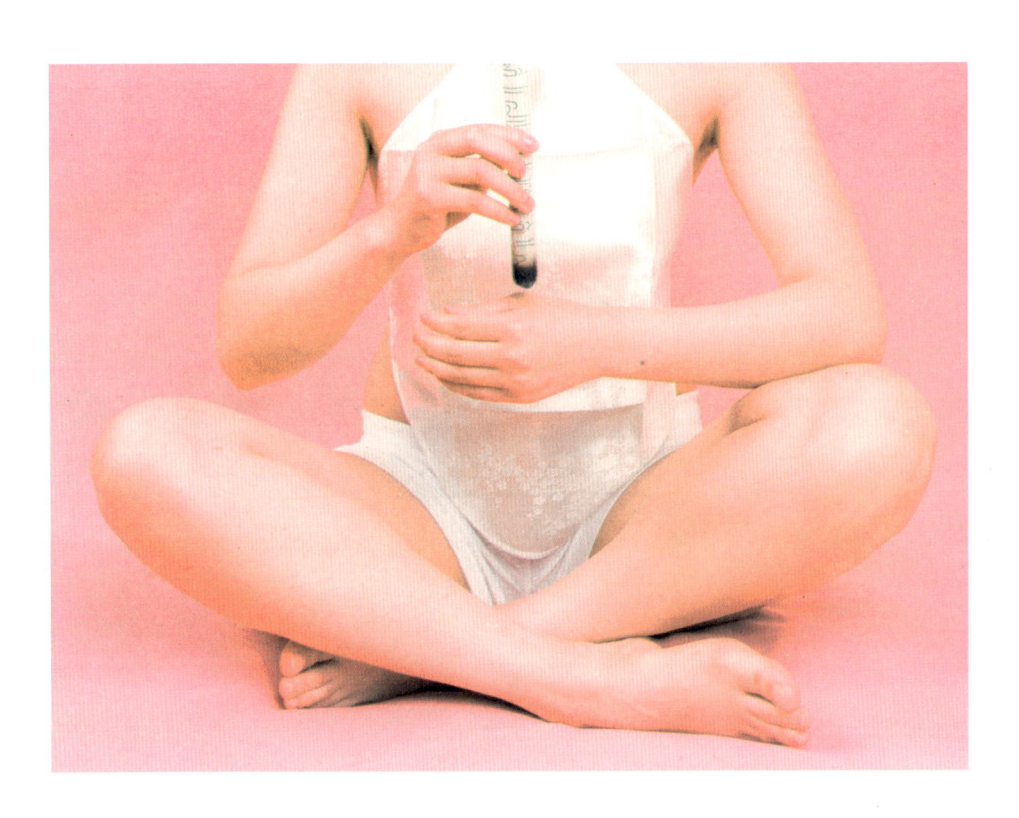

认识艾草、艾绒和艾条

百草之王：艾草

　　艾草，又称冰台、遏草、香艾、蕲艾、艾蒿、艾、灸草、医草、黄草等。多年生草本或半灌木状植物，植株有浓烈香气。茎单生或少数，褐色或灰黄褐色，基部稍木质化，上部草质，并有少数短的分枝，叶厚纸质，上面被覆灰白色短柔毛，基部通常无假托叶或极小的假托叶；上部叶与苞片叶羽状半裂、头状花序椭圆形，花冠管状或高脚杯状，外面有腺点，花药狭线形，花柱与花冠近等长或略长于花冠。瘦果长卵形或长圆形。花果期为7～10月。全草入药，有温经、祛湿、散寒、止血、消炎、平喘、止咳、安胎、抗过敏等作用。艾叶晒干捣碎得"艾绒"，制艾条供艾灸用。

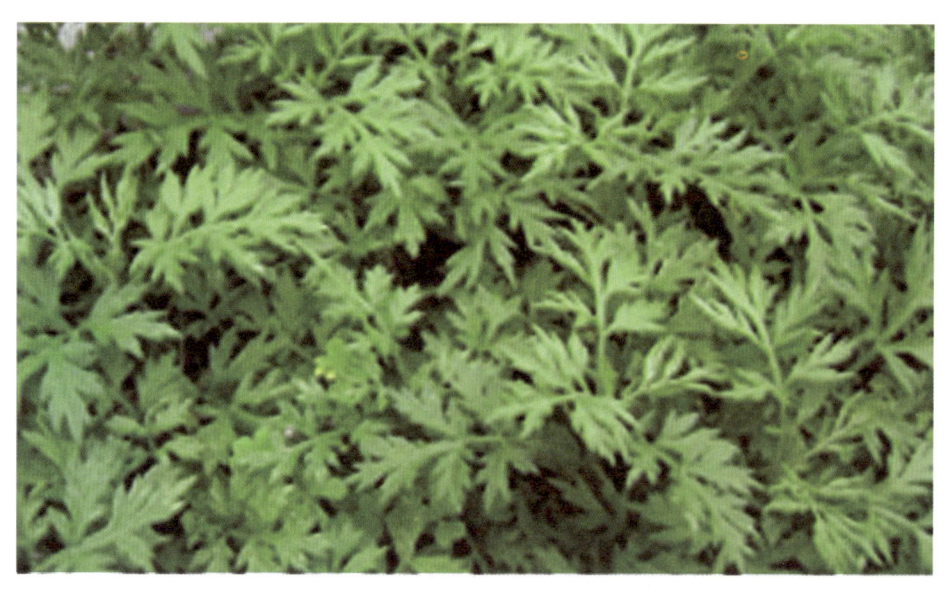

艾草

艾绒

在艾灸中，艾绒是最主要的材料，它是由艾叶经过加工制作而成的。艾叶中有一些粗梗和灰尘等杂质，不利于燃烧，所以需要进行加工。古代通常是将艾叶风干后，放在石臼、石磨等加工工具中，反复进行捣捶和碾轧，然后通过反复筛除，将其中的粗梗、灰尘等杂质去掉，只剩下纯粹的艾纤维。其色泽灰白，柔软如绒，易燃而不起火焰，气味芳香，适合灸用。它的功效主要有：通经活络、温经止血、散寒止痛、生肌安胎、回阳救逆、养生保健等。外用灸法则能灸治百病。

艾绒的质量对艾灸效果有较大影响。劣质的艾绒不细致，杂质多，燃烧时火力暴躁，容易产生灼烧的痛苦，不利于治疗。好的艾绒应当是火力温和持久，穿透力强的，这样才能达到治疗效果。艾绒根据加工的精细程度可分为粗艾绒和细艾绒。初步的加工，用500克艾叶加工后可以得到300克左右的艾绒，称为粗艾绒，用于普通的艾灸。粗艾绒再经过晒、捣捶、筛选，500克中可以得到100克左右的艾绒，颜色变成土黄色，称为细艾绒，一般用于直接灸。艾绒是制作艾条的原材料，也是灸法所用的主要材料。

艾绒分为青艾绒、陈艾绒和金艾绒三种，一般来说，用新艾施灸，火烈且有灼痛感，而用陈艾施灸，灸火温和，灸感明显，疗效好。《本草纲目》里说："凡用艾叶，须用陈久者，治令软细，谓之熟艾；若生艾，灸火则易伤人肌脉。"所以，在选用艾绒时，应该用陈艾而不用新艾。老中医会根据病因选用青艾绒或陈艾绒，金艾绒为艾绒中的极品，用途广泛，但价格贵。在家庭使用艾绒时，最好选陈艾绒，因为艾火温和，不会造成灼伤。

如何识别艾绒呢？

一捏：好的艾绒中没有枝梗或

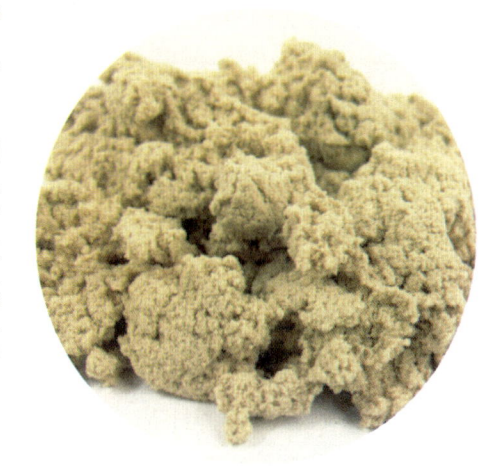

金艾绒

其他杂质，用拇指、示指和中指捏起一撮，能成形。

二观：陈年艾绒的颜色应该是土黄或金黄，艾绒中杂有绿色的，说明是当年艾。

三闻：陈年艾绒闻起来有淡淡芳香，而当年艾闻起来有青草味。

四看：好的艾绒燃出的艾烟淡白，不浓烈，气味香，不刺鼻，用其制成的艾条在点燃后，燃出的艾烟向上。

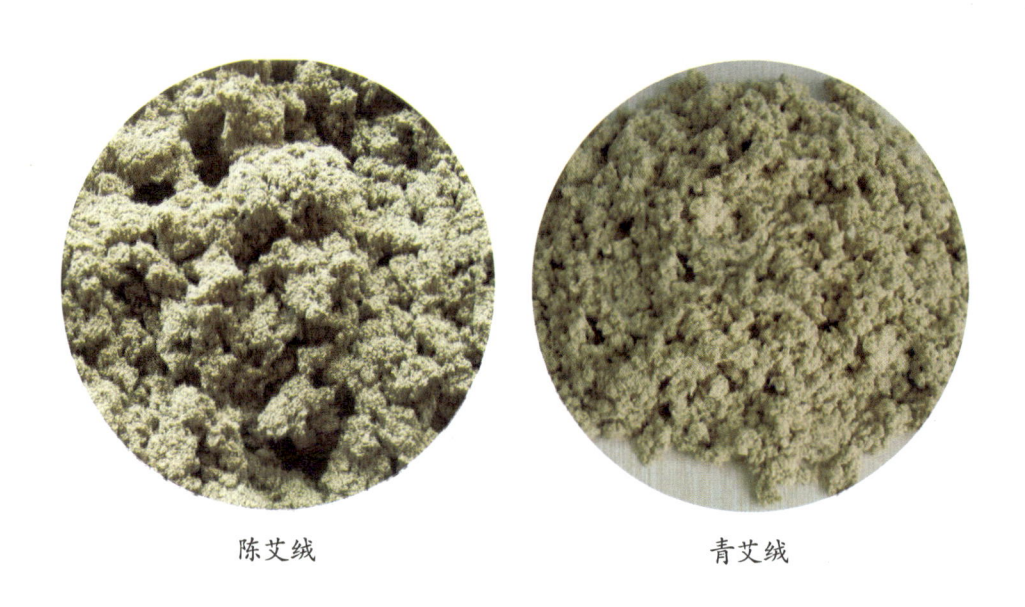

陈艾绒　　　　　　　　　　　　青艾绒

艾条

艾条是用棉纸包裹艾绒制成的圆柱形长卷，直径一般在4～50毫米之间，最常见的直径为18毫米；长度一般在2～300毫米之间，最常见的长度为200毫米。长度小于80毫米的艾条，可称艾炷、艾段。按艾绒陈放年份分为陈艾条、艾条（艾绒陈放几年叫作几年陈艾条，比如经常见到的3年陈艾条、5年陈艾条）；按艾条排出的烟分为有烟艾条、无烟艾条及微烟艾条；按艾条的成分分为纯艾绒艾条、药艾条；按艾条的长短分为长条、短条、艾炷、艾坨；按艾条制成的形状分为梅花艾条、菱形艾条、艾管。

劣质艾条会危害人们的身心健康，所以在挑选艾条时，一定要认真辨别。

一看成色：好艾条，一般采用陈艾绒精心制作，艾绒提取比例高（御道极品艾条艾绒提取比例是45∶1，即45千克艾叶提取1千克艾绒），无杂质，艾绒细腻均匀，色如黄金；劣质艾绒，粉尘冲鼻，杂质枝杆更是占绝大部分，成分粗糙，色泽暗淡。

二捏实度：好艾条，用料十足，端口紧实细腻，密实度好，燃烧更全面，温灸更到位；劣质艾条，偷工减料，包装松散，燃烧不全面，药性不均匀。

三观艾火：好艾条是真正的纯阳之火，火力持久，渗透力强，疗效更好；劣质艾条杂质、枝梗、粉尘多，燃烧速度缓慢，火力不能直透经络，根本无法起到治疗作用。

四闻艾烟：好艾条，气味浓而不呛，艾烟淡白，还有一股清香；劣质艾条，艾的气味较淡，非常刺鼻，燃烧的杂质成分所产生的烟雾可危害人体健康。

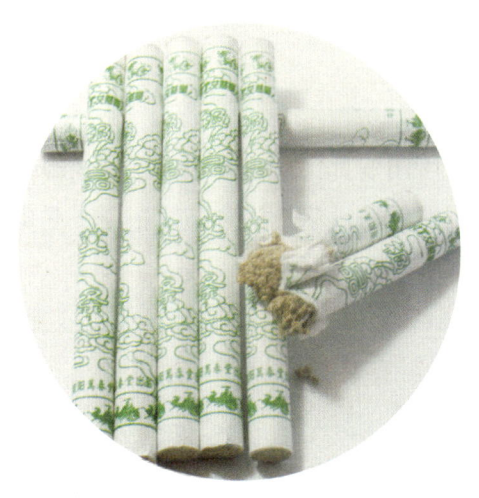

艾条

认识施灸工具

目前，临床上常用的施灸工具有温灸盒、艾灸罐、温架灸、温筒灸和温管灸等多种类型。值得一提的是，借助现代科学技术，还研制出各种不以艾火作为刺激源的非艾灸器，为灸疗增添了新的篇章。

艾灸盒

艾灸盒又叫作温灸盒，是艾灸的首选器具，由于其体积小，操作简单方便，集养生防病、治病和美容养颜于一身，一直以来深受家庭养生者的青睐。温灸盒通过艾火的热力渗透肌肤，可以温通经络，行气活血，祛湿逐寒，温经止痛，平衡阴阳，促进血液循环，调整脏腑功能，促进机体新陈代谢，增强抵抗力。

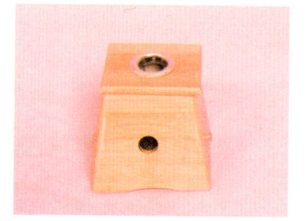

艾灸盒

艾灸罐

艾灸罐，是艾灸所用器具，是盛放艾绒艾炷的载体，把点燃的艾绒、艾炷放在艾灸罐中，然后通过艾灸罐对人体施灸。艾灸罐是人们在日常艾灸时使用的重要器具。

艾灸罐材料多样，大致分为不锈钢、铜制、木制等。艾灸罐为圆柱体，直径7～9厘米不等，高7～10厘米不等。

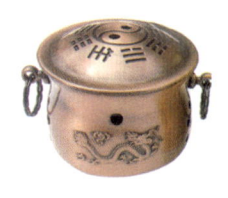

大艾灸罐　　　　　　　　小艾灸罐

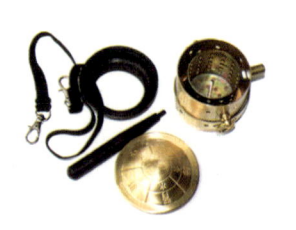

冬病夏治用艾灸

所谓"冬病夏治",是指对一些因阳虚、外感六淫之邪而导致的某些好发于冬季,或在冬季加重的疾病,在夏季阳气旺盛,病情有所缓解时,辨证施治,适当地内服和外用一些方药,增强抗病、祛邪能力,以预防和减少疾病在冬季来临时再发作,或减轻其症状。

一切中医所指的虚寒性疾病都可采用"冬病夏治"的方法进行治疗,如哮喘、慢性支气管炎、过敏性鼻炎、慢性咽喉炎、慢性扁桃体炎、反复感冒、慢性胃炎、慢性结肠炎、慢性腹泻与痢疾、风湿与类风湿性关节炎、肩周炎、颈椎病、腰腿痛、冻疮、手足发凉、男子阳痿、早泄和女子宫寒、老年畏寒症,以及脾胃虚寒类疾病等。

那么,为什么在三伏天艾灸能够治病呢?根据中医理论,夏季万物生长繁茂,阳气盛,阳气在表,夏季养生宜以养阳为主,此时毛孔开泄,运用艾灸方法可使腠理宣通,驱使体内风、寒、湿邪排出,是内病外治、治病求本的方法。它主要是通过以下四个方面起作用:一是局部的刺激作用,艾灸对人体局部的温热刺激能增强局部血液循环和淋巴循环,皮肤组织的代谢能力也会加强,炎症、粘连、渗出物、血肿等病理产物同时能得到很好的消散;二是经络的调节作用,艾灸具有温经通络,行气活血,祛湿散寒的作用,而且通过经脉的调整,可以达到补虚泻实,促进阴阳平衡,防病保健的效果;三是药物本身的作用,药物通过皮肤渗透至皮下组织,在局部产生药物浓度的相对优势,发挥较强的药理作用,同时通过药物对局部穴位的刺激,以激发全身经气,通过微小血管的吸收输送,使药性遍布全身;四是利用"三伏天"这全年最热的时段,人体阳气最盛的时候,刺激人体穴位,并通过药物的作用,发挥良性的,有利于机体增强抵抗力的,扶正祛邪的作用。

清楚灸法巧施灸

艾条灸

艾条灸，是将艾条点燃后置于腧穴或病变部位上进行熏灼的艾灸方法。一般又分为温和灸、回旋灸和雀啄灸三种。

1. 温和灸

将艾条燃着的一端与施灸处的皮肤保持1寸（1寸约为3.3厘米）左右距离，使患者感到局部温热而无灼痛。每穴灸15分钟左右，以皮肤出现红晕为度。对昏迷或局部知觉减退者，须随时注意局部温热程度，防止灼伤。近年来，有各种灸疗架，可将艾条插在上面，固定施灸。这种灸法的特点是温度较恒定和持续，对局部气血阻滞有散开的作用，主要用于灸疗局部病痛。

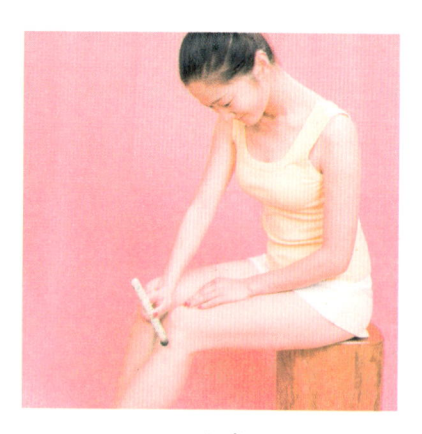

温和灸

2. 回旋灸

回旋灸又称熨热灸。即将点燃的艾条一端接近施灸部位，距皮肤1寸左右，平行往复回旋施灸。一般灸20~30分钟。这种灸法的特点是，温度呈渐凉渐温互相转化，除对局部病痛的气血阻滞有消散作用外，还能对经络气血的运行起到促进作用，故对灸点远端的病痛有一定的治疗作用。

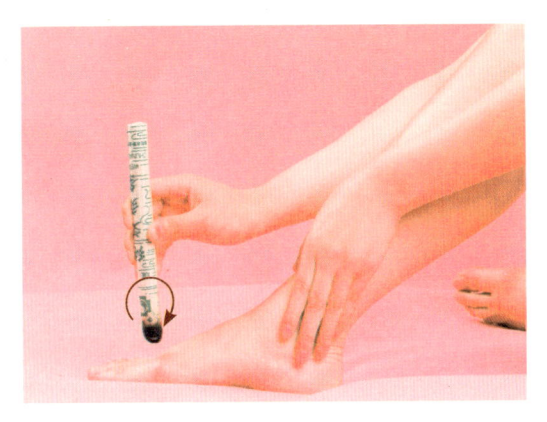

回旋灸

3. 雀啄灸

将艾条点燃的一端对准穴位，似鸟雀啄米状，一上一下地进行艾灸。多随呼吸的节奏进行雀啄。一般可灸15分钟左右。这种灸法的特点是，温度突凉突温，对唤起腧穴和经络的功能有较强的作用，因此，适用于灸治远端的病痛和内脏疾病。

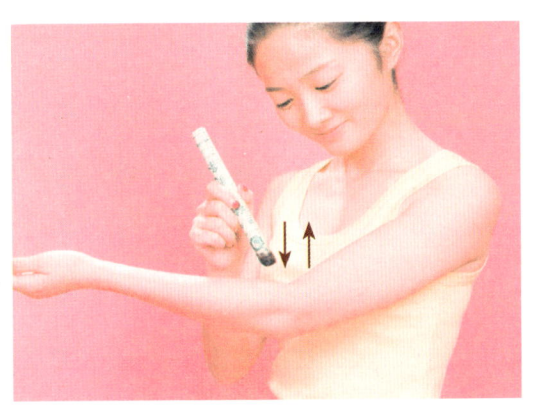

雀啄灸

011

艾炷灸

艾炷灸是将艾炷置于腧穴或病变部位上，然后点燃艾炷进行烧灼或温烤的一种艾灸方法。施灸时艾炷的大小、多少，应以疾病性质、病情轻重、施灸部位和年龄大小综合考虑。如初病体质强壮，艾炷宜大，壮数宜多；久病体质虚弱，艾炷宜小，壮数宜少。头面胸部不宜大炷多壮；腹部腰背则艾炷宜大，壮数宜多。四肢末端皮薄骨多处，不可多灸；肩背和四肢皮厚肉多之处，多灸无妨。妇孺宜少；壮男可多壮等。

艾炷灸包括直接灸和间接灸两大类。直接灸是将艾炷直接放在皮肤上点燃施灸，又称着肤灸。可分为瘢痕灸和非瘢痕灸。

1. 直接灸

瘢痕灸在临床上又名化脓灸，属于烧灼灸法，用蚕豆大或枣核大的艾炷直接放在穴位上点燃施灸，烧灼局部组织，施灸部位往往被烧红起疱，并嘱患者服用药物，或用桃木煎水洗烧灼处，使其产生无菌性化脓现象（灸疮）。施灸前，要注意患者体位的平正和舒适，以及所灸穴位的准确性。局部消毒后，可涂以大蒜液或凡士林，增加艾炷对皮肤的黏附力。点燃艾炷后，患者一般会因烧灼感到剧痛，为了减轻疼痛，可轻轻拍打局部，亦可用麻醉法来预防。灸完一壮后，用纱布蘸冷开水抹净所灸穴位，再依前法灸之。灸满所需壮数后，可在灸穴上敷贴淡膏药，每天换一次。也可用桃木水洗，数天后即现灸疮，停灸后3～4周灸疮结痂脱落，留有瘢痕。本法适用于虚寒证，实热和虚热证不宜用，头面颈项处不宜用，每次用穴不宜多。如用麦粒大的艾炷烧灼穴位，痛苦较小，可连续灸3～7壮，灸后无须膏药敷治，称为麦粒灸，适于气血两亏者。

非瘢痕灸属于温热灸法，点燃艾炷后，当患者感到烫时，即用镊子将艾炷夹去或压灭。连续灸3～7壮，局部出现红晕为止。灸后不发灸疮，无瘢痕，易为患者所接受。

2. 间接灸

间接灸是在艾炷与皮肤之间用药物制品衬隔，又称隔物灸。常用的有：

隔姜灸。将生姜切成约1分（1分约为0.33厘米）厚的片，用针在其中间穿几个孔，置于穴位上，把艾炷放在姜片上点燃施灸。适用于风寒咳嗽、虚寒腹痛、呕吐、泄泻、风寒湿痹等寒湿阻滞者。

隔蒜灸。用独头大蒜切成1分厚的片，中间以针刺数孔，置于穴位上，把艾炷放在蒜片上点燃。每穴每次可灸5～7壮，隔2～3日一次。适于痈疽未溃、瘰疬、肺痨等寒湿化热者。如用大蒜捣成泥糊状，均匀铺于脊柱（大椎至腰俞）上，约2分厚、2寸宽，周围用棉皮纸封固，然后用艾炷置其上，点燃施灸，则称为铺灸法，可用于治疗虚劳顽痹。

隔盐灸。将干燥食盐块研细末，撒满脐窝，在盐上面放置生姜片和艾炷施灸。适于寒证吐泻、腹痛、癃闭、四肢厥冷等塞滞气虚者，本法有回阳救逆的作用。此外，还有隔附子、隔胡椒等间接灸法。

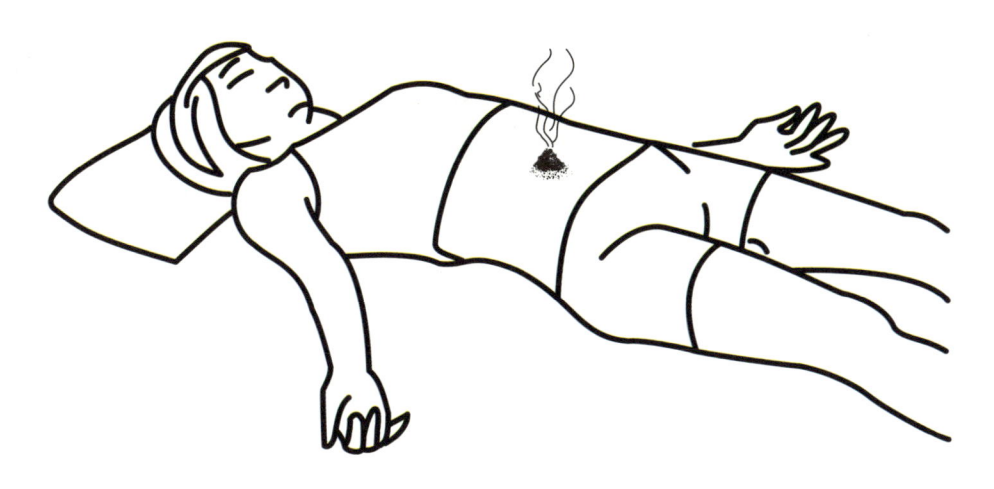

隔盐灸

艾灸禁忌及注意事项

平和心态，明确对象

施灸前要保持心情平静，大悲、大喜、大怒等情绪不稳定时不宜用，否则会使艾灸的效果大打折扣。对于极度疲劳，过饥、过饱、酒醉、大汗淋漓、情绪不稳，或女性经期不要施灸；孕妇及小儿囟门未闭合者，不宜艾灸；某些传染病、高热、昏迷、抽风期间，或身体极度衰竭，形瘦骨立等不要施灸；无自制能力的人如精神病患者等不要施灸；有些病症必须注意施灸时间，如失眠症要在临睡前施灸，不要饭前空腹时和在饭后立即施灸。

确定部位，注意程序

艾灸时，凡暴露在外的部位，如颜面，不要直接灸，以防形成瘢痕，影响美观；皮薄、肌少、筋肉结聚处，妊娠期女性的腰骶部、下腹部，男女的乳头、阴部、睾丸等处不要施灸。另外，关节部位不要直接灸。此外，大血管处、心脏部位不要灸，眼球属颜面部，也不要灸。要掌握施灸的程序，如果灸的穴位多且分散，应按先上后下，先左后右，先背后腹（胸前）、先头身后四肢的顺序进行。灸法一般比较安全可靠，需要说明的是施艾（灸）法应在有经验的专业医师指导下进行。

正确体位，找准穴位

体位一方面要适合艾灸的需要，另一方面要注意体位舒适、自然，要根据处方找准部位、穴位，以保证艾灸的效果。体位须摆放平直，肌肉放松，让准备施灸的穴位暴露而出，这样既能防烫伤，亦能增加疗效。艾灸取穴是否正确，直接影响灸治效果，灸前必须选好体位，坐点坐灸，卧点卧灸，使体位与点相统一。若坐着点穴，躺下施灸，受骨骼、肌肉牵动变化，必会影响取穴准确性。灸肢体的穴位以正坐为主；灸胸腹部的穴位取仰卧位；灸背腰部的穴位取俯卧位。

专心致志，耐心坚持

施灸时要注意思想集中，不要在施灸时分散注意力，以免艾条移动，不在穴位上，徒伤皮肉，浪费时间。对于养生保健灸，需要长期坚持，偶尔灸是不能达到预期效果的。

把握温度，按序施灸

由于艾灸以火熏灸，若施灸不注意则有可能引起局部皮肤的烫伤，所以必须要注意温度。对于皮肤感觉迟钝者或小儿，用示指和中指置于施灸部位两侧，以感知施灸部位的温度，做到既不致烫伤皮肤，又能收到好的效果。初次使用灸法的患者，要注意掌握好刺激量，先少量、小剂量，如用小艾炷，或灸的时间短一些，壮数少一些，以后再加大剂量。不要一开始就大剂量进行。

注意卫生，防止晕灸

化脓灸或因施灸不当，局部烫伤可能起疮，产生灸疮，一定不要把疮搞破，如果已经破溃感染，要及时使用消炎药。晕灸虽不多见，但是一旦晕灸则会出现头晕、眼花、恶心、面色苍白、心慌、汗出等，甚至发生晕倒。出现晕灸后，要立即停灸，并躺下静卧，再加灸足三里，温和灸10分钟左右。

注意防护，安全施灸

因施灸时要暴露部分体表部位，在冬季要保暖，在夏天高温时要防中暑，同时还要注意室内温度的调节和开换气扇，及时换取新鲜空气。现代人的衣着多是化纤、羽绒等质地的，易燃，因此，施灸时一定要注意防止落火，尤其是用艾炷灸时更要小心，以防艾炷翻滚脱落。用艾条灸后，可将艾条点燃的一头塞入直径比艾条略大的瓶内，以利于熄灭。

灸后护理及调养

因为人体耐受能力的差异和施治方法的不同或不当，每个人会产生不同的灸后反应，有人会出现红色的灸痕和灼热感，但无灸疮，有人会出现水疱。前者无须处理即可自行恢复，后者则需要对疮面进行护理，还要注意后期的调养。

艾灸后的护理

灸后皮肤潮红

艾灸后有些人身体会出现类似过敏的现象，比如皮肤潮红，或者出现很多红疹，此时多以为是过敏了，其实，这些表现出来的症状，都是真阳元气驱赶寒邪外出的表现，也是病邪在体表的反应。如果此时停止艾灸，病邪还会自表入里，侵蚀脏腑。如果此时皮肤表现严重，可以用放血疗法使邪出有门。可以在大椎、足太阳膀胱经的腧穴及委中穴放血，给病邪以出处。

灸后口渴

很多人艾灸后会感到口干舌燥，这是艾灸的一种反应，这种现象表明阴阳正在调整，阳不胜阴，这时要多喝白开水、红糖水或者小米汤。红糖水可以补气血，白开水没有任何添加剂，不会对人造成伤害。此时患者会觉得喉咙异常干痛，这是病邪（寒邪）逐渐外发时的必然症状。此时最好不要喝菊花茶，因为菊花是味苦、性微寒的药物，有清火的作用，可能会减弱艾灸的效果。

排病反应

在灸疗过程中，即使没有外界环境的诱因，绝大多数患者也会出现种种不适反应。如浑身发冷、出冷汗、冒臭气、吐痰涎、腹痛、腹泻等现象。甚至有很多人会发现，自己多年前有过的病症会重复多次出现，有的时候还会出现病未愈，病情反而加重的情况，由于这些不适反应与患者的病情有关，所以我们把这些不适反应统称为排病反应。出现这种情况，不要害怕，这是正邪交战的正常现象，病邪在我们体内寄居了很久，并不会轻而易举地乖乖就范。当你通过艾灸的方式激发了人体的正气想把邪气赶出体外时，那么邪气会顽强抵抗，这时正气不足，而邪气旺盛，当然就会出现各种不适反应。当你通过艾灸使体内慢慢累积了足够多的正气时，病邪就会逐渐地被赶出体外了。

灸后水疱

用直接灸施治时会在皮肤上留下水疱，水疱小时不要挑破，1周左右即可自行吸收。若水疱较大，可先用消毒针挑破，排出疱内的液体，再涂上甲紫药水或消炎膏等，然后用消毒纱布包扎。要定期消毒和更换纱布，以防感染。若产生灸疮，有流脓现象，要用消毒水、酒精或生理盐水清洗，清洗后涂上消炎膏或玉红膏。要每天坚持清洗和涂药，直至灸疮愈合。

艾灸后的调养

施灸时身体会消耗元气来疏通经络，调补身体功能，所以灸后要注意保护机体正气，要从饮食、起居等多方面加以调理。注意劳逸结合，不可使身体过度疲劳，娱乐时间也不宜过长，要保持平静的情绪。每天要保证充足的睡眠，因为睡眠是恢复生命活力的最佳途径。饮食上禁止食用生冷和不易消化的食物。饭菜宜清淡，应以素食为主，多吃水果、蔬菜，补充身体所需的营养物质。

施灸产生灸疮时要适量食用有助于诱发的食物，如豆类、蘑菇、笋、鲤鱼等。当灸疮开始愈合后，要减少诱发食物的摄入，应以清淡饮食为主，忌食辛辣刺激性食物，避免重体力劳动。当灸疮感染时要口服抗生素药物并且涂抹消炎药膏，以促进疮面愈合。

腧穴基本知识

腧穴的概念

腧穴又称穴位，也叫穴、穴道。指人体经络线上特殊的点区部位，中医可以通过针灸或者推拿、点按、艾灸刺激相应的经络点治疗疾病。穴位是中国文化和中医学特有的名词，多为神经末梢和血管较少的地方。腧穴主要分布在经脉上，从属于经脉，通过经脉向内连属脏腑，人体生命运动最精华之气——"真气"在腧穴这一部位游行出入，既向外出，又向内入。因此腧穴就具备了抵御疾病（出）、反应病痛（出）、传入疾病（入）、感受刺激、传入信息（入）等功能。

当病邪侵袭人体时，人体的正气可以通过经脉、腧穴向外奋起以护卫机表；当人体内部发生病变时，内在的病理状态又可通过经脉腧穴反映于体表，因此腧穴部位的变化可以作为诊断疾病的依据。

当人体正气亏虚、肌腠空疏时，邪气也会通过体表腧穴由表入里；而在腧穴部位施以针刺、温灸、推拿、拔罐、刮痧等刺激时，腧穴又能将各种刺激传入体内，从而激发人体的正气以抵御疾病，协调平衡阴阳，达到治疗目的。这是腧穴之所以能够治疗疾病的基础。

腧穴的名称

在《内经》中，腧穴被称作"节""会""气穴""气府""空（孔）""骨空""原""络""俞""溪""谷"等，《针灸甲乙经》中称为"孔穴"，《太平圣惠方》则称作"穴道"，俗称"穴位"。

《灵枢·九针十二原》说："所言节者，神气之所游行出入也，非皮肉筋骨也。"《灵枢·小针解》说："节之交三百六十五会者，络脉之渗灌诸节者也。"意思是说，腧穴所在部位是人体精华之气（神气）集中输注、聚集、留止、游行、出入之处，是络脉气血渗灌的部位。络脉是经脉的分支，而经脉则连属脏腑，脏腑、经脉、腧穴之间密切相关，不能将腧穴部位仅仅看作皮、肉、筋、骨局部的形质。其中既有纵行循行的概念，又有横行出入的概念，而且还有"面"和"网"的概念。

从《内经》对腧穴的命名来看，也反映了对腧穴功能的概括。腧，本作"输"（形声，从车，俞声。本义转运，运送），输注之意，喻脉气如水注输转、灌注；穴，则有"洞""孔""隙"之意，喻脉气集注于洞穴。综合分析各腧穴名称的字义，其间至少包含了五个方面的含义：①"本源"之义，如原，表明腧穴是人体脏腑精华之气的本源；②"聚集"之义，如穴、会、府、节等，表明腧穴所在是经气停留和聚集之处；③"转输"之义，如俞、溪等，反映腧穴有转输的作用；④"孔隙"之义，如空、孔、窍等，反映了腧穴经脉与外界的相通性；⑤"渗灌"之义，如络等，说明腧穴是络脉气血渗灌的部位，反映了腧穴与内脏的联系。

腧穴的分类

腧穴可分为十四经穴、奇穴、阿是穴三类。

十四经穴

十四经穴为位于十二经脉和任督二脉的腧穴，简称"经穴"。经穴因其分布在十四经脉的循行线上，所以与经脉关系密切，它不仅可以反映本经经脉及其所属脏腑的病症，也可以反映本经经脉所联系的其他经脉、脏腑之病症，同时又是针灸施治的部位。因此，腧穴不仅有治疗本经脏腑病症的作用，也可以治疗与本经相关经络脏腑之病症。

十二经脉又名十二正经，是经络系统的主体。其命名是根据其阴阳属性、所属脏腑、循行部位综合而定的。它们分别隶属于十二脏腑，各经用其所属脏腑的名称，结合循行于手足、内外、前中后的不同部位，并依据阴阳学说，给予不同的名称。十二经脉的名称为：手太阴肺经、手厥阴心包经、手少阴心经、手阳明大肠经、手少阳三焦经、手太阳小肠经、足太阴脾经、足厥阴肝经、足少阴肾经、足阳明胃经、足少阳胆经、足太阳膀胱经。

十二经脉通过手足阴阳表里经的连接而逐经相传，构成了一个周而复始、如环无端的传注系统。气血通过经脉即可内至脏腑，外达肌表，营运全身。其流注次序是：从手太阴肺经开始，依次传至手阳明大肠经，足阳明胃经，足太阴脾经，手少阴心经，手太阳小肠经，足太阳膀胱经，足少阴肾经，手厥阴心包经，手少阳三焦经，足少阳胆经，足厥阴肝经，再回到手太阴肺经。其走向和交接规律是：手之三阴经从胸走手，在手指末端交手三阳经；手之三阳经从手走头，在头面部交足三阳经；足之三阳经从头走足，在足趾末端交足三阴经；足之三阴经从足走腹，在胸腹腔交手三阴经。

十二经脉在体表的循行分布规律是：凡属六脏（心、肝、脾、肺、肾和心包）的阴经分布于四肢的内侧和胸腹部，其中分布于上肢内侧的为手三阴经，分布于下肢内侧的为足三阴经。凡属六腑（胆、胃、大肠、小肠、膀胱和三焦）的阳经，多循行于四肢外侧、头面和腰背部，其中分布于上肢外侧的为手三阳经，分布于下肢外侧的为足三阳经。手足三阳经的排列顺序是："阳明"在前，"少阳"居中，"太阳"在后；手足三阴经的排列顺序是："太阴"在前，"厥阴"在中，"少阴"在后（内踝上八寸以下为"厥阴"在前，"太阴"在中，"少阴"在后）。

十二经脉的表里关系是：手足三阴、三阳，通过经别和别络互相沟通，组成六对"表里相合"的关系。其中，足太阳与足少阴为表里，足少阳与足厥阴为表里，足阳明与足太阴为表里；手太阳与手少阴为表里，手少阳与手厥阴为表里，手阳明与手太阴为表里。

任脉，行于腹面正中线，其脉多次与手足三阴及阴维脉交会，能总任一身之阴经，故称："阴脉之海"。任脉起于胞中，与女性妊娠有关，故有"任主胞胎"之说。

督脉，行于背部正中，其脉多次与手足三阳经及阳维脉交会，能总督一身之阳经，故称为"阳脉之海"。督脉行于脊里，上行入脑，并从脊里分出属肾，它与脑、脊髓、肾又有密切联系。

十二经的流注次序

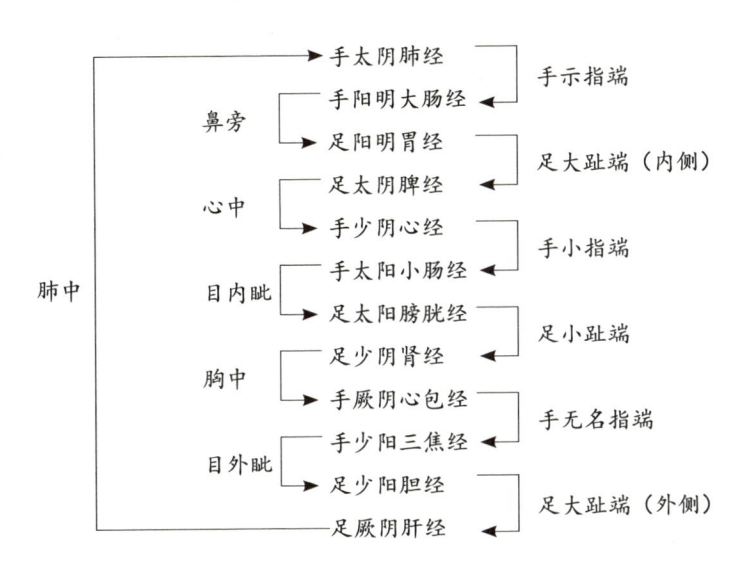

```
                    ┌→ 手太阴肺经 ┐
                    │            ├ 手示指端
               ┌── 手阳明大肠经 ←┘
          鼻旁 │
               └→ 足阳明胃经 ┐
                             ├ 足大趾端（内侧）
          ┌── 足太阴脾经 ←──┘
     心中 │
          └→ 手少阴心经 ┐
                        ├ 手小指端
     ┌── 手太阳小肠经 ←┘
目内眦│
     └→ 足太阳膀胱经 ┐
                    ├ 足小趾端
肺中 ┌── 足少阴肾经 ←┘
胸中 │
     └→ 手厥阴心包经 ┐
                    ├ 手无名指端
     ┌── 手少阳三焦经 ←┘
目外眦│
     └→ 足少阳胆经 ┐
                  ├ 足大趾端（外侧）
     └── 足厥阴肝经 ←┘
```

奇穴

奇穴是指未能归属于十四经脉的腧穴，它既有固定的穴名，又有明确的位置，又称"经外奇穴"。这些腧穴对某些病症具有特殊的治疗作用。奇穴因其所居人体部位的不同，其分布也不尽相同。有些位于经脉线外，如中泉、中魁；有些在经脉线内，如印堂、肘尖；有些有穴位组合，如四神聪、四缝、四花等穴。

阿是穴

阿是穴又称压痛点、天应穴、不定穴等。这一类腧穴既无具体名称，又无固定位置，而是以压痛点或其他反应点作为艾灸、按摩部位。阿是穴多位于病变的附近，也可在与其距离较远的部位。

腧穴的作用

输注气血

腧穴从属于经脉，通过经脉向内连属脏腑，是脏腑经络气血渗灌、转输、出入的特殊部位。《灵枢·九针十二原》中记载："所言节者，神气之所游行出入也，非皮肉筋骨也。"说明腧穴是气血通行出入的部位，脏腑、经脉之气在腧穴这一部位游行、出入，因此腧穴就具备了抵御疾病（出）、反应病痛（出）、传入疾病（入）、感受刺激、传入信息（入）等功能。

反应病症

护卫肌表，当人体内部发生病变时，内在的病理状态可通过经脉腧穴反映于体表，因此腧穴部位的变化可以作为诊断疾病的依据。

与经脉反应病症不同，腧穴所反映的病症主要包括限于腧穴范围的压痛、酸楚、结节、肿胀、瘀血、丘疹、虚陷等现象。腧穴反应病症的作用近年来有不少新发现，如呼吸系统病症多在中府、肺俞、孔最处出现反应；肝胆系统的病症多在肝俞、胆俞、胆囊穴出现压痛等。

防治疾病

腧穴不仅是气血输注的部位，也是邪气所客的处所。当人体正气亏虚、肌腠空疏时，邪气就会通过体表腧穴由表入里。

腧穴输注气血向内传入的特性，又是腧穴之所以能够治疗疾病的基础。在腧穴部位施以针刺、温灸等时，各种刺激能通过腧穴、经脉传入体内，从而激发人体的正气，协调平衡阴阳，达到预防和抵御疾病的目的。腧穴防治疾病的作用已被大量的临床研究和实验所证实。

腧穴的定位方法与取穴技巧

正确取穴对艾灸、拔罐、按摩、刮痧的疗效关系很大。因此，准确地选取腧穴，也就是对腧穴的定位，一直为历代医家所重视。

骨度分寸法

骨度分寸法，始见于《灵枢·骨度》篇。是以骨节为主要标志测量周身各部的大小、长短，并依其比例折算尺寸作为定穴标准的方法。不论男女、老少、高矮、肥瘦都是一样的。如腕横纹至肘横纹作12寸，也就是将这段距离划成12个等分，取穴就以它作为折算的标准。常用的骨度分寸见下表。

常用骨度分寸表

分部	起止点	常用骨度	度量法	说明
头部	前发际至后发际	12寸	直寸	如前后发际不明，从眉心量至大椎穴作18寸，眉心至前发际3寸，大椎穴至后发际3寸
	耳后两完骨（乳突）之间	9寸	横寸	用于量头部的横寸
胸腹部	天突至歧骨（胸剑联合）	9寸	直寸	胸部与肋部取穴直寸，一般根据肋骨计算，每一肋骨折作1寸6分；"天突"指穴名的部位
	耻骨至脐中	8寸		
	脐中至横骨上廉（耻骨联合上缘）	5寸		
	两乳头之间	8寸	横寸	胸腹部取穴的横寸，可根据两乳头之间的距离折量。女性可用左右缺盆穴之间的宽度来代替两乳头之间的横寸
背腰部	大椎以下至尾骶	21椎	直寸	背部腧穴根据脊椎定穴。一般临床取穴，肩胛骨下角相当第7（胸）椎，髂嵴相当第16椎（第4腰椎棘突）
	两肩胛骨脊柱缘之间	6寸	横寸	
上肢部	腋前纹头（腋前皱襞）至肘横纹	9寸	直寸	用于手三阴、手三阳经的骨度分寸
	肘横纹至腕横纹	12寸		
侧胸部	腋以下至季胁	12寸	直寸	"季胁"指第11肋端
侧腹部	季胁以下至髀枢	9寸	直寸	"髀枢"指股骨大转子
下肢部	横骨上廉至内辅骨上廉（股骨内髁上缘）	18寸	直寸	用于足三阴经的骨度分寸
	内辅骨下廉（胫骨内髁下缘）至内踝高点	13寸		
	髀枢至膝中	19寸	直寸	用于足三阴经的骨度分寸；前面相当犊鼻穴，后面相当委中穴；臀横纹至膝中，作14寸折量
	臀横纹至膝中	14寸		
	膝中至外踝高点	16寸		
	外踝高点至足底	3寸		

自然标志取穴法

根据人体表面具有特征的部位作为标志，而定取穴位的方法称为自然标志定位法。人体自然标志有两种：

固定标志法：即是以人体表面固定不移，又有明显特征的部位作为取穴标志的方法。如人的五官、爪甲、乳头、肚脐等作为取穴的标志。

活动标志法：是依据人体某局部活动后出现的隆起、凹陷、孔隙、皱纹等作为取穴标志的方法。如曲池屈肘取之。

手指同身寸法

手指同身寸法是以患者手指为标准来定取穴位的方法。由于生长相关律的缘故，人类机体的各个局部间是相互关联的。因为选取的手指不同，节段亦不同，可分为以下几种。

中指同身寸法：是以患者的中指中节屈曲时内侧两端纹头之间作为1寸，可用于四肢部取穴的直寸和背部取穴的横寸。

拇指同身寸法：是以患者拇指指关节的横度作为1寸，亦适用于四肢部的直寸取穴。

横指同身寸法：又名"一夫法"，是令患者将示指、中指、无名指和小指并拢，以中指中节横纹处为准，四指横量作为3寸。

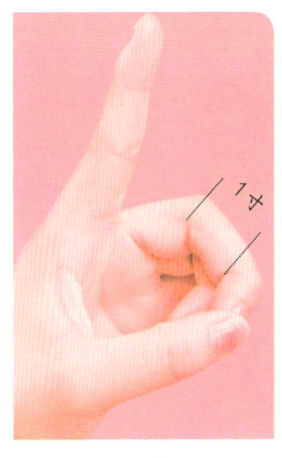

中指同身寸法　　　　拇指同身寸法　　　　横指同身寸法

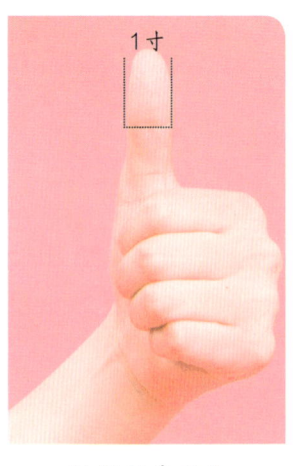

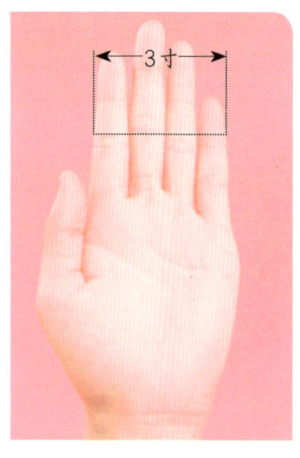

简便取穴法

此法是临床上一种简便易行的方法。如垂手中指指端取风市；两手虎口自然平直交叉，在示指指端到达处取列缺穴等。

取穴要领

临床上取穴常以骨度法为主，再结合其他取穴方法。同时还必须注意患者的体位、姿势，并且要上下左右互相参照。取穴的原则要领大致可以归纳为：

1. 按照分寸，做到心中有数。
2. 观察体表标志定穴。
3. 采取适当的姿势取穴。某些穴位应采取坐姿取穴，而某些穴位则以卧式取穴为宜；有些穴位应伸直肢体取之，而有些穴位则应屈曲肢体取之。临证时还需依具体情况而定。此外，还可结合一些明显的活动标志取穴。
4. 取五穴而用一穴，取三经而用一经。

古人有"取五穴用一穴而必端，取三经用一经而必正"之说。意思是说，正确的取穴方法，是取某一个穴位时，必须了解它上下左右的穴位；确定某一经时，必须参照其周围几条经脉的循行。这样全面参考才能正确地定位取穴。

全身的经穴，督脉和任脉位于正中线，它们的穴位较易确定，因此任、督脉的穴位常可作为两旁经穴定位的参考依据。而头部和肩部的腧穴比较复杂，取穴时须仔细分别。取肢体外侧面的穴位时，主要观察筋骨的凹陷等骨性标志；而取肢体内侧面的穴位时，除注意体表标志外，还应注意动脉的搏动等。

人体正面穴位示意图

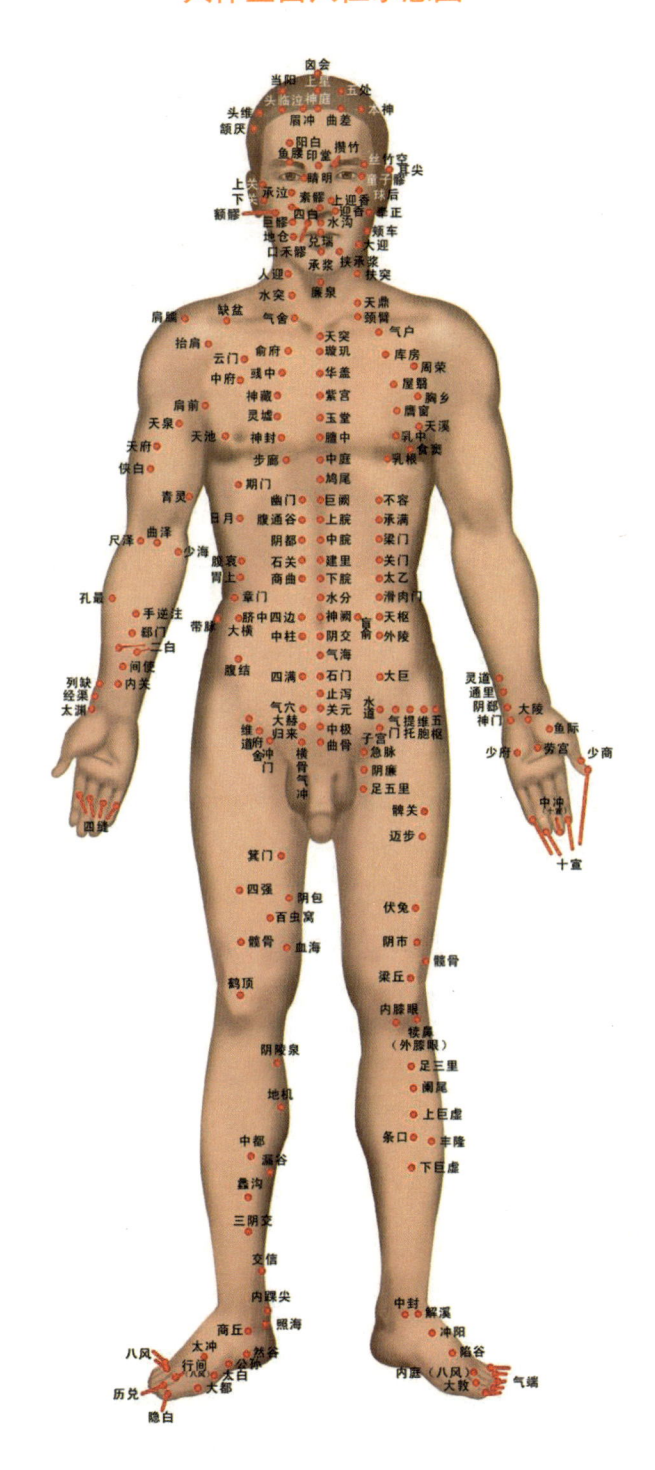

人体背面穴位示意图

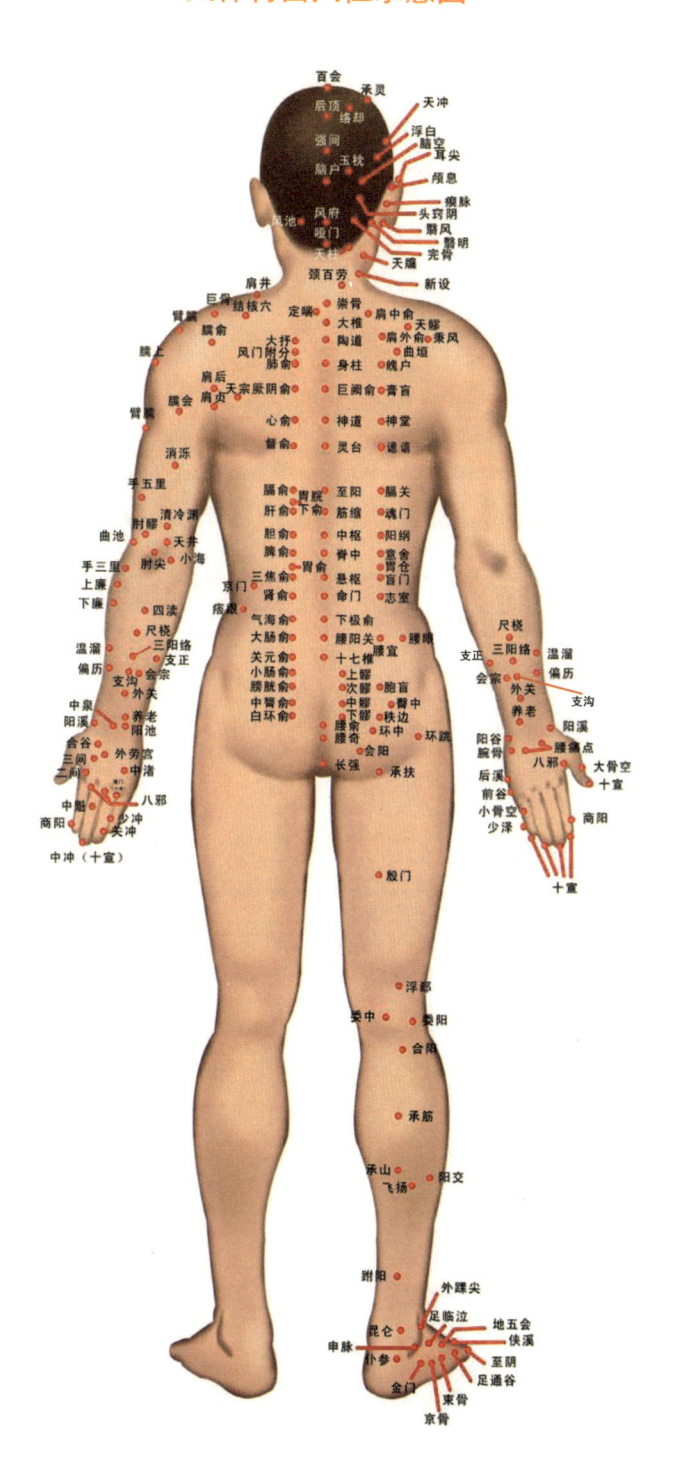

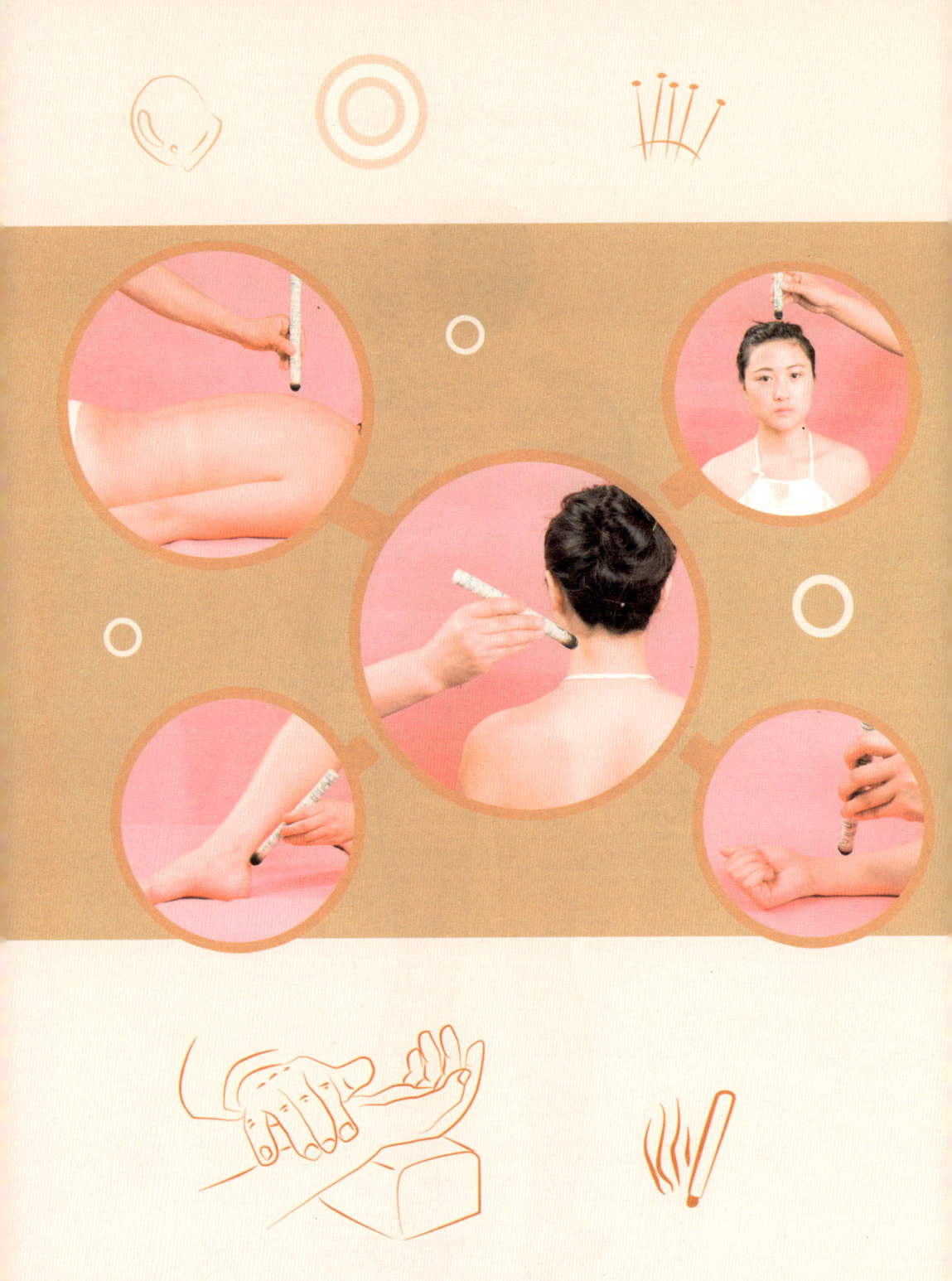

第二章

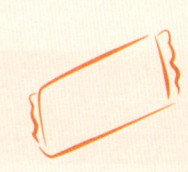

"灸"这样施，远离亚健康

失眠

失眠通常指入睡困难或维持睡眠障碍（易醒、早醒和再入睡困难），导致睡眠时间减少或质量下降不能满足个体生理需要，明显影响日间社会功能或生活质量的一种主观体验。失眠会引起疲劳感、不安、全身不适、无精打采、反应迟缓、头痛、注意力不集中等症状。中医认为失眠原因有脾胃不和，情志抑郁，生痰化火，痰火扰心，阴虚火旺，扰动心神，气虚血虚等。在相关穴位艾灸能够调和阴阳，安神健脑，调和脏腑气血，故艾灸可治疗失眠。

一般施灸

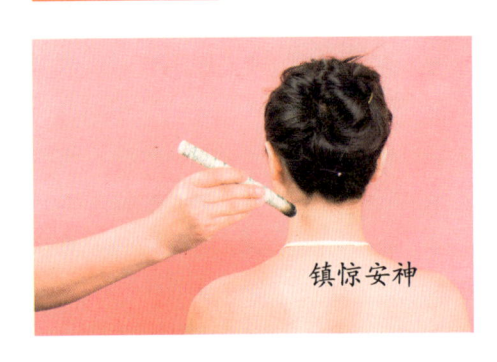

镇惊安神

理气宁心

灸安眠穴。宜采用温和灸。施灸时，被施灸者取坐位，施灸者一手执艾条，另一手拨开并按住被施灸者头发，以点燃的一端对准施灸部位，距离穴位皮肤1.5～3厘米，以感到施灸处温热、舒适为度。每日灸1次，每次灸3～15分钟，灸至皮肤产生红晕为止。

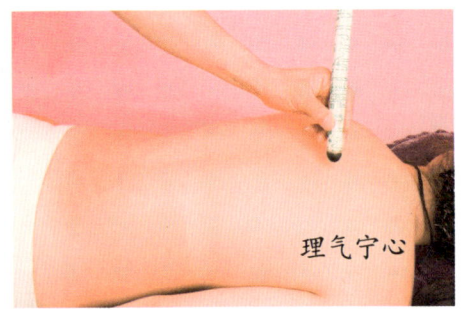

灸心俞穴。宜采用温和灸。施灸时，被施灸者取俯卧位，施灸者手执艾条以点燃的一端对准施灸部位，距离穴位皮肤1.5～3厘米，以感到施灸处温热、舒适为度。每日灸1次，每次灸3～15分钟，灸至皮肤产生红晕为止。

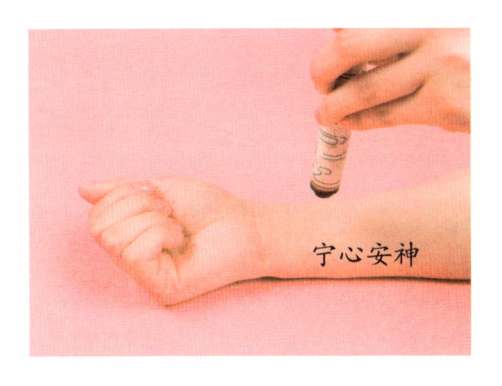

宁心安神

益心安神，通经活络

灸内关穴。宜采用温和灸。此穴可自行施灸。施灸时，取坐位，手执艾条以点燃的一端对准施灸部位，距离穴位皮肤1.5～3厘米，以感到施灸处温热、舒适为度。每日灸1次，每次灸3～15分钟，灸至皮肤产生红晕为止。

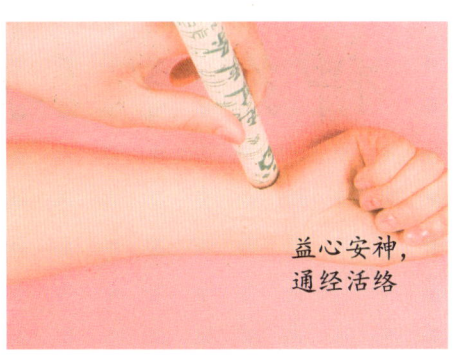

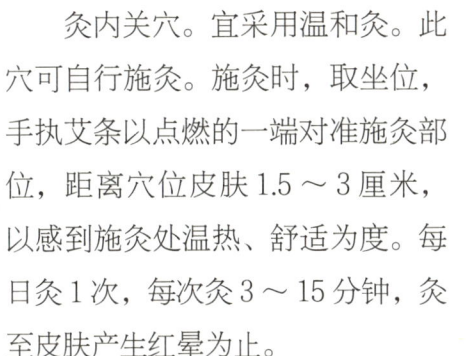

灸神门穴。宜采用温和灸。此穴可自行施灸。施灸时，取坐位，手执艾条以点燃的一端对准施灸部位，距离穴位皮肤1.5～3厘米，以感到施灸处温热、舒适为度。每日灸1次，每次灸3～15分钟，灸至皮肤产生红晕为止。

头、背部穴位

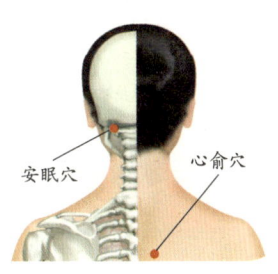

安眠穴： 位于耳垂后的凹陷与枕骨下的凹陷连线的中点处。

心俞穴： 当第5胸椎棘突下，后正中线旁开1.5寸。

臂、腕部穴位

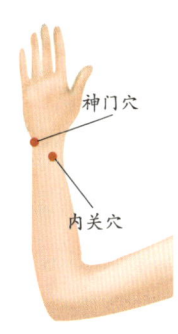

内关穴： 位于前臂掌侧，腕横纹上2寸，掌长肌肌腱与桡侧腕屈肌肌腱之间。

神门穴： 位于腕部，腕掌侧横纹尺侧端，尺侧腕屈肌腱的桡侧凹陷处。

神经衰弱

神经衰弱属于心理疾病的一种，是由于大脑神经活动长期处于紧张状态，导致大脑兴奋与抑制功能失调而产生的一组以精神易兴奋，情绪不稳定等症状为特点的神经功能性障碍。主要表现为精神萎靡、疲乏无力、困倦思睡、头昏脑胀、注意力不集中、记忆力减退、近事遗忘等。中医认为神经衰弱多系心脾两虚或阴虚火旺所致，在相关穴位艾灸可以疏通气血、养心安神，从而改善症状。

一般施灸

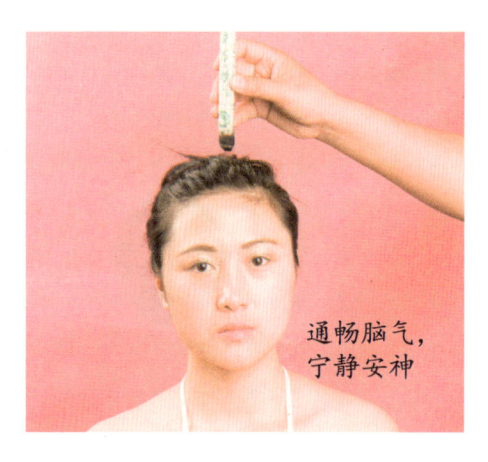

通畅脑气，宁静安神

理气宁心

灸百会穴。宜采用温和灸。施灸时，被施灸者取坐位，施灸者手执艾条以点燃的一端对准施灸部位，距离穴位皮肤1.5～3厘米，以感到施灸处温热、舒适为度。每日灸1次，每次灸3～15分钟，灸至皮肤产生红晕为止。

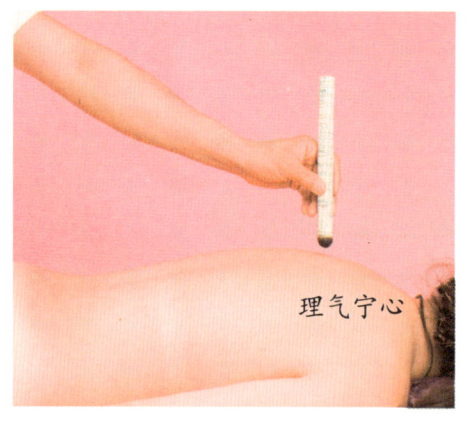

灸心俞穴。宜采用温和灸。施灸时，被施灸者取俯卧位，施灸者手执艾条以点燃的一端对准施灸部位，距离穴位皮肤1.5～3厘米，以感到施灸处温热、舒适为度。每日灸1次，每次灸3～15分钟，灸至皮肤产生红晕为止。

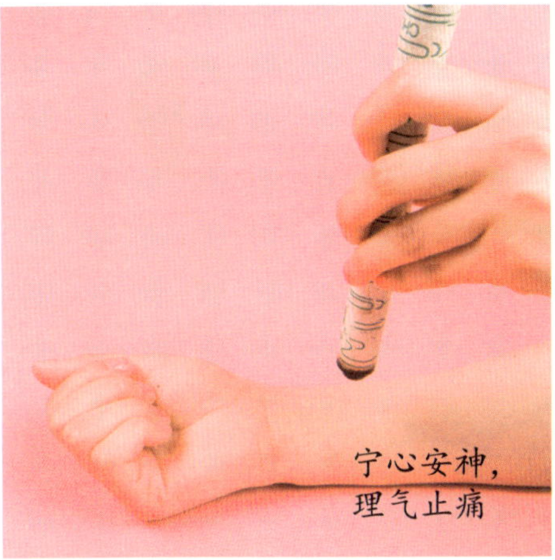

宁心安神，
理气止痛

益心安神，
通经活络

灸内关穴。宜采用温和灸。此穴可自行施灸。施灸时，取坐位，手执艾条以点燃的一端对准施灸部位，距离穴位皮肤1.5～3厘米，以感到施灸处温热、舒适为度。每日灸1次，每次灸3～15分钟，灸至皮肤产生红晕为止。

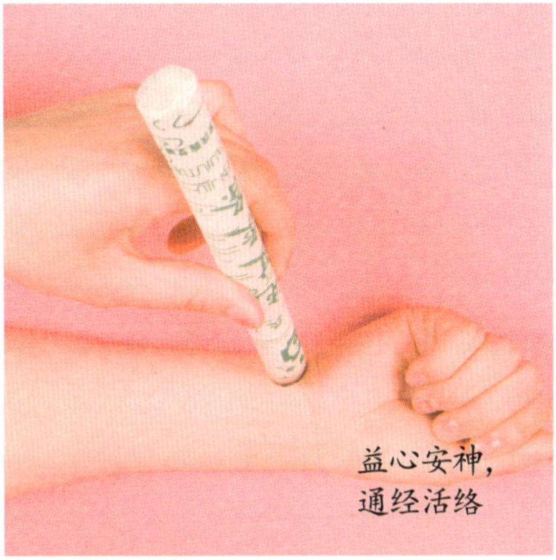

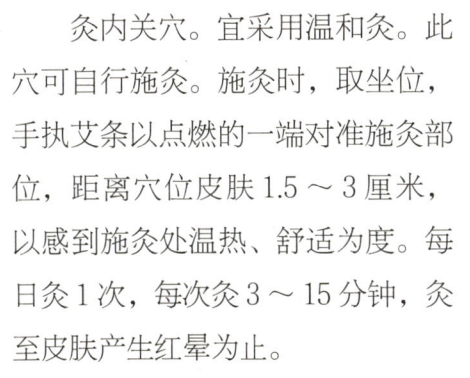

灸神门穴。宜采用温和灸。此穴可自行施灸。施灸时，取坐位，手执艾条以点燃的一端对准施灸部位，距离穴位皮肤1.5～3厘米，以感到施灸处温热、舒适为度。每日灸1次，每次灸3～15分钟，灸至皮肤产生红晕为止。

滋阴补肾

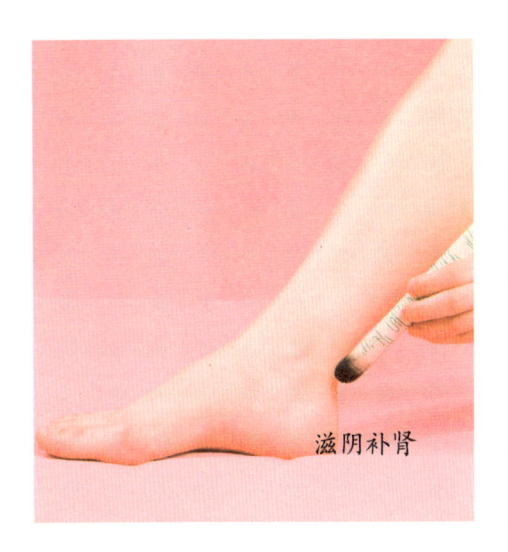

灸太溪穴。宜采用温和灸。此穴可自行施灸。施灸时，取坐位，手执艾条以点燃的一端对准施灸部位，距离穴位皮肤1.5～3厘米，以感到施灸处温热、舒适为度。每日灸1次，每次灸3～15分钟，灸至皮肤产生红晕为止。

头、背部穴位

百会穴： 位于头部，头顶正中心。

心俞穴： 位于第5胸椎棘突下，后正中线旁开1.5寸。

臂、腕部穴位

内关穴： 位于前臂掌侧，腕横纹上2寸，掌长肌肌腱与桡侧腕屈肌肌腱之间。

神门穴： 位于腕部，腕掌侧横纹尺侧端，尺侧腕屈肌腱的桡侧凹陷处。

足部穴位

太溪穴： 位于足内侧，内踝后方，当内踝尖与跟腱之间的凹陷处。

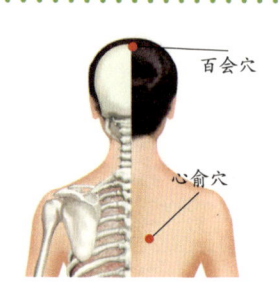

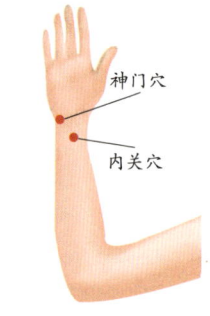

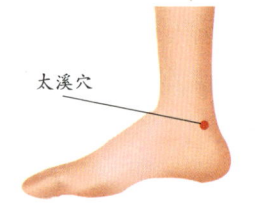

辨证施灸

容易生气、不思饮食、腹胀、消化不良时，加灸三阴交穴。宜采用温和灸。此穴可自行施灸。施灸时，取坐位，手执艾条以点燃的一端对准施灸部位，距离穴位皮肤1.5~3厘米，以感到施灸处温热、舒适为度。每日灸1次，每次灸3~15分钟，灸至皮肤产生红晕为止。还可加灸命门穴。宜采用温和灸。施灸时，被施灸者取俯卧位，施灸者手执艾条以点燃的一端对准施灸部位，距离穴位皮肤1.5~3厘米，以感到施灸处温热、舒适为度。每日灸1次，每次灸3~15分钟，灸至皮肤产生红晕为止。

失眠、沉默不语、胸胁胀痛、头晕而痛、多烦易怒时，加灸太冲穴、行间穴。宜采用温和灸。此二穴可自行施灸。施灸时，取坐位，手执艾条以点燃的一端对准施灸部位，距离穴位皮肤 1.5～3 厘米施灸。每日灸 1 次，每次灸 3～15 分钟，灸至皮肤产生红晕为止。

多梦易醒、心悸健忘、食欲缺乏时，加灸心俞穴、肺俞穴。宜采用回旋灸，施灸时，被施灸者取俯卧位，施灸者手执艾条以点燃的一端对准施灸部位，距离穴位皮肤 1.5～3 厘米，左右方向平行往复或反复旋转施灸。每日灸 1 次，每次灸 3～15 分钟，灸至皮肤产生红晕为止。

腿、足部穴位

三阴交穴：位于小腿内侧，当足内踝尖上 3 寸，胫骨内侧缘后方。

太冲穴：位于足背侧，第 1、2 趾跖骨连接部位中点。

行间穴：位于足背侧，当第 1、2 趾间，趾蹼缘的后方赤白肉际处。

背、腰部穴位

命门穴：位于腰部，当后正中线上，第 2 腰椎棘突下凹陷处。

肺俞穴：位于背部，当第 3 胸椎棘突下，后中正线旁开 1.5 寸。

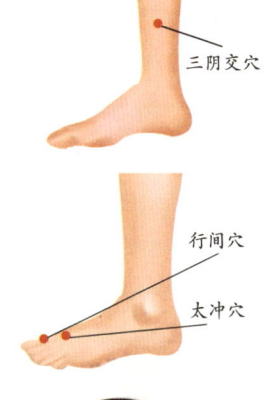

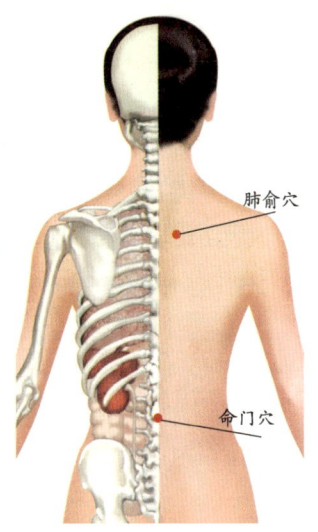

记忆力减退

　　记忆是人类心智活动的一种，人的最佳记忆力出现在20岁前后，然后脑的功能开始渐渐衰退，25岁前后记忆力开始正式下降，年龄越大记忆力越差。此外，健忘症的发生还有外部原因，持续的压力和紧张会使脑细胞产生疲劳，而使健忘症恶化。从中医角度来看，健忘症是真元虚损所致，精气足，则神自聪明；精气衰，则神昏，记忆力减退。在相关穴位艾灸，可以有效提高记忆力。

一般施灸

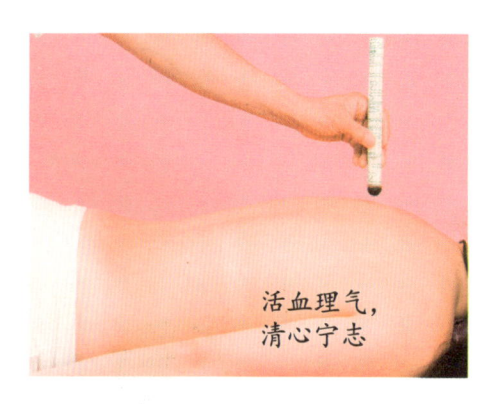

活血理气，
清心宁志

温阳益气，
扶正固本

　　灸心俞穴。宜采用温和灸。施灸时，被施灸者取俯卧位，施灸者手执艾条以点燃的一端对准施灸部位，距离穴位皮肤1.5～3厘米，以感到施灸处温热、舒适为度。每日灸1次，每次灸3～15分钟，灸至皮肤产生红晕为止。

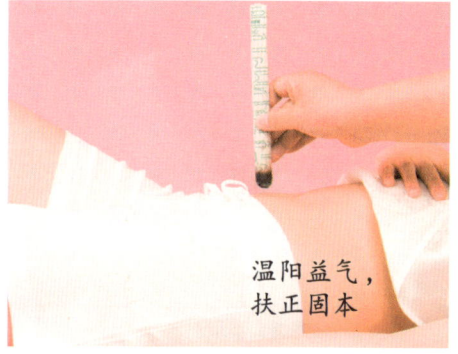

　　灸气海穴。宜采用温和灸。施灸时，被施灸者取仰卧位，施灸者手执艾条以点燃的一端对准施灸部位，距离穴位皮肤1.5～3厘米，以感到施灸处温热、舒适为度。每日灸1～2次，每次灸10分钟左右，灸至皮肤产生红晕为止。

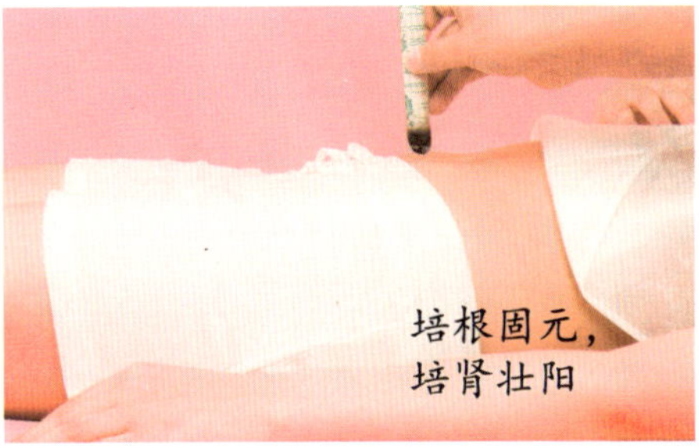

培根固元，
培肾壮阳

益心安神，
通经活络

灸关元穴。宜采用温和灸。施灸时，被施灸者取仰卧位，施灸者手执艾条以点燃的一端对准施灸部位，距离穴位皮肤1.5～3厘米，左右方向平行往复或反复旋转施灸，以感到施灸处温热、舒适为度。每日灸1～2次，每次灸10～15分钟，灸至皮肤产生红晕为止。

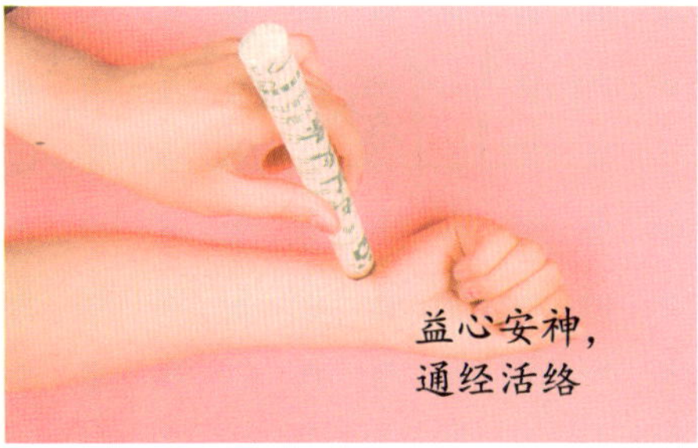

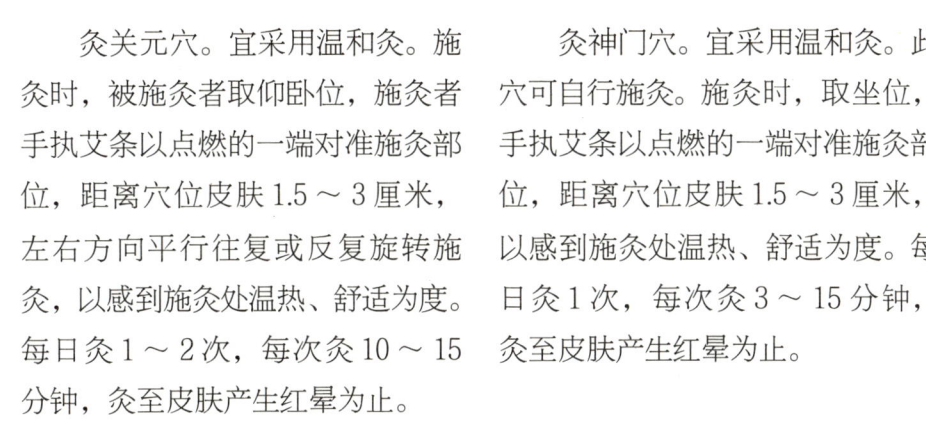

灸神门穴。宜采用温和灸。此穴可自行施灸。施灸时，取坐位，手执艾条以点燃的一端对准施灸部位，距离穴位皮肤1.5～3厘米，以感到施灸处温热、舒适为度。每日灸1次，每次灸3～15分钟，灸至皮肤产生红晕为止。

背部穴位

心俞穴： 位于背部，当第5胸椎棘突下，后正中线旁开1.5寸。

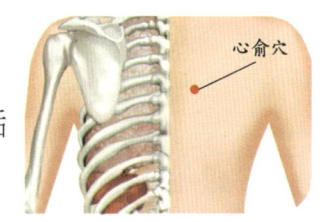

腹部穴位

气海穴： 位于下腹部，前正中线上，当脐中下1.5寸。

关元穴： 位于脐中下3寸，腹中线上。

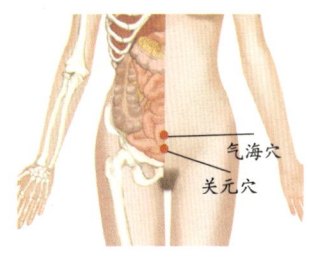

手部穴位

神门穴： 位于腕部，腕掌侧横纹尺侧端，尺侧腕屈肌腱的桡侧凹陷处。

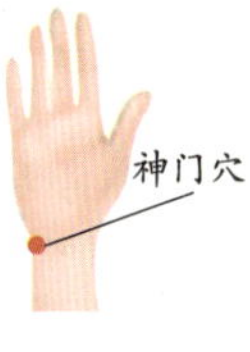

困倦易疲劳

困倦易疲劳是亚健康状态最常见的情况，随着工作紧张、精神压力的增加而增加，长时间下去会患疲劳综合征，进而影响生活质量。其主要症状为少量运动后就会疲劳、困倦、睡眠质量低等。现代社会中，困倦易疲劳几乎成了上班族的通病。在相关穴位艾灸可以固本培元、明目醒脑，能很快缓解疲劳。

一般施灸

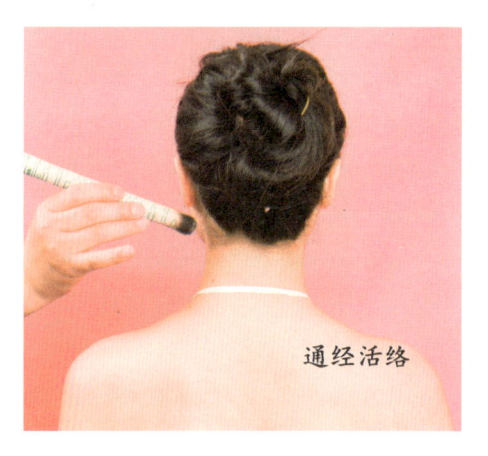

通经活络

明目醒脑

灸风池穴。宜采用回旋灸。施灸时，被施灸者取坐位，施灸者手执艾条以点燃的一端对准施灸部位，距离穴位皮肤1.5～3厘米，左右方向平行往复或反复旋转施灸，以感到施灸处温热、舒适为度。每日灸1次，每次灸3～15分钟，灸至皮肤产生红晕为止。

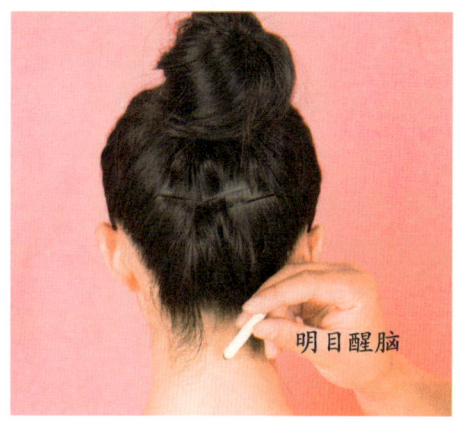

灸天柱穴。宜采用回旋灸。施灸时，被施灸者取坐位，施灸者手执艾条以点燃的一端对准施灸部位，距离穴位皮肤1.5～3厘米，左右方向平行往复或反复旋转施灸，以感到施灸处温热、舒适为度。每日灸1次，每次灸3～15分钟，灸至皮肤产生红晕为止。

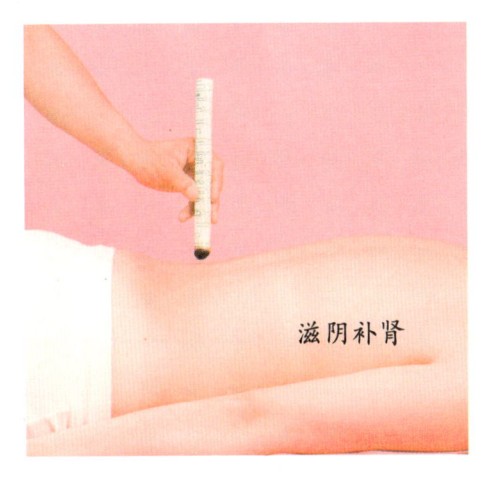

灸肾俞穴。宜采用回旋灸。施灸时，被施灸者取俯卧位，施灸者手执艾条以点燃的一端对准施灸部位，距离穴位皮肤1.5～3厘米，左右方向平行往复或反复旋转施灸，以感到施灸处温热、舒适为度。每日灸1次，每次灸3～15分钟，灸至皮肤产生红晕为止。

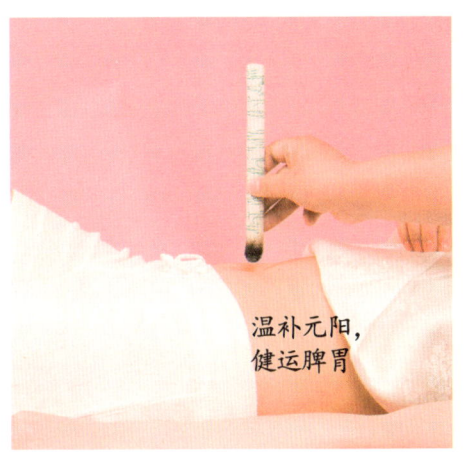

灸神阙穴。宜采用温和灸。施灸时，被施灸者取仰卧位，施灸者手执艾条以点燃的一端对准施灸部位，距离穴位皮肤1.5～3厘米，以感到施灸处温热、舒适为度。每日灸1次，每次灸10～20分钟，灸至皮肤产生红晕为止。

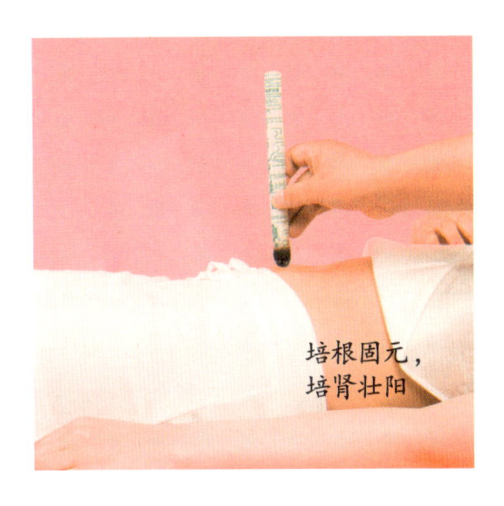

灸关元穴。宜采用回旋灸。施灸时，被施灸者取仰卧位，施灸者手执艾条以点燃的一端对准施灸部位，距离穴位皮肤1.5～3厘米，左右方向平行往复或反复旋转施灸，以感到施灸处温热、舒适为度。每日灸1～2次，每次灸10～15分钟，灸至皮肤产生红晕为止。

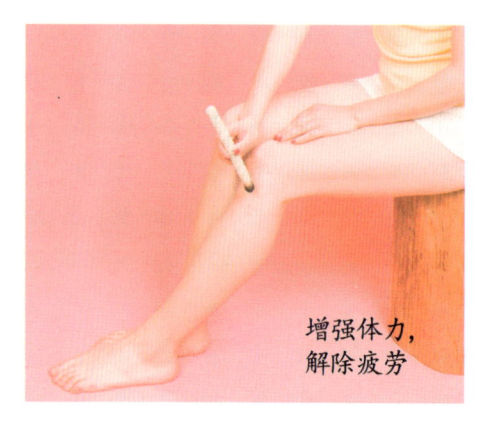

增强体力，解除疲劳

灸足三里穴。宜采用温和灸。此穴可自行施灸。施灸时，取坐位，手执艾条以点燃的一端对准施灸部位，距离穴位皮肤1.5～3厘米，以感到施灸处温热、舒适为度。隔日灸1次，每次灸3～15分钟，灸至皮肤产生红晕为止。

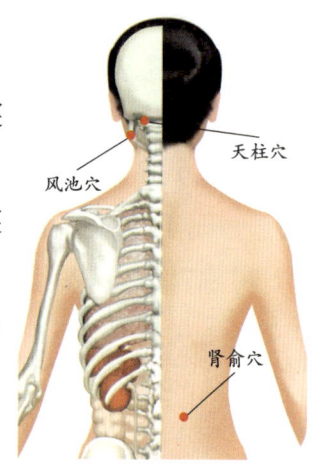

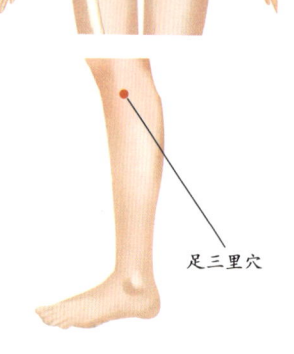

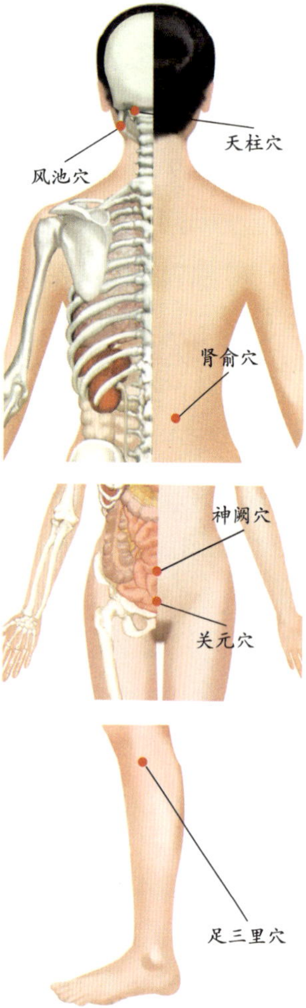

项、腰部穴位

风池穴： 位于项部，当枕骨之下，胸锁乳突肌上端与斜方肌上端之间的凹陷中。

天柱穴： 位于颈后区，横平第2颈椎棘突上际，斜方肌外缘凹陷中。

肾俞穴： 位于腰部，当第2腰椎棘突下，后正中线旁开1.5寸。

腹部穴位

神阙穴： 位于腹中部，脐中央。

关元穴： 位于脐中下3寸，腹中线上。

腿部穴位

足三里穴： 位于外膝眼下3寸，距胫骨前嵴1横指，当胫骨前肌上。

精力不足

现代人常常感叹自己精力不足，容易疲倦，或者浑身不舒服，每天感觉特别累，甚至出现体质下降的情况。其实，这是由于身体阳气少、动力不足造成的，这也是亚健康的表现。我们不妨试试艾灸，每天取两个穴位进行温和灸，让身体活络起来，从而解决这一问题。

一般施灸

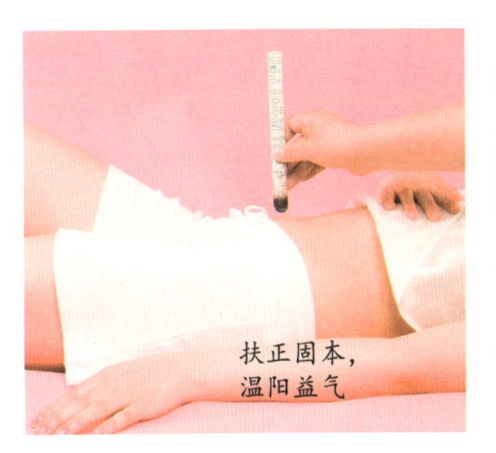

扶正固本，
温阳益气

调补气血，
温阳补肾

灸气海穴。宜采用温和灸。施灸时，被施灸者取仰卧位，施灸者手执艾条以点燃的一端对准施灸部位，距离穴位皮肤1.5～3厘米，以感到施灸处温热、舒适为度。每日灸1～2次，每次灸10分钟左右，灸至皮肤产生红晕为止。

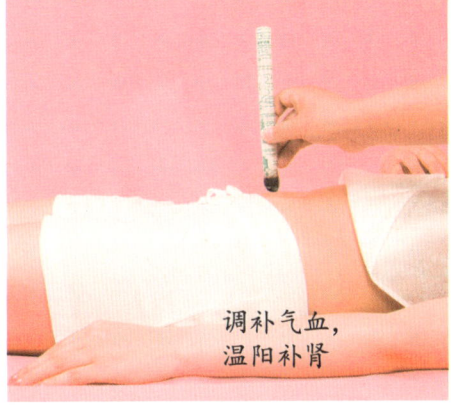

灸关元穴。宜采用回旋灸。施灸时，被施灸者取仰卧位，施灸者手执艾条以点燃的一端对准施灸部位，距离穴位皮肤1.5～3厘米，左右方向平行往复或反复旋转施灸，以感到施灸处温热、舒适为度。每日灸1～2次，每次灸10～15分钟，灸至皮肤产生红晕为止。

增强体力

补肾滋阴

灸合谷穴。宜采用温和灸。此穴可自行施灸。施灸时，取坐位，手执艾条以点燃的一端对准施灸部位，距离穴位皮肤1.5～3厘米，以感到施灸处温热、舒适为度。每日灸1次，每次灸10～20分钟，灸至皮肤产生红晕为止。

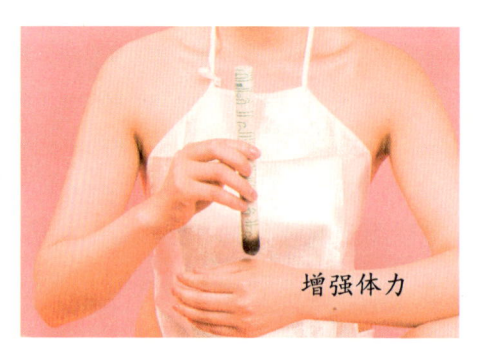

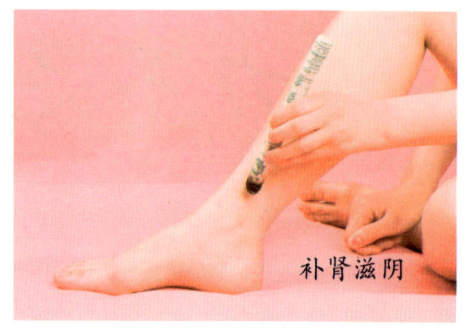

灸复溜穴。宜采用温和灸。此穴可自行施灸。施灸时，取坐位，手执艾条以点燃的一端对准施灸部位，距离穴位皮肤1.5～3厘米，以感到施灸处温热、舒适为度。一般每周灸3～4次，每次灸10～20分钟，灸至皮肤产生红晕为止。

腹部穴位

气海穴：位于下腹部，前正中线上，当脐中下1.5寸。

关元穴：位于脐中下3寸，腹中线上。

手部穴位

合谷穴：位于第1、第2掌骨间，当第2掌骨桡侧的中点处。

腿部穴位

复溜穴：位于小腿内侧，内踝尖上2寸，跟腱的前方。

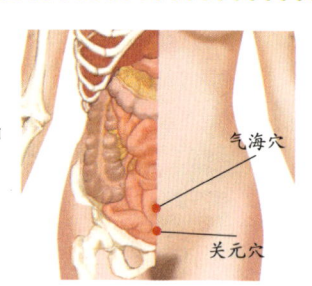

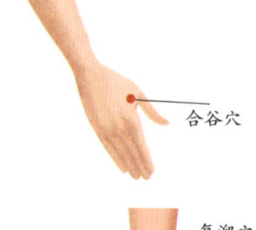

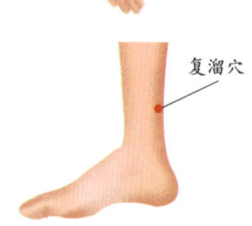

空调病

长时间在空调环境下工作学习的人，因空气不流通，环境不佳，会出现鼻塞、头昏、打喷嚏、耳鸣、乏力、记忆力减退等症状，以及一些皮肤过敏的症状，如皮肤发紧发干、易过敏、皮肤变差等。这类现象在现代医学上称之为"空调综合征"或"空调病"。中医认为，空调引起的疾病是在暑湿内热基础上，风寒之邪束表，闭郁体内，气血瘀滞，导致毒素不能排出。在相关穴位施灸可以宣肺解表，清热健脾化湿，增强机体抵抗力，调治此病。

一般施灸

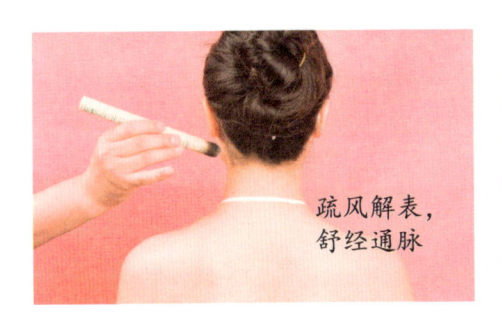

疏风解表，
舒经通脉

祛除寒气，
预防颈椎病

灸风池穴。宜采用回旋灸。施灸时，被施灸者取坐位，施灸者手执艾条以点燃的一端对准施灸部位，距离穴位皮肤1.5～3厘米，左右方向平行往复或反复旋转施灸，以感到施灸处温热、舒适为度。每日灸1次，每次灸3～15分钟，灸至皮肤产生红晕为止。

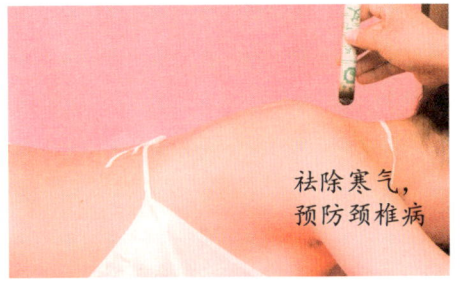

灸大椎穴。宜采用温和灸。施灸时，被施灸者取俯卧位，施灸者手执艾条以点燃的一端对准施灸部位，距离穴位皮肤1.5～3厘米，以感到施灸处温热、舒适为度。每日灸1次，每次灸10～15分钟，灸至皮肤产生红晕为止。

和胃健脾

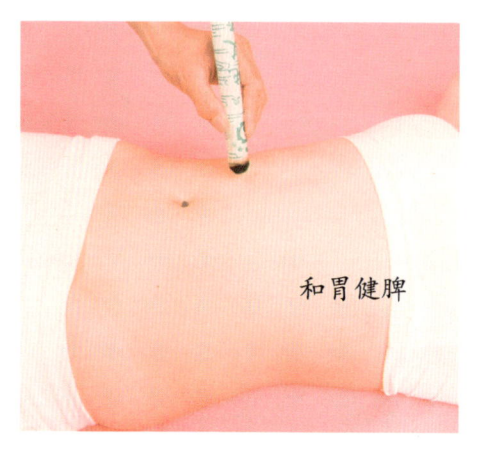

降浊除湿，通筋活络

灸中脘穴。宜采用温和灸。施灸时，被施灸者取仰卧位，施灸者手执艾条以点燃的一端对准施灸部位，距离穴位皮肤1.5～3厘米，以感到施灸处温热、舒适为度。每日灸1次，每次灸5～15分钟，灸至皮肤产生红晕为止。

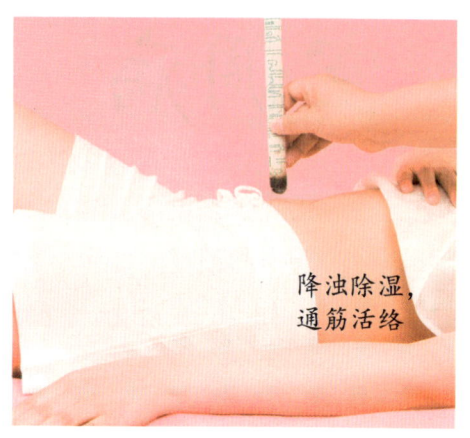

灸气海穴。宜采用温和灸。施灸时，被施灸者取仰卧位，施灸者手执艾条以点燃的一端对准施灸部位，距离穴位皮肤1.5～3厘米，以感到施灸处温热、舒适为度。每日灸1次，每次灸5～15分钟，灸至皮肤产生红晕为止。

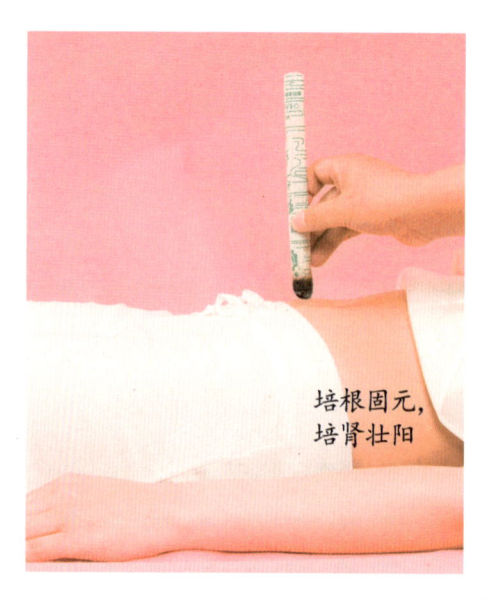

培根固元，培肾壮阳

灸关元穴。宜采用回旋灸。施灸时，被施灸者取仰卧位，施灸者手执艾条以点燃的一端对准施灸部位，距离穴位皮肤1.5～3厘米，左右方向平行往复或反复旋转施灸，以感到施灸处温热、舒适为度。每日灸1～2次，每次灸10～15分钟，灸至皮肤产生红晕为止。

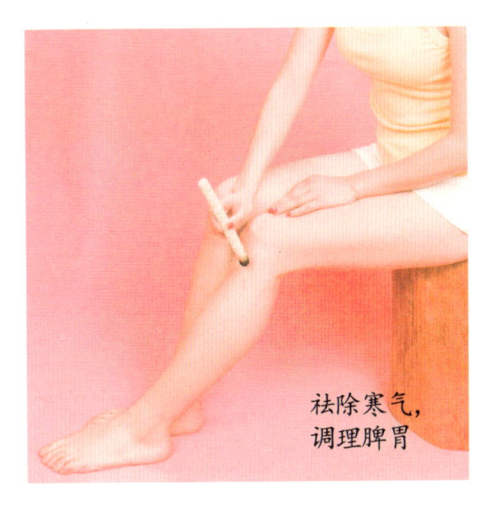

祛除寒气，
调理脾胃

灸足三里穴。宜采用温和灸。此穴可自行施灸。施灸时，取坐位，手执艾条以点燃的一端对准施灸部位，距离穴位皮肤1.5～3厘米，以感到施灸处温热、舒适为度。隔日灸1次，每次灸3～15分钟，灸至皮肤产生红晕为止。

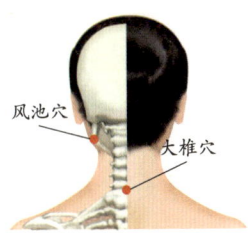

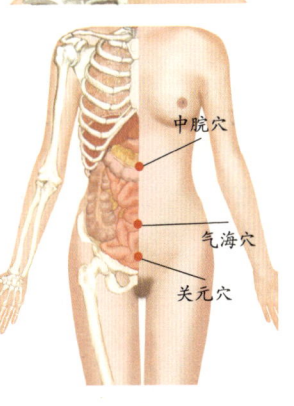

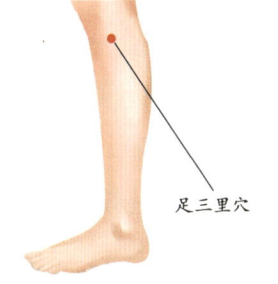

头、项部穴位

风池穴：位于项部，当枕骨之下，胸锁乳突肌上端与斜方肌上端之间的凹陷中。

大椎穴：位于颈部下端，后正中线上，第7颈椎棘突下凹陷中。

腹部穴位

中脘穴：位于上腹部，前正中线上，当脐中上4寸。

气海穴：位于下腹部，前正中线上，当脐中下1.5寸。

关元穴：位于脐中下3寸，腹中线上。

腿部穴位

足三里穴：位于外膝眼下3寸，距胫骨前嵴1横指，当胫骨前肌上。

免疫力低

　　免疫力是人体自身的防御机制，是人体识别和消灭外来侵入的任何异物（病毒、细菌等）；处理衰老、损伤、死亡、变性的自身细胞，以及识别和处理体内突变细胞和病毒感染细胞的能力。如果一个人的免疫力不好，那么他就会经常生病，同时恢复的时间也要比别人慢，相反如果一个人的免疫力提高了，那么不仅不容易得病，而且抵抗力也会增强很多，可以说人要想健康，增强免疫力是很重要的。

一般施灸

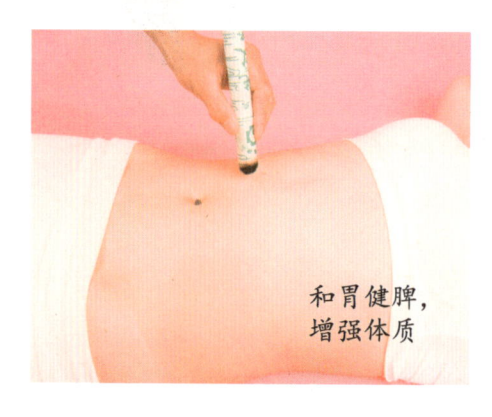

和胃健脾，增强体质

回阳固脱，补益下元

　　灸中脘穴。宜采用回旋灸。施灸时，被施灸者取仰卧位，施灸者手执艾条以点燃的一端对准施灸部位，距离穴位皮肤1.5～3厘米，以感到施灸处温热、舒适为度。每日灸1次，每次灸5～15分钟，灸至皮肤产生红晕为止。

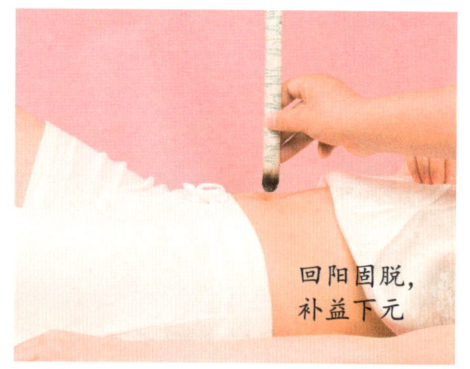

　　灸神阙穴。宜采用温和灸。施灸时，被施灸者取仰卧位，施灸者手执艾条以点燃的一端对准施灸部位，距离穴位皮肤1.5～3厘米，以感到施灸处温热、舒适为度。每日灸1次，每次灸10～20分钟，灸至皮肤产生红晕为止。

培根固元，
培肾壮阳

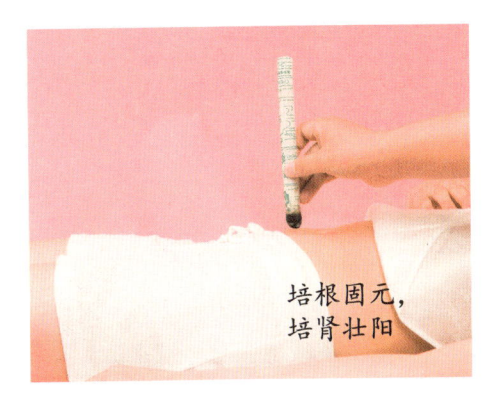

补中益气，
增强体质

灸关元穴。宜采用回旋灸。施灸时，被施灸者取仰卧位，施灸者手执艾条以点燃的一端对准施灸部位，距离穴位皮肤 1.5～3 厘米，左右方向平行往复或反复旋转施灸，以感到施灸处温热、舒适为度。每日灸 1～2 次，每次灸 10～15 分钟，灸至皮肤产生红晕为止。

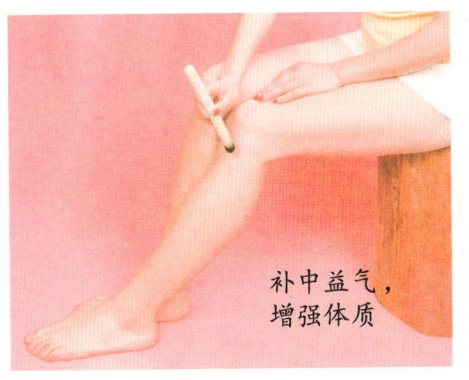

灸足三里穴。宜采用温和灸。此穴可自行施灸。施灸时，取坐位，手执艾条以点燃的一端对准施灸部位，距离穴位皮肤 1.5～3 厘米，以感到施灸处温热、舒适为度。隔日灸 1 次，每次灸 3～15 分钟，灸至皮肤产生红晕为止。

腹部穴位

中脘穴： 位于上腹部，前正中线上，当脐中上 4 寸。

神阙穴： 位于腹中部，脐中央。

关元穴： 位于脐中下 3 寸，腹中线上。

腿部穴位

足三里穴： 位于外膝眼下 3 寸，距胫骨前嵴 1 横指，当胫骨前肌上。

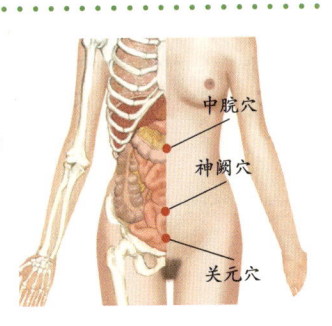

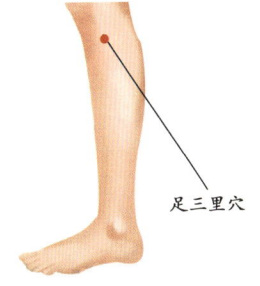

中脘穴
神阙穴
关元穴
足三里穴

047

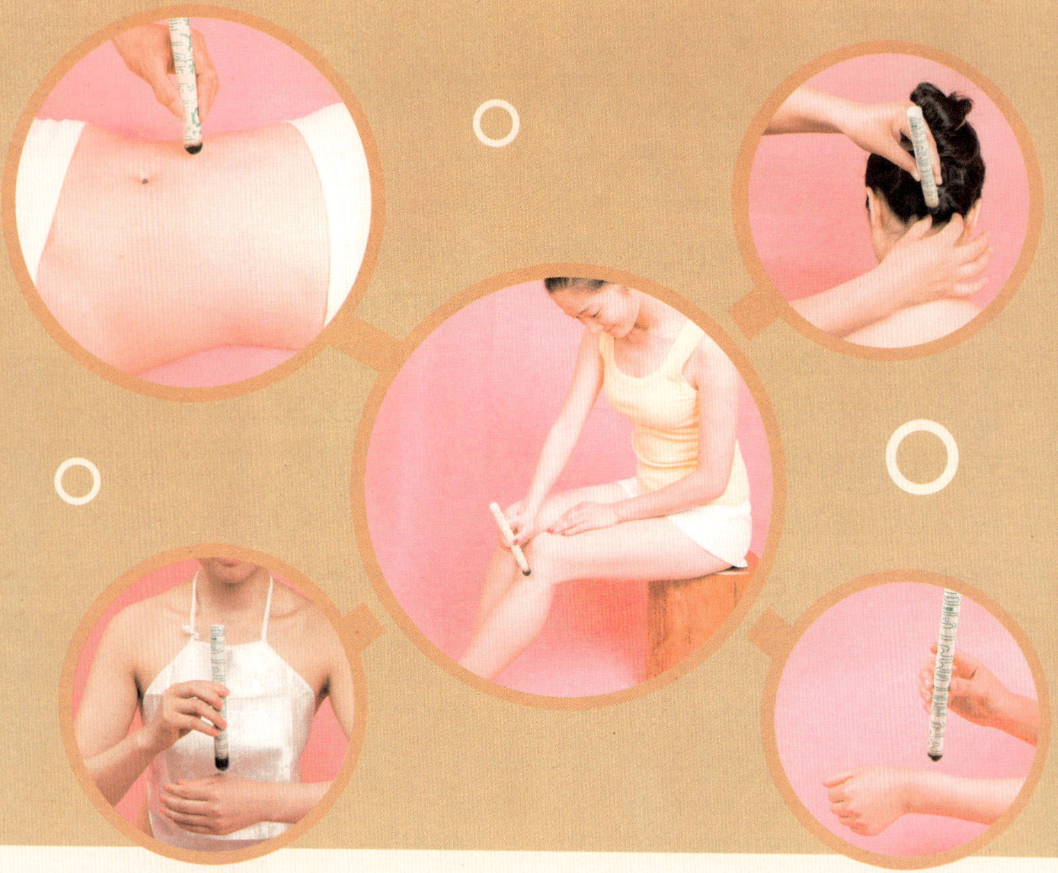

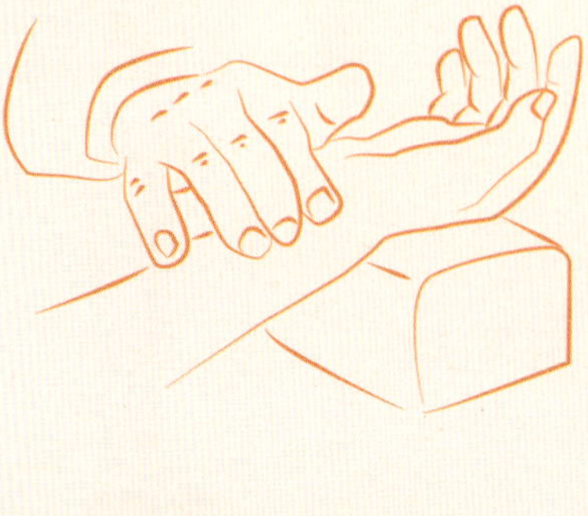

第三章

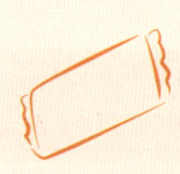

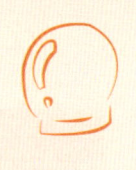

健康"艾"中来，对症艾灸一用就灵

感冒

感冒是感受触冒风邪或时行病毒,引起肺卫功能失调,出现鼻塞、流涕、喷嚏、头痛、恶寒、发热、全身不适等主要临床表现的一种外感疾病。中医把感冒归为外感(外邪)疾病,其中包括现代医学的上呼吸道感染和流行性感冒。艾灸疗法可逐寒祛湿,疏通经络,激发自身免疫功能,从而有效预防和治疗感冒。

一般施灸

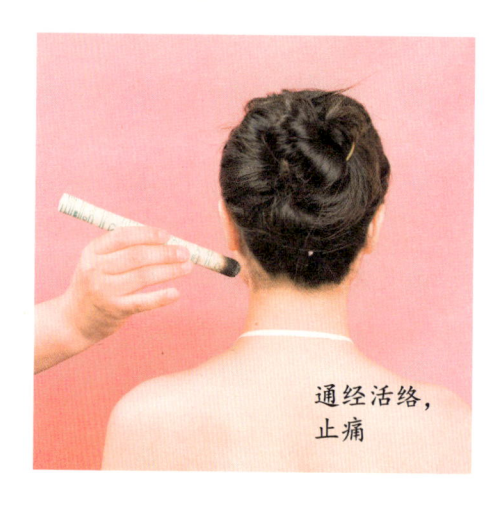

通经活络,止痛

散热吸湿

灸风池穴。宜采用温和灸。施灸时,被施灸者取坐位,施灸者手执艾条以点燃的一端对准施灸部位,距离穴位皮肤1.5~3厘米,以感到施灸处温热、舒适为度。每日灸1次,每次灸10~20分钟,灸至皮肤产生红晕为止。

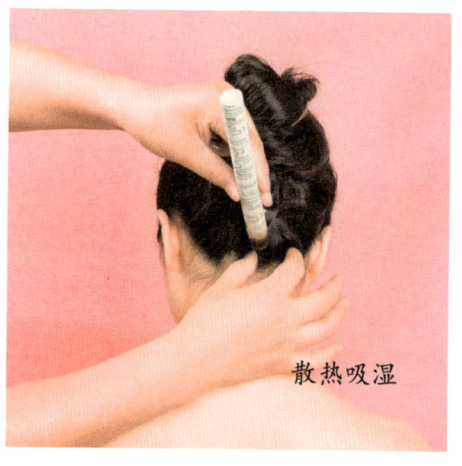

灸风府穴。宜采用温和灸。施灸时,被施灸者取坐位,施灸者手执艾条以点燃的一端对准施灸部位,距离穴位皮肤1.5~3厘米,以感到施灸处温热、舒适为度。每日灸1次,每次灸10~20分钟,灸至皮肤产生红晕为止。

散发肺热，
清肺止咳

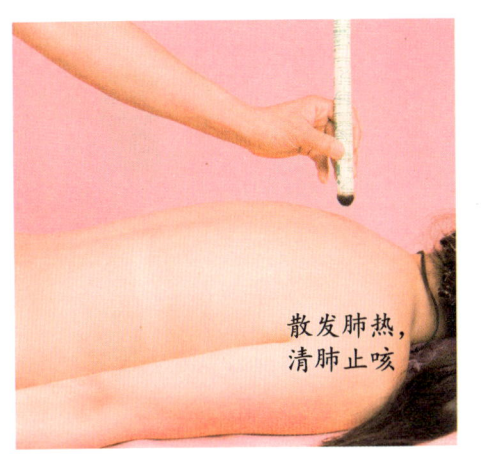

祛风散寒，
清热镇痛

灸肺俞穴。宜采用回旋灸。施灸时，被施灸者取俯卧位，施灸者手执艾条以点燃的一端对准施灸部位，距离穴位皮肤1.5～3厘米，左右方向平行往复或反复旋转施灸。每日灸1次，每次灸15分钟左右，灸至皮肤产生红晕为止。

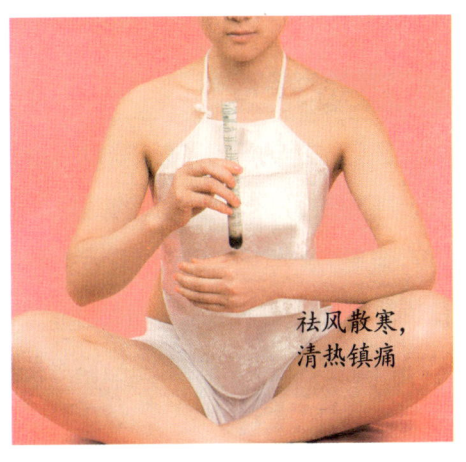

灸合谷穴。宜采用温和灸。此穴可自行施灸。施灸时，取坐位，手执艾条以点燃的一端对准施灸部位，距离穴位皮肤1.5～3厘米，以感到施灸处温热、舒适为度。每日灸1次，每次灸10～20分钟，灸至皮肤产生红晕为止。

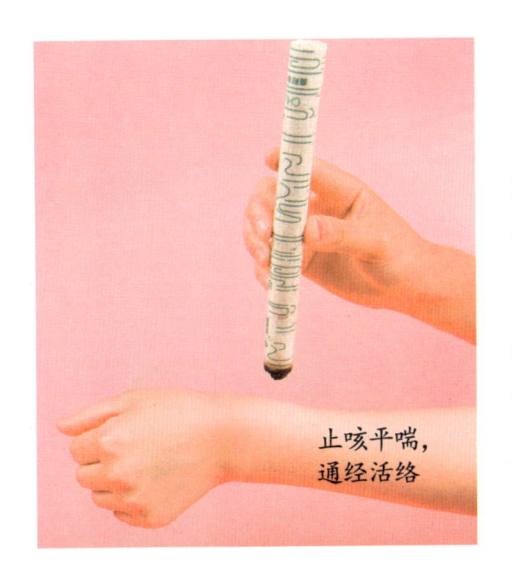

止咳平喘，
通经活络

灸列缺穴。宜采用温和灸。此穴可自行施灸。施灸时，取坐位，手执艾条以点燃的一端对准施灸部位，距离穴位皮肤1.5～3厘米，以感到施灸处温热、舒适为度。每日灸1次，每次灸10～20分钟，灸至皮肤产生红晕为止。

项、背部穴位

风池穴： 位于项部，当枕骨之下，胸锁乳突肌上端与斜方肌上端之间的凹陷中。

风府穴： 位于项部，当后发际正中直上1寸，枕外隆凸直下，两侧斜方肌之间凹陷处。

肺俞穴： 位于背部，当第3胸椎棘突下，后正中线旁开1.5寸。

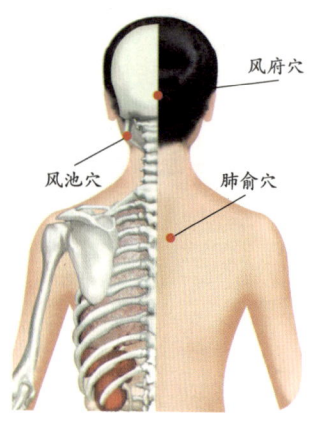

手、臂部穴位

合谷穴： 位于第1、第2掌骨间，当第2掌骨桡侧的中点处。

列缺穴： 位于前臂桡侧缘，桡骨茎突上方，腕横纹上1.5寸处。

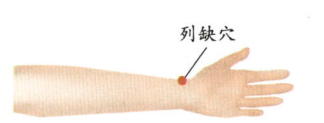

辨证施灸

全身酸痛时，加灸大杼穴。宜采用温和灸。施灸时，被施灸者取俯卧位，施灸者手执艾条以点燃的一端对准施灸部位，距离穴位皮肤1.5～3厘米，以感到施灸处温热、舒适为度。隔日灸1次，每次灸10～20分钟，灸至皮肤产生红晕为止。

背部穴位

大杼穴： 位于背部，当第1胸椎棘突下，旁开1.5寸。

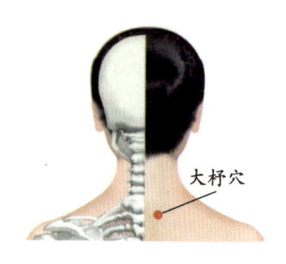

咳嗽

　　咳嗽是机体对侵入气道的病邪的一种保护性反应。古人以有声无痰为之咳，有痰无声为之嗽。临床上两者常并见，通称为咳嗽。根据发作时特点及伴随症状的不同，一般可以分为风寒咳嗽、风热咳嗽及风燥咳嗽3型。中医认为咳嗽病症的病位在肺，由于肺失宣降，肺气上逆，肺气宣降功能失常所致。在相关穴位艾灸可以通其经脉，营其逆顺，调其气血，祛病健身。

一般施灸

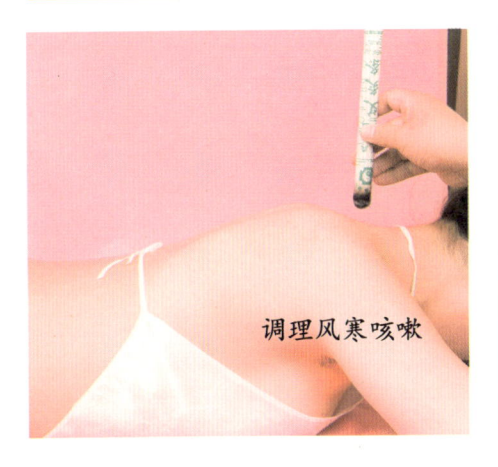

调理风寒咳嗽

补肺益气，清热化痰

　　灸大椎穴。宜采用回旋灸。施灸时，被施灸者取俯卧位，施灸者手执艾条以点燃的一端对准施灸部位，距离穴位皮肤1.5～3厘米，以感到施灸处温热、舒适为度。每日灸1～2次，每次灸20分钟左右，灸至皮肤产生红晕为止。

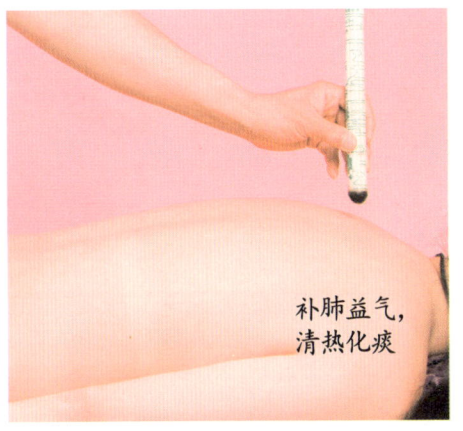

　　灸肺俞穴。宜采用回旋灸。施灸时，被施灸者取俯卧位，施灸者手执艾条以点燃的一端对准施灸部位，距离穴位皮肤1.5～3厘米，左右方向平行往复或反复旋转施灸。每日灸1次，每次灸3～15分钟，灸至皮肤产生红晕为止。

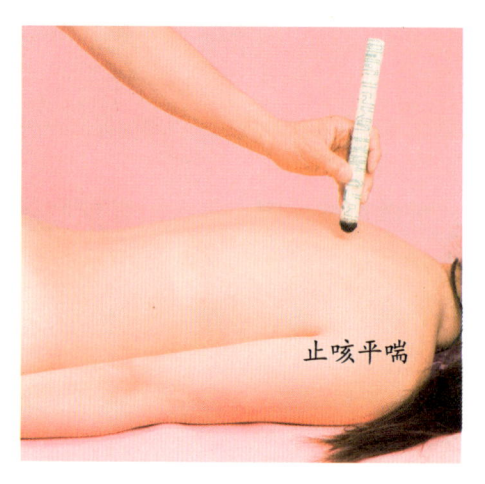

灸膏肓穴。宜采用回旋灸。施灸时，被施灸者取俯卧位，施灸者手执艾条以点燃的一端对准施灸部位，距离穴位皮肤1.5～3厘米，左右方向平行往复或反复旋转施灸。每日灸1～2次，每次灸7～15分钟，灸至皮肤产生红晕为止。

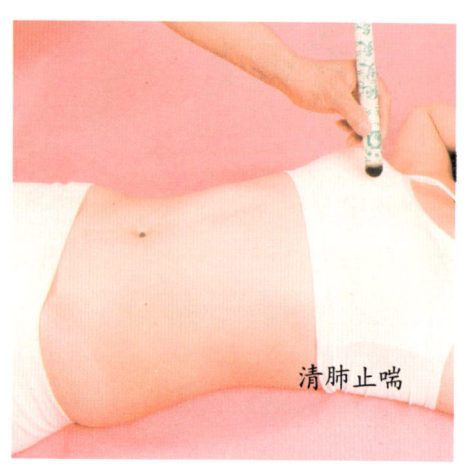

灸膻中穴。宜采用回旋灸。施灸时，被施灸者取仰卧位，施灸者手执艾条以点燃的一端对准施灸部位，距离穴位皮肤1.5～3厘米，左右方向平行往复或反复旋转施灸。每日灸1次，每次灸3～7分钟，灸至皮肤产生红晕为止。

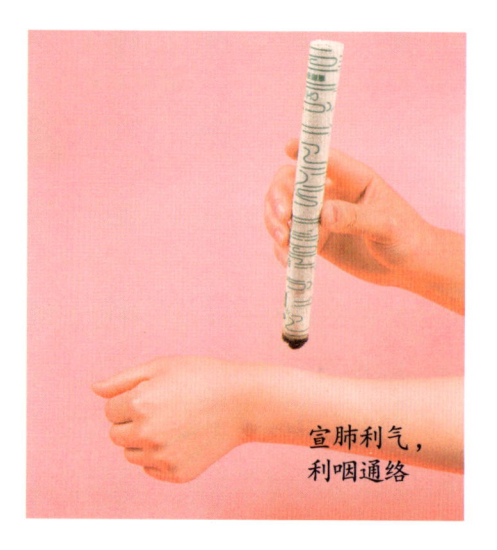

灸列缺穴。宜采用温和灸。此穴可自行施灸。施灸时，取坐位，手执艾条以点燃的一端对准施灸部位，距离穴位皮肤1.5～3厘米，以感到施灸处温热、舒适为度。每日灸1次，每次灸3～7分钟，灸至皮肤产生红晕为止。

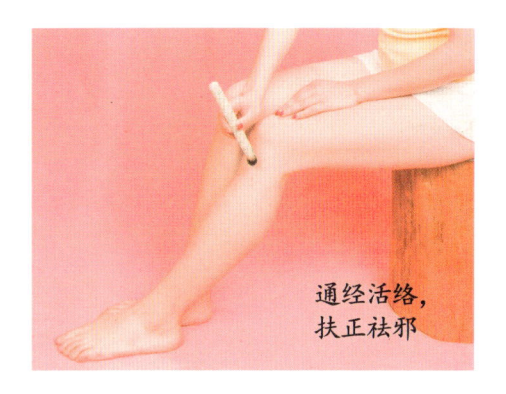

灸足三里穴。宜采用温和灸。此穴可自行施灸。施灸时，取坐位，手执艾条以点燃的一端对准施灸部位，距离穴位皮肤1.5～3厘米，以感到施灸处温热、舒适为度。每日灸1次，每次灸3～15分钟，灸至皮肤产生红晕为止。

通经活络，扶正祛邪

项、背部穴位

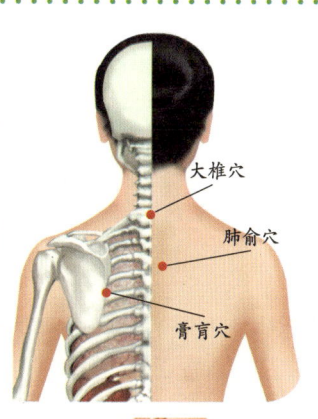

大椎穴： 位于颈部下端，后正中线上，第7颈椎棘突下凹陷中。

肺俞穴： 位于背部，当第3胸椎棘突下，后正中线旁开1.5寸。

膏肓穴： 位于背部，当第4胸椎棘突下，旁开3寸。

胸部穴位

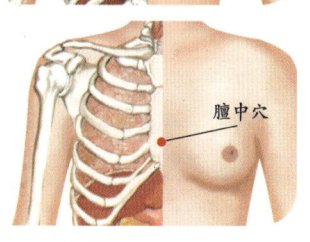

膻中穴： 位于胸部，前正中线上，两乳头连线的中点处。

臂部穴位

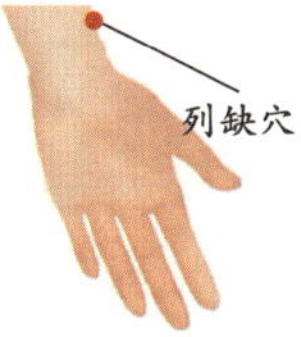

列缺穴： 位于前臂桡侧缘，桡骨茎突上方，腕横纹上1.5寸处。

腿部穴位

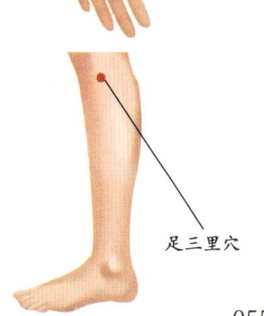

足三里穴： 位于外膝眼下3寸，距胫骨前嵴1横指，当胫骨前肌上。

恶心、呕吐

恶心、呕吐是消化系统常见的症状。能够引起恶心、呕吐的疾病通常有咽炎、扁桃体炎、胃炎、肝炎、胃溃疡、胆囊炎等消化道炎性疾病。另外，恶心、呕吐的原因还有中毒及药物不良反应、中枢神经系统疾病，以及非疾病性的，比如妊娠反应、晕车、空气流通不好造成的闷热、刷牙、吸入冷空气、食入不良气味的食物，以及过饱、过饿等。艾灸相关穴位能够调理胃肠和体质，从而消除恶心、呕吐的症状。

一般施灸

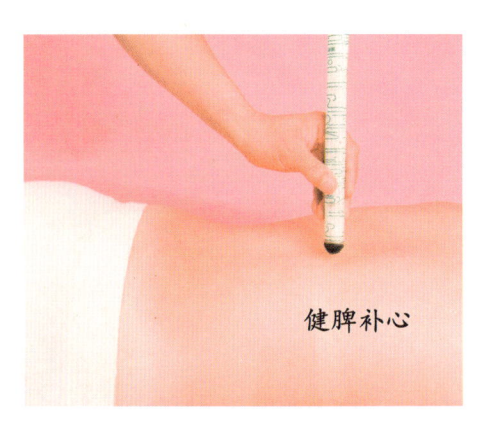

健脾补心

外散胃腑之热

灸脾俞穴。宜采用温和灸。施灸时，被施灸者取俯卧位，施灸者手执艾条以点燃的一端对准施灸部位，距离穴位皮肤1.5～3厘米，以感到施灸处温热、舒适为度。每日灸2～3次，每次灸10～20分钟，灸至皮肤产生红晕为止。

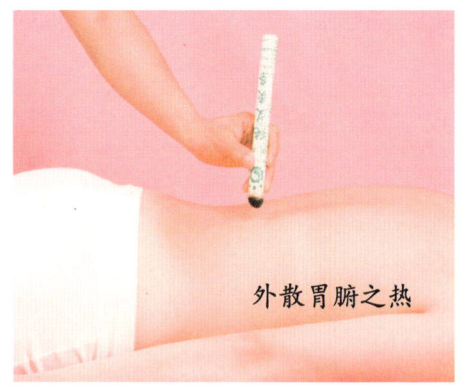

灸胃俞穴。宜采用温和灸。施灸时，被施灸者取俯卧位，施灸者手执艾条以点燃的一端对准施灸部位，距离穴位皮肤1.5～3厘米，以感到施灸处温热、舒适为度。每日灸2～3次，每次灸10～20分钟，灸至皮肤产生红晕为止。

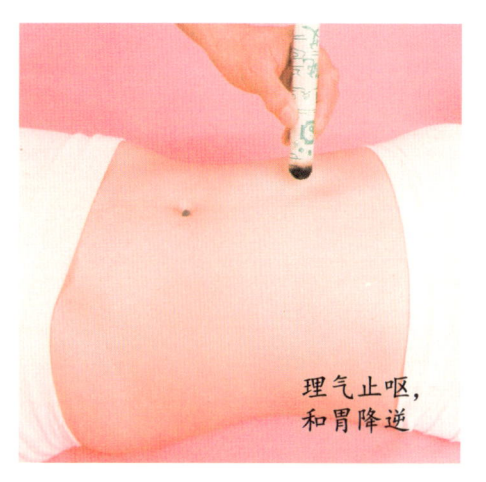

理气止呕，
和胃降逆

和胃健脾

灸巨阙穴。宜采用温和灸。施灸时，被施灸者取仰卧位，施灸者手执艾条以点燃的一端对准施灸部位，距离穴位皮肤1.5～3厘米，以感到施灸处温热、舒适为度。每日灸2～3次，每次灸10～20分钟，灸至皮肤产生红晕为止。

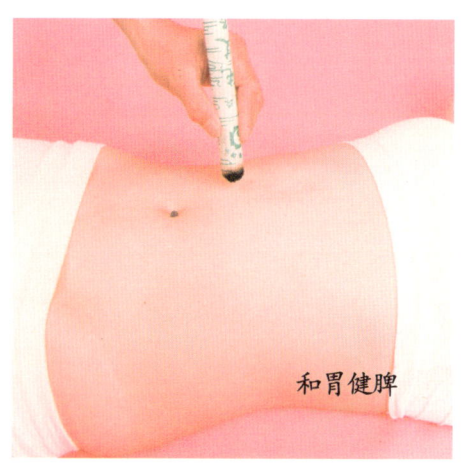

灸中脘穴。宜采用回旋灸。施灸时，被施灸者取仰卧位，施灸者手执艾条以点燃的一端对准施灸部位，距离穴位皮肤1.5～3厘米，左右方向平行往复或反复旋转施灸。每日灸2～3次，每次灸10～20分钟，灸至皮肤产生红晕为止。

宽中理气，
引浊气下行

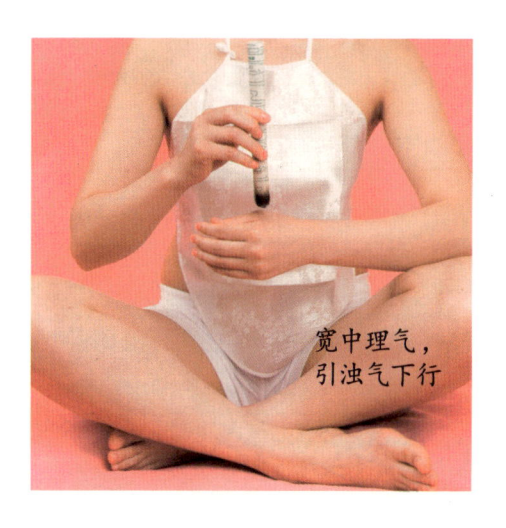

灸合谷穴。宜采用温和灸。此穴可自行施灸。施灸时，取坐位，手执艾条以点燃的一端对准施灸部位，距离穴位皮肤1.5～3厘米，以感到施灸处温热、舒适为度。每日灸2～3次，每次灸10～20分钟，灸至皮肤产生红晕为止。

宁心安神，和胃降逆

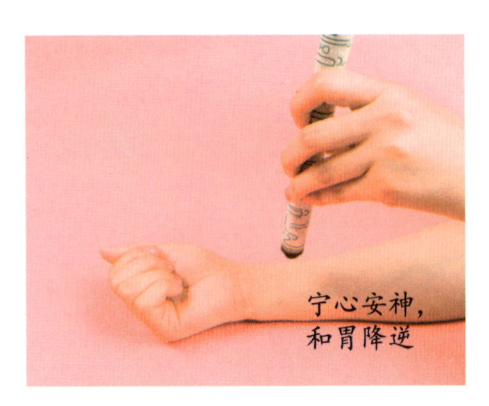

调理脾胃，补中益气

灸内关穴。宜采用温和灸。此穴可自行施灸。施灸时，取坐位，手执艾条以点燃的一端对准施灸部位，距离穴位皮肤1.5～3厘米，以感到施灸处温热、舒适为度。每日灸2～3次，每次灸10～20分钟，灸至皮肤产生红晕为止。

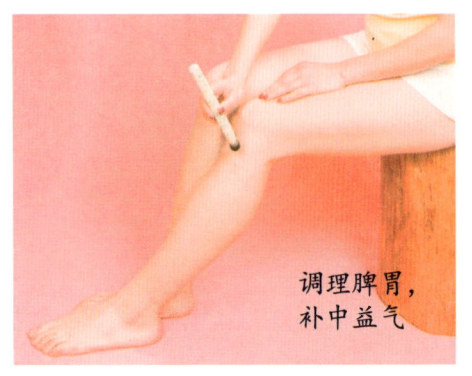

灸足三里穴。宜采用温和灸。此穴可自行施灸。施灸时，取坐位，手执艾条以点燃的一端对准施灸部位，距离穴位皮肤1.5～3厘米，以感到施灸处温热、舒适为度。每日灸2～3次，每次灸10～20分钟，灸至皮肤产生红晕为止。

背部穴位

脾俞穴： 位于背部，当第11胸椎棘突下，后正中线旁开1.5寸。

胃俞穴： 位于背部，当第12胸椎棘突下，后正中线旁开1.5寸。

腹部穴位

巨阙穴： 位于上腹部，前正中线上，当脐中上6寸。

中脘穴： 位于上腹部，前正中线上，当脐中上4寸。

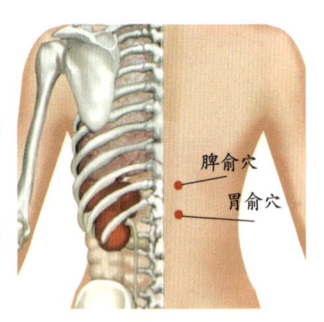

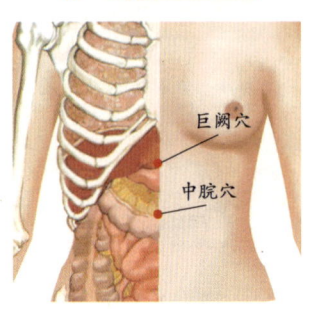

手、臂部穴位

合谷穴： 位于第1、第2掌骨间，当第2掌骨桡侧的中点处。

内关穴： 位于前臂掌侧，腕横纹上2寸，掌长肌肌腱与桡侧腕屈肌肌腱之间。

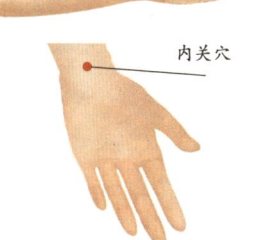

腿部穴位

足三里穴： 位于外膝眼下3寸，距胫骨前嵴1横指，当胫骨前肌上。

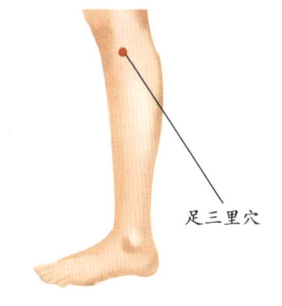

辨证施灸

恶寒发热时，加灸风池穴。宜采用温和灸。施灸时，被施灸者取坐位，施灸者手执艾条以点燃的一端对准施灸穴位，距离穴位皮肤1.5～3厘米，以感到施灸处温热、舒适为度。每日灸1次，每次灸3～15分钟，灸至皮肤产生红晕为止。还可加灸大椎穴。宜采用回旋灸。施灸时，被施灸者取俯卧位，施灸者手执艾条以点燃的一端对准施灸部位，距离穴位皮肤1.5～3厘米，左右方向平行往复或反复旋转施灸。每日灸1次，每次灸10～15分钟，灸至皮肤产生红晕为止。

项、颈部穴位

风池穴： 位于项部，当枕骨之下，胸锁乳突肌上端与斜方肌上端之间的凹陷中。

大椎穴： 位于颈部下端，后正中线上，第7颈椎棘突下凹陷中。

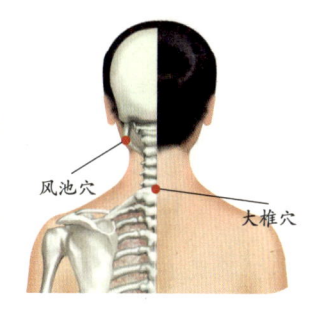

呃逆

呃逆俗称"打嗝"，是指气逆上冲，喉间呃呃连声，声短而频繁，不能自制的一种病症，甚则妨碍谈话、咀嚼、呼吸、睡眠等。呃逆可单独发生，持续数分钟至数小时后不治而愈，但也有个别病例反复发生，虽经多方治疗仍迁延数月不愈。多在寒凉刺激，饮食过急、过饱，情绪激动，疲劳，呼吸过于深频等因素下引发。中医认为呃逆主要由饮食不节，正气亏虚，导致胃气上逆所致。在相关穴位艾灸可以和胃降逆，调气理膈，轻松解除呃逆。

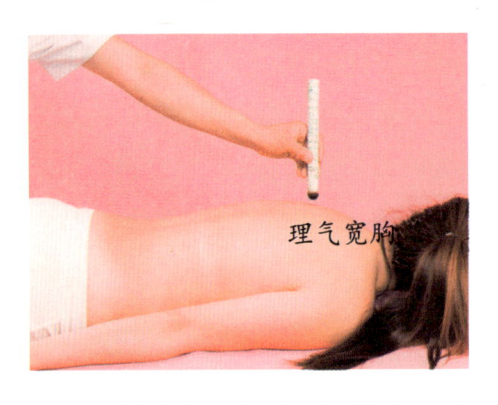

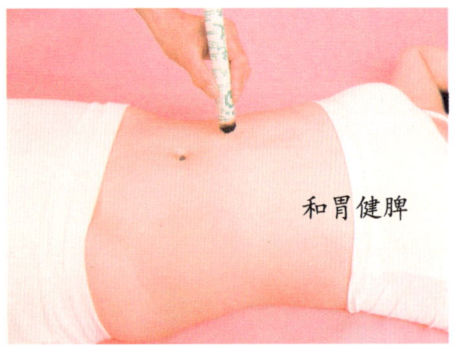

一般施灸

理气宽胸

和胃健脾

灸膈俞穴。宜采用回旋灸。施灸时，被施灸者取仰卧位，施灸者手执艾条以点燃的一端对准施灸部位，距离穴位皮肤1.5～3厘米，左右方向平行往复或反复旋转施灸。每日灸1～2次，每次灸15～20分钟，灸至皮肤产生红晕为止。

灸中脘穴。宜采用回旋灸。施灸时，被施灸者取仰卧位，施灸者手执艾条以点燃的一端对准施灸部位，距离穴位皮肤1.5～3厘米，左右方向平行往复或反复旋转施灸。每日灸1～2次，每次灸10～15分钟，灸至皮肤产生红晕为止。

和胃降逆

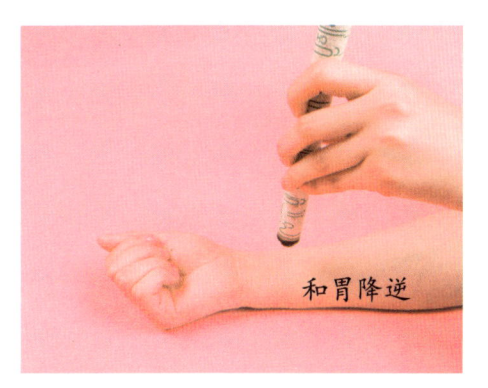

调理脾胃，补中益气

灸内关穴。宜采用温和灸。此穴可自行施灸。施灸时，取坐位，手执艾条以点燃的一端对准施灸部位，距离穴位皮肤1.5～3厘米，以感到施灸处温热、舒适为度。每日灸2～3次，每次灸10～15分钟，灸至皮肤产生红晕为止。

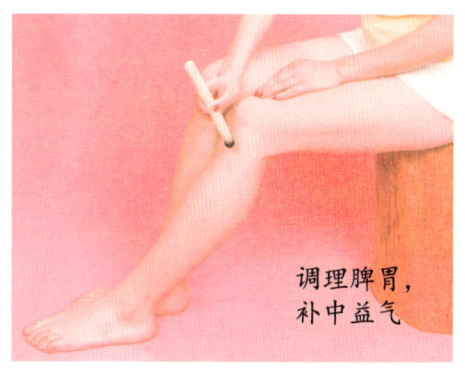

灸足三里穴。宜采用温和灸。此穴可自行施灸。施灸时，取坐位，手执艾条以点燃的一端对准施灸部位，距离穴位皮肤1.5～3厘米，以感到施灸处温热、舒适为度。隔日灸1次，每次灸10～20分钟，灸至皮肤产生红晕为止。

背部穴位

膈俞穴：位于背部，当第7胸椎棘突下，后正中线旁开1.5寸。

腹部穴位

中脘穴：位于上腹部，前正中线上，当脐中上4寸。

臂部穴位

内关穴：位于前臂掌侧，腕横纹上2寸，掌长肌肌腱与桡侧腕屈肌肌腱之间。

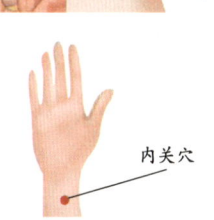

腿部穴位

足三里穴： 位于外膝眼下3寸，距胫骨前嵴1横指，当胫骨前肌上。

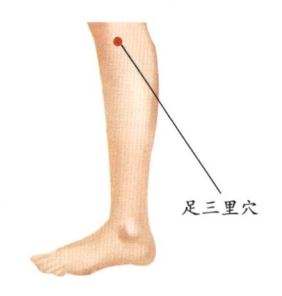

辨证施灸

因胃寒引起的呃逆，加灸梁门穴、神阙穴。宜采用温和灸。施灸时，被施灸者取仰卧位，施灸者手执艾条以点燃的一端对准施灸部位，距离穴位皮肤1.5～3厘米，以感到施灸处温热、舒适为度。每日灸1次，每次灸10～20分钟左右，灸至皮肤产生红晕为止。还可加灸胃俞穴。宜采用温和灸。施灸时，被施灸者取俯卧位，施灸者手执艾条以点燃的一端对准施灸部位，距离穴位皮肤1.5～3厘米，以感到施灸处温热、舒适为度。每日灸1次，每次灸10～20分钟，灸至皮肤产生红晕为止。

腹部穴位

梁门穴： 位于上腹，脐中上4寸，距前正中线2寸。

神阙穴： 位于腹中部，脐中央。

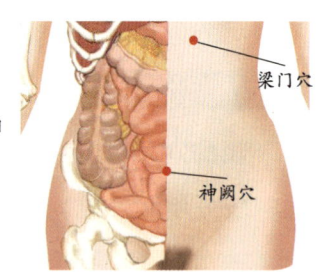

背部穴位

胃俞穴： 位于背部，当第12胸椎棘突下，后正中线旁开1.5寸。

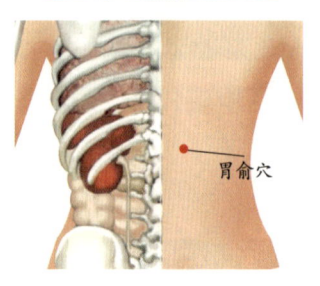

胃痛

胃痛在中医学中又称胃脘痛，是指上腹胃脘部近心窝处发生疼痛的病症。胃痛发生的原因有两类：一是由忧思恼怒，肝气失调，横逆犯胃所引起，故治法以疏肝、理气为主；二是由脾不健运，胃失和降而导致，宜用温通、补中等法，以恢复脾胃的功能。胃痛往往表现为食欲缺乏、胃部胀痛、恶心、泛酸等症状，尤其是吃些生冷食物或者天气转凉时胃痛就会愈发明显。在相关穴位艾灸可有效缓解胃痛。

一般施灸

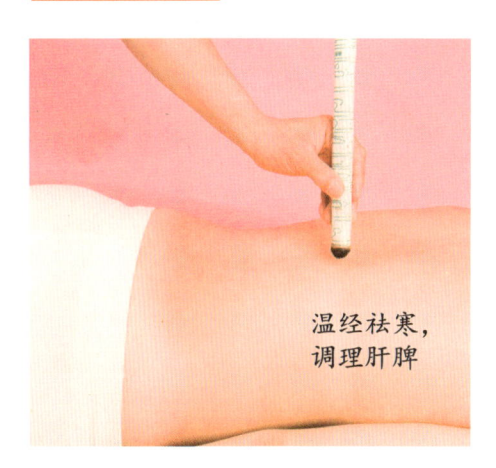

温经祛寒，调理肝脾

外散胃腑之热

灸脾俞穴。宜采用温和灸。施灸时，被施灸者取俯卧位，施灸者手执艾条以点燃的一端对准施灸部位，距离穴位皮肤1.5～3厘米，以感到施灸处温热、舒适为度。每日灸1次，每次灸3～15分钟，灸至皮肤产生红晕为止。

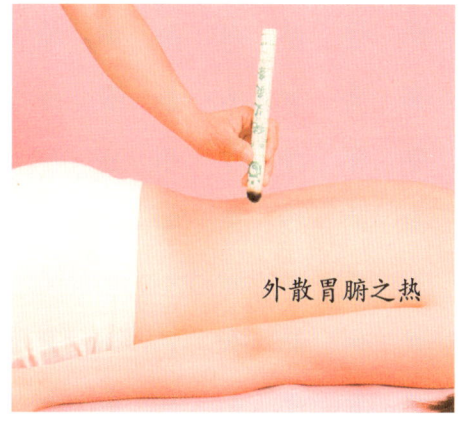

灸胃俞穴。宜采用温和灸。施灸时，被施灸者取俯卧位，施灸者手执艾条以点燃的一端对准施灸部位，距离穴位皮肤1.5～3厘米，以感到施灸处温热、舒适为度。每日灸1次，每次灸5～10分钟，灸至皮肤产生红晕为止。

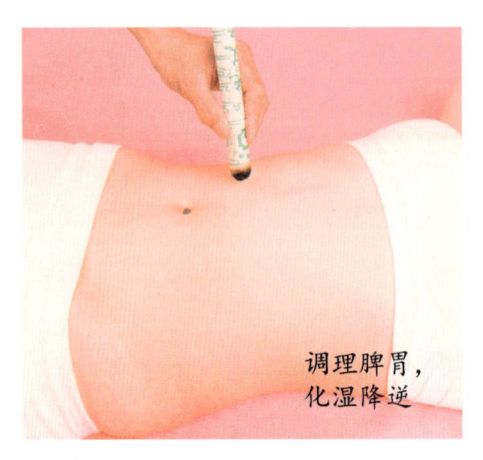

调理脾胃，
化湿降逆

疏调肠胃，
理气行滞

灸中脘穴。宜采用温和灸。施灸时，被施灸者取仰卧位，施灸者手执艾条以点燃的一端对准施灸部位，距离穴位皮肤1.5～3厘米，以感到施灸处温热、舒适为度。每日灸1次，每次灸10～20分钟，灸至皮肤产生红晕为止。

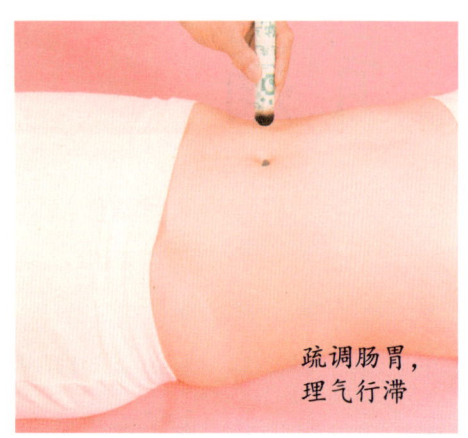

灸天枢穴。宜采用回旋灸。施灸时，被施灸者取仰卧位，施灸者手执艾条以点燃的一端对准施灸部位，距离穴位皮肤1.5～3厘米，左右方向平行往复或反复旋转施灸。每日灸1次，每次灸10～15分钟，灸至皮肤产生红晕为止，一般10天为1个疗程。

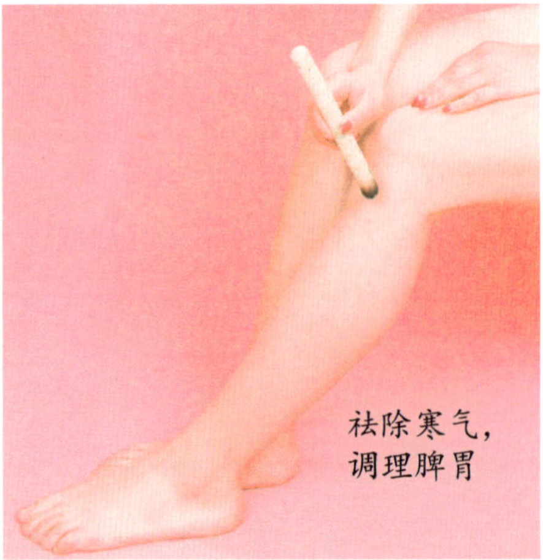

祛除寒气，
调理脾胃

灸足三里穴。宜采用温和灸。此穴可自行施灸。施灸时，取坐位，手执艾条以点燃的一端对准施灸部位，距离穴位皮肤1.5～3厘米，以感到施灸处温热、舒适为度。隔日灸1次，每次灸3～15分钟，灸至皮肤产生红晕为止。

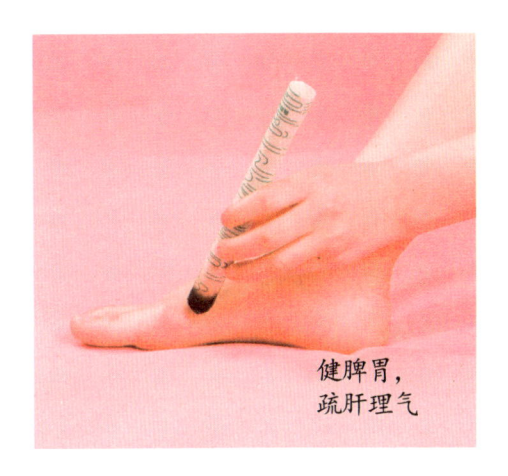

灸公孙穴。宜采用温和灸。此穴可自行施灸。施灸时，取坐位，手执艾条以点燃的一端对准施灸部位，距离穴位皮肤1.5～3厘米，以感到施灸处温热、舒适为度。每日灸2～3次，每次灸10～20分钟，灸至皮肤产生红晕为止。

健脾胃，疏肝理气

背部穴位

脾俞穴： 位于背部，当第11胸椎棘突下，后正中线旁开1.5寸。

胃俞穴： 位于背部，当第12胸椎棘突下，后正中线旁开1.5寸。

腹部穴位

中脘穴： 位于上腹部，前正中线上，当脐中上4寸。

天枢穴： 位于腹中部，平脐中，距脐中2寸。

腿、足部穴位

足三里穴： 位于外膝眼下3寸，距胫骨前嵴1横指，当胫骨前肌上。

公孙穴： 位于足内侧缘，第1跖骨基底部的前下方，赤白肉际处。

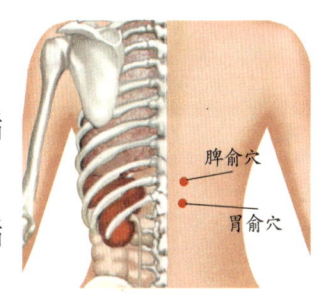

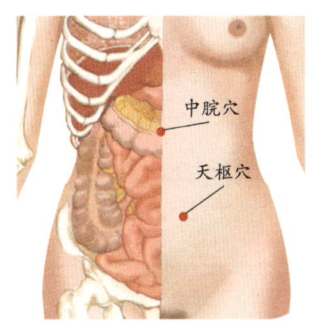

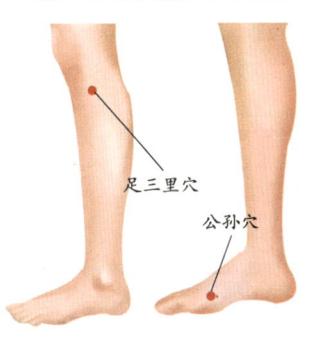

腹痛

腹痛是指由于各种原因引起腹腔内外脏器的病变，而表现为腹部疼痛的病症。腹痛可分为急性与慢性两类。其病因极为复杂，包括炎症、肿瘤、出血、梗阻、穿孔、创伤及功能障碍等。腹痛绵绵，时痛时止，喜温喜按，神疲、怯冷、大便溏薄，多为寒邪内积，脾阳不振之症；病痛急躁，腹部拒按，嗳腐吞酸，痛而欲泄，泄而痛减，多为食积之症。根据疼痛部位的不同，在相关穴位艾灸可有效缓解腹痛。

辨证施灸

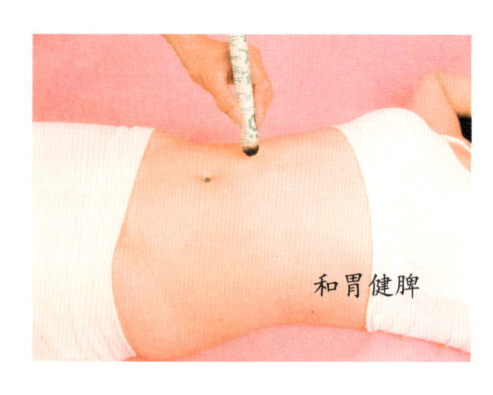

和胃健脾

理气行滞，消食

上腹部疼痛时，灸中脘穴。宜采用回旋灸。施灸时，被施灸者取仰卧位，施灸者手执艾条以点燃的一端对准施灸部位，距离穴位皮肤1.5～3厘米，左右方向平行往复或反复旋转施灸。每日灸1～2次，每次灸10～15分钟，灸至皮肤产生红晕为止。

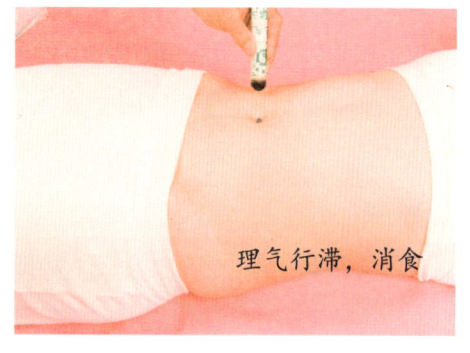

还可灸天枢穴。宜采用回旋灸。施灸时，被施灸者取仰卧位，施灸者手执艾条以点燃的一端对准施灸部位，距离穴位皮肤1.5～3厘米，左右方向平行往复或反复旋转施灸。每日灸1次，每次灸10～20分钟，灸至皮肤产生红晕为止，一般10天为1个疗程。

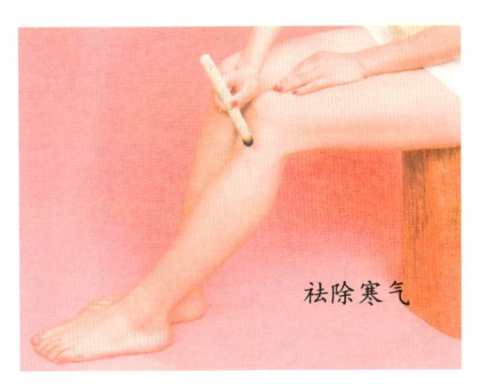

祛除寒气

理气止痛，
活血散瘀

下腹部疼痛时，灸足三里穴。宜采用温和灸。此穴可自行施灸。施灸时，取坐位，手执艾条以点燃的一端对准施灸部位，距离穴位皮肤1.5～3厘米，以感到施灸处温热、舒适为度。隔日灸1次，每次灸3～15分钟，灸至皮肤产生红晕为止。

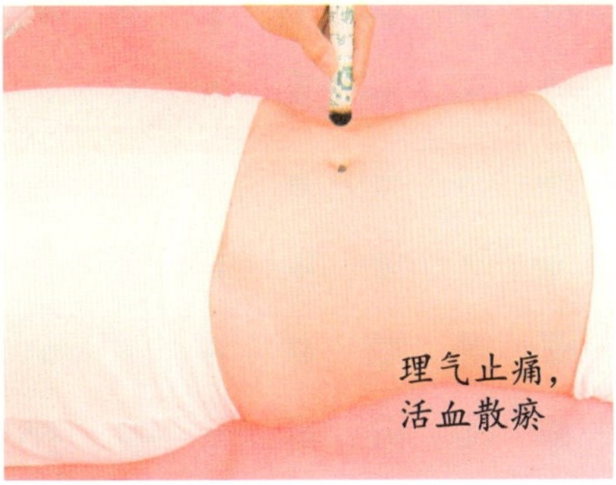

还可灸天枢穴。宜采用回旋灸。施灸时，被施灸者取仰卧位，施灸者手执艾条以点燃的一端对准施灸部位，距离穴位皮肤1.5～3厘米，左右方向平行往复或反复旋转施灸。每日灸1次，每次灸10～20分钟，灸至皮肤产生红晕为止，一般10天为1个疗程。

腹部穴位

中脘穴：位于上腹部，前正中线上，当脐中上4寸。

天枢穴：位于腹中部，平脐中，距脐中2寸。

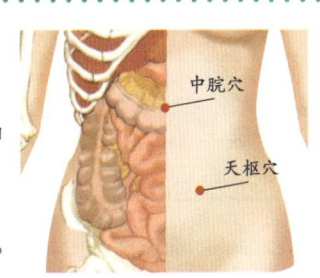

中脘穴

天枢穴

腿部穴位

足三里穴：位于外膝眼下3寸，距胫骨前嵴1横指，当胫骨前肌上。

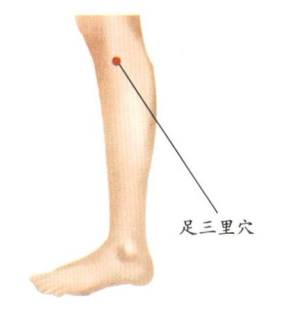

足三里穴

067

慢性腹泻

慢性腹泻属于功能性腹泻，指的是肠功能紊乱引起的腹泻，包括结肠过敏、情绪性、消化不良引起的腹泻。症状表现为腹痛胀气，排气排便后疼痛或消失，稀便与硬便交替出现。中医认为胃为水谷之海、主降，脾主运化、主升，脾胃健旺、脾健胃和，则水谷腐熟吸收功能正常，气血以行营卫；一旦由于饮食失节，寒温不调等致脾胃受伤，水反为湿、谷反为滞，精华之气不能运化乃至合污下降而泄泻作矣。在相关穴位艾灸可以治疗此病。

一般施灸

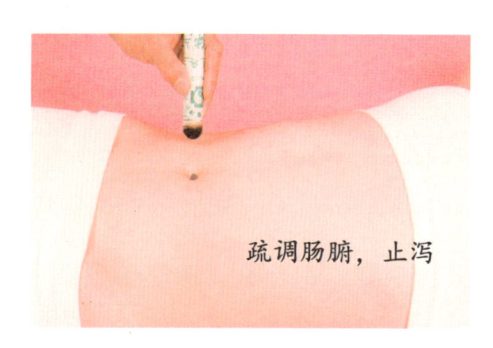

疏调肠腑，止泻

调理脾胃，化湿降逆

灸天枢穴。宜采用回旋灸。施灸时，被施灸者取仰卧位，施灸者手执艾条以点燃的一端对准施灸部位，距离穴位皮肤1.5～3厘米，左右方向平行往复或反复旋转施灸。每日灸1次，每次灸10～20分钟，灸至皮肤产生红晕为止，一般10天为1个疗程。

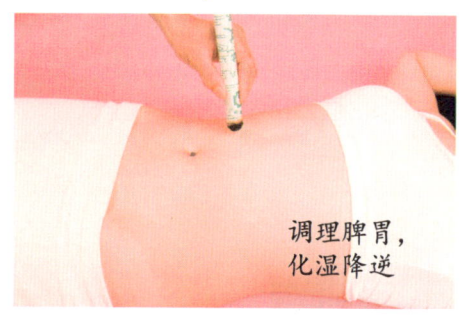

灸中脘穴。宜采用温和灸。施灸时，被施灸者取仰卧位，施灸者手执艾条以点燃的一端对准施灸部位，距离穴位皮肤1.5～3厘米，以感到施灸处温热、舒适为度。每日灸1次，每次灸10～20分钟，灸至皮肤产生红晕为止。每日灸1～2次，每次灸10～15分钟，灸至皮肤产生红晕为止。

温脾，调理肠胃

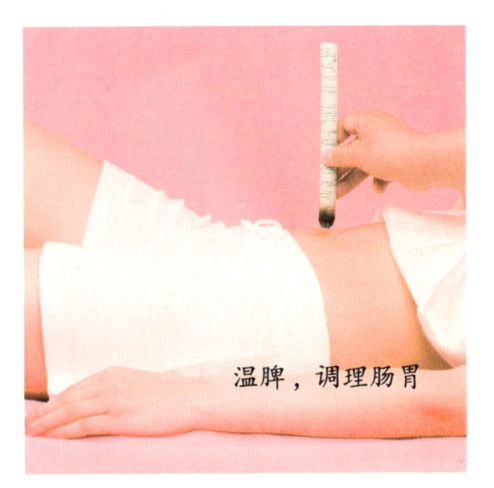

祛风散寒，清热镇痛

灸神阙穴。宜采用温和灸。施灸时，被施灸者取仰卧位，施灸者手执艾条以点燃的一端对准施灸部位，距离穴位皮肤1.5～3厘米，以感到施灸处温热、舒适为度。每日灸1～2次，每次灸10～20分钟，灸至皮肤产生红晕为止。

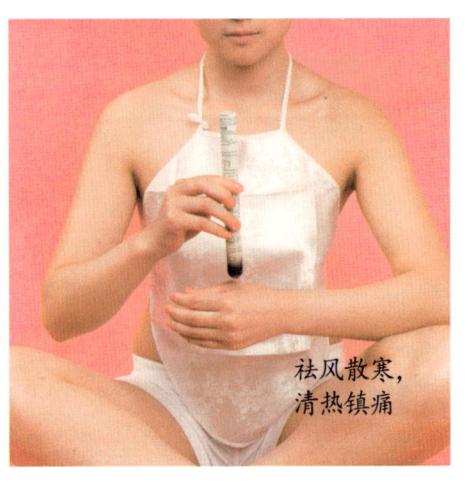

灸合谷穴。宜采用温和灸。此穴可自行施灸。施灸时，取坐位，手执艾条以点燃的一端对准施灸部位，距离穴位皮肤1.5～3厘米，以感到施灸处温热、舒适为度。每日灸1次，每次灸10～20分钟，灸至皮肤产生红晕为止。

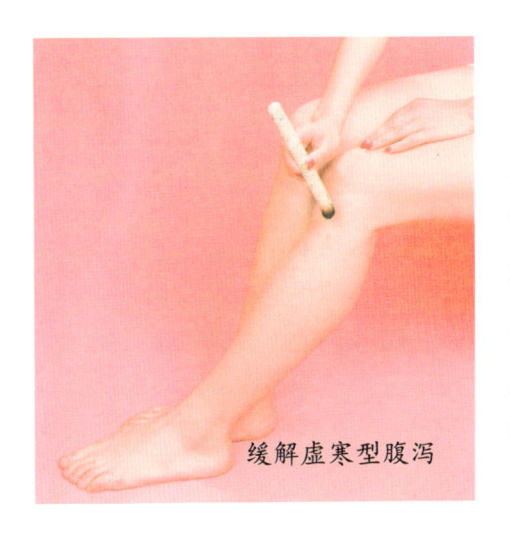

缓解虚寒型腹泻

灸足三里穴。宜采用温和灸。此穴可自行施灸。施灸时，取坐位，手执艾条以点燃的一端对准施灸部位，距离穴位皮肤1.5～3厘米，以感到施灸处温热、舒适为度。隔日灸1次，每次灸3～15分钟，灸至皮肤产生红晕为止。

腹部穴位

天枢穴：位于腹中部，平脐中，距脐中2寸。

中脘穴：位于上腹部，前正中线上，当脐中上4寸。

神阙穴：位于腹中部，脐中央。

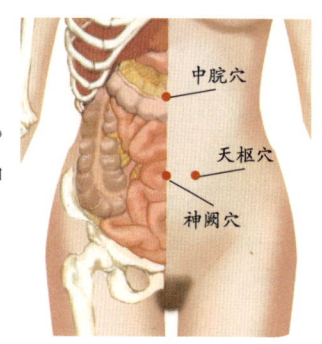

手部穴位

合谷穴：位于第1、第2掌骨间，当第2掌骨桡侧的中点处。

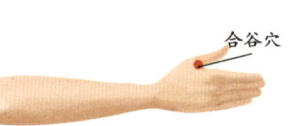

腿部穴位

足三里穴：位于外膝眼下3寸，距胫骨前嵴1横指，当胫骨前肌上。

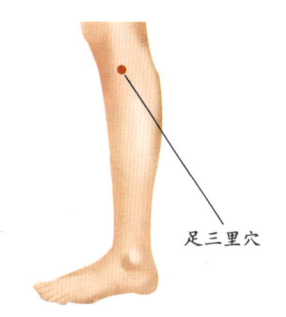

辨证施灸

黎明前脐腹部疼痛、肠鸣，排便后疼痛减轻，加灸脾俞穴、肾俞穴。宜采用温和灸。施灸时，被施灸者取俯卧位，施灸者手执艾条以点燃的一端对准施灸部位，距离穴位皮肤1.5～3厘米，以感到施灸处温热、舒适为度。每日灸1次，每次灸3～15分钟，灸至皮肤产生红晕为止。

背、腰部穴位

脾俞穴：位于背部，当第11胸椎棘突下，后正中线旁开1.5寸。

肾俞穴：位于腰部，当第2腰椎棘突下，后正中线旁开1.5寸。

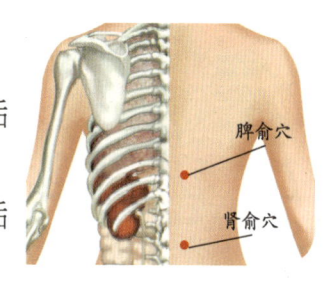

心悸

　　心悸是一种患者自觉的心脏跳动不适感或类似心慌的感觉。心悸发作时常伴有胸闷、憋气、头晕、全身发抖、手足出汗等症状。心悸最常见于心脏的一些器质性或功能性疾病，但也可由一些心外因素如甲亢、贫血、自主神经功能紊乱等引起。大多缘于长期的心理高压、突然受到剧烈惊吓或局部外伤等因素损伤了心气，所以对心悸的康复灸法就是在引导患者对自己的心理状态做出正确调整的同时利用艾灸恢复其心气。

一般施灸

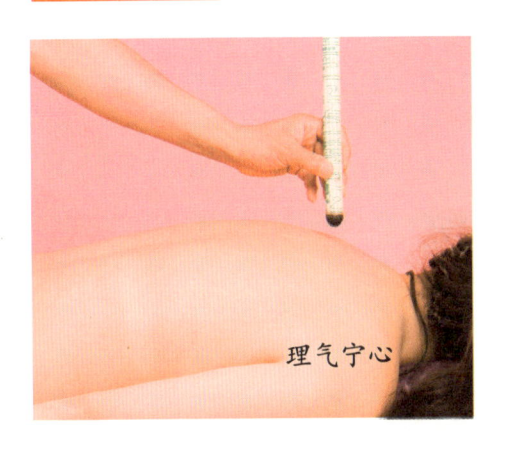

理气宁心

理气宁心，宽胸止痛

　　灸心俞穴。宜采用温和灸。施灸时，被施灸者取俯卧位，施灸者手执艾条以点燃的一端对准施灸部位，距离穴位皮肤1.5～3厘米，以感到施灸处温热、舒适为度。每日灸1次，每次灸3～15分钟，灸至皮肤产生红晕为止。

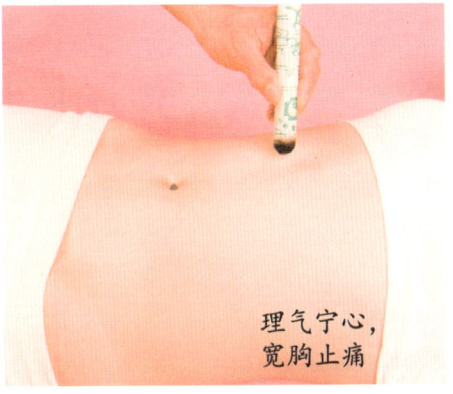

　　灸巨阙穴。宜采用温和灸。施灸时，被施灸者取仰卧位，施灸者手执艾条以点燃的一端对准施灸部位，距离穴位皮肤1.5～3厘米，以感到施灸处温热、舒适为度。每日灸1次，每次灸10～20分钟，灸至皮肤产生红晕为止。

宁心安神

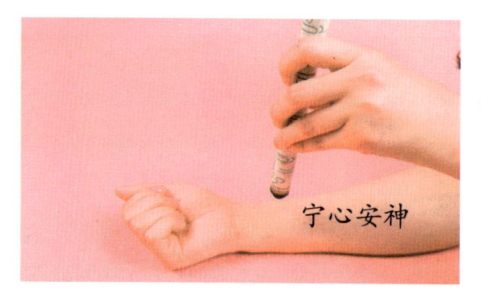

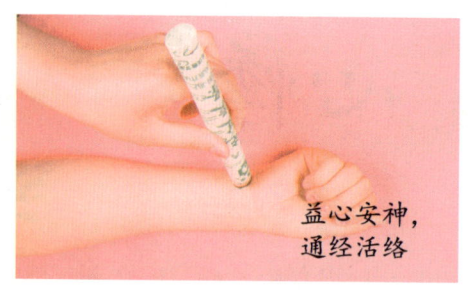

益心安神，通经活络

灸内关穴。宜采用温和灸。此穴可自行施灸。施灸时，取坐位，手执艾条以点燃的一端对准施灸部位，距离穴位皮肤1.5～3厘米，以感到施灸处温热、舒适为度。每日灸1次，每次灸3～15分钟，灸至皮肤产生红晕为止。

灸神门穴。宜采用温和灸。此穴可自行施灸。施灸时，取坐位，手执艾条以点燃的一端对准施灸部位，距离穴位皮肤1.5～3厘米，以感到施灸处温热、舒适为度。每日灸1次，每次灸3～15分钟，灸至皮肤产生红晕为止。

背部穴位

心俞穴： 位于背部，当第5胸椎棘突下，后正中线旁开1.5寸。

腹部穴位

巨阙穴： 位于上腹部，前正中线上，当脐中上6寸。

臂、腕部穴位

内关穴： 位于前臂掌侧，腕横纹上2寸，掌长肌肌腱与桡侧腕屈肌肌腱之间。

神门穴： 位于腕部，腕掌侧横纹尺侧端，尺侧腕屈肌腱的桡侧凹陷处。

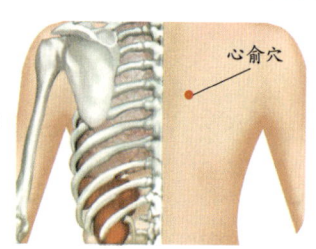

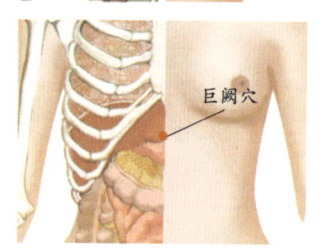

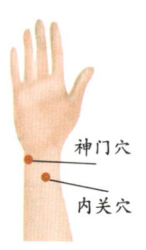

头痛

头痛是人们生活中最常见的症状之一，是很多疾病的一种表现，也是人体受到伤害刺激后作出的一种保护性反应。据统计，在人的一生中，80%的人会有头痛的经历。头痛一般是指头颅上半部（即眉弓、耳郭上部、枕外隆突连线以上部位）的疼痛，有些面痛、颈痛因与头痛关系密切，有时难与头痛详细区分。引起头痛的原因繁多，头痛的程度轻重不一，头痛的病程有长有短，多数为不严重的所谓功能性的长期慢性头痛。这些头痛患者脑内并无严重的器质性病变，这种头痛虽不引起严重后果，但影响人们的生活质量。另外有一些头痛是致命性疾患引起的，必须高度警惕。在相关穴位艾灸，能良性地调节大脑皮层的功能活动，改善脑血管舒缩功能，促进脑血液循环，使脑功能恢复正常，从而达到治疗头痛的目的。

辨证施灸

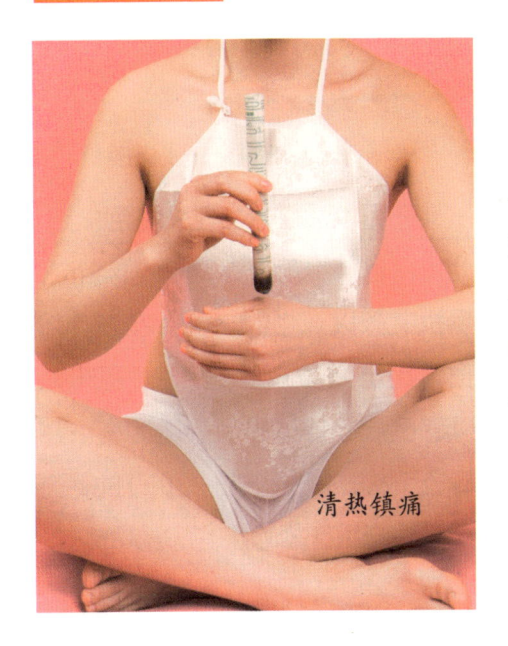

清热镇痛

前额疼痛时，灸合谷穴。宜采用温和灸。此穴可自行施灸。施灸时，取坐位，手执艾条以点燃的一端对准施灸部位，距离穴位皮肤1.5～3厘米，以感到施灸处温热、舒适为度。每日灸1次，每次灸10～20分钟，灸至皮肤产生红晕为止。

疏通经络

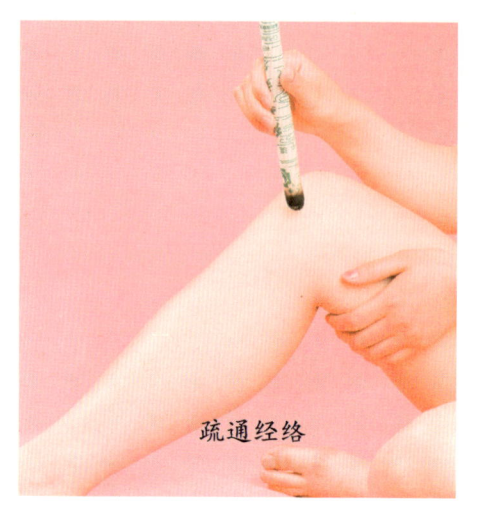

通络活血，
补阳益气

　　还可灸阴陵泉穴。宜采用温和灸。此穴可自行施灸。施灸时，取坐位，手执艾条以点燃的一端对准施灸部位，距离穴位皮肤1.5~3厘米，以感到施灸处温热、舒适为度。每日灸1次，每次灸3~15分钟，灸至皮肤产生红晕为止。

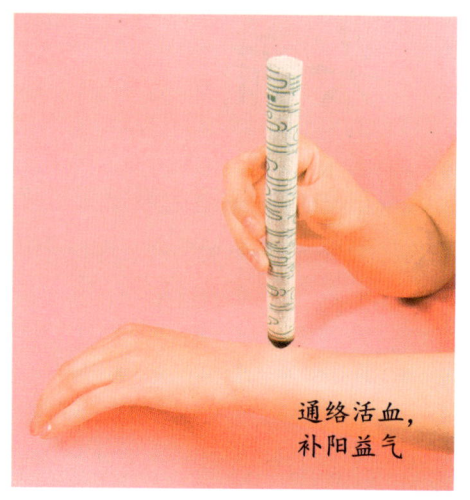

　　偏头痛时，灸外关穴。宜采用温和灸。此穴可自行施灸。施灸时，取坐位，手执艾条以点燃的一端对准施灸部位，距离穴位皮肤1.5~3厘米，以感到施灸处温热、舒适为度。每日灸1~2次，每次灸10~15分钟，灸至皮肤产生红晕为止。

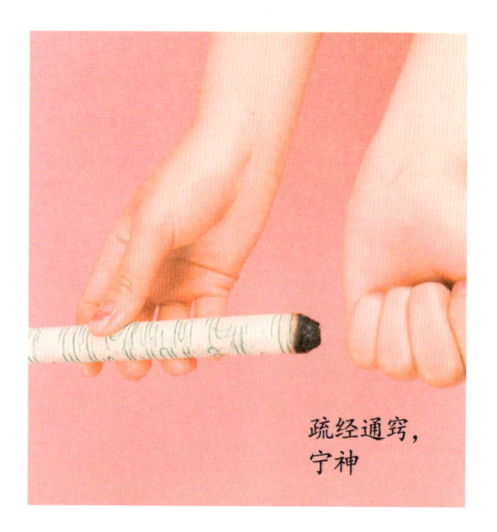

疏经通窍，
宁神

　　还可灸后溪穴。宜采用温和灸。此穴可自行施灸。施灸时，取坐位，手执艾条以点燃的一端对准施灸部位，距离穴位皮肤1.5~3厘米，以感到施灸处温热、舒适为度。每日灸1次，每次灸5~10分钟，灸至皮肤产生红晕为止。

祛风，泻火

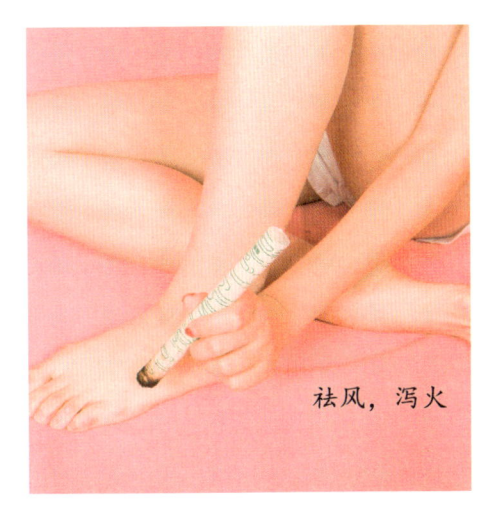

疏经活络，清利头目

还灸足临泣穴。宜采用温和灸。此穴可自行施灸。施灸时，取坐位，手执艾条以点燃的一端对准施灸部位，距离穴位皮肤1.5～3厘米，以感到施灸处温热、舒适为度。每日灸1～2次，每次灸10～15分钟，灸至皮肤产生红晕为止。

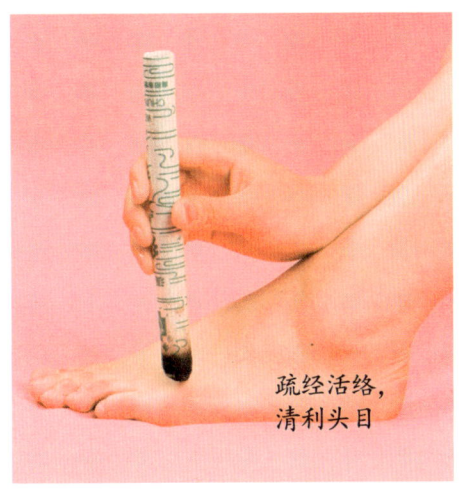

还可灸束骨穴。宜采用温和灸。施灸时，取坐位，手执艾条以点燃的一端对准施灸部位，距离穴位皮肤1.5～3厘米，以感到施灸处温热、舒适为度。每日灸1次，每次灸5～10分钟，灸至皮肤产生红晕为止。

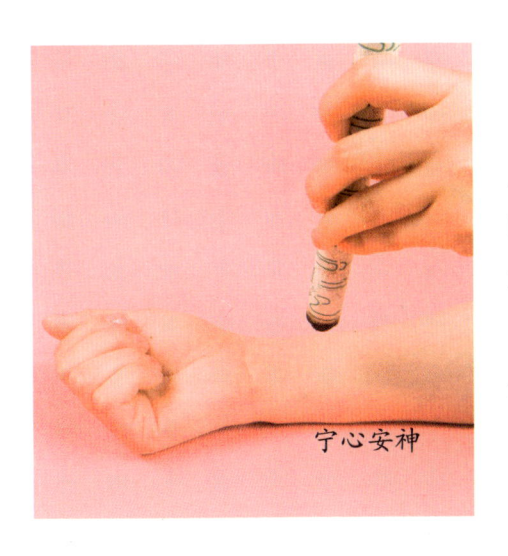

宁心安神

头顶痛时，灸内关穴。宜采用温和灸。此穴可自行施灸。施灸时，取坐位，手执艾条以点燃的一端对准施灸部位，距离穴位皮肤1.5～3厘米，以感到施灸处温热、舒适为度。每日灸1次，每次灸3～15分钟，灸至皮肤产生红晕为止。

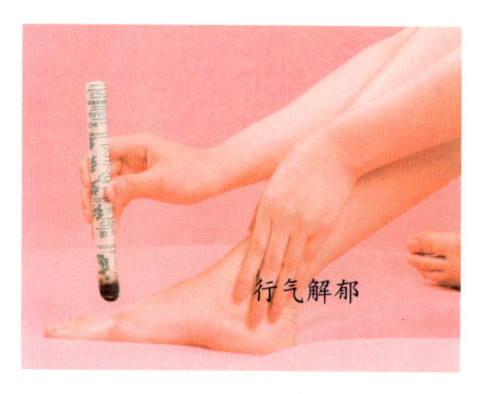

还可灸太冲穴。宜采用温和灸。此穴可自行施灸。施灸时，取坐位，手执艾条以点燃的一端对准施灸部位，距离穴位皮肤 1.5～3 厘米，以感到施灸处温热、舒适为度。每日灸 1 次，每次灸 20 分钟左右，灸至皮肤产生红晕为止。

行气解郁

手、臂部穴位

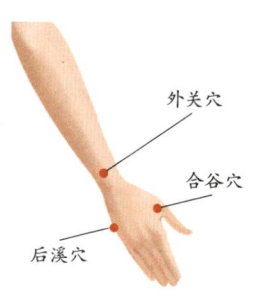

合谷穴： 位于第 1、第 2 掌骨间，当第 2 掌骨桡侧的中点处。

外关穴： 位于前臂背侧，腕背横纹上 2 寸，尺骨与桡骨间隙中点处。

后溪穴： 位于第 5 掌指关节后尺侧的远侧掌横纹头赤白肉际处。

内关穴： 位于前臂掌侧，腕横纹上 2 寸，掌长肌肌腱与桡侧腕屈肌肌腱之间。

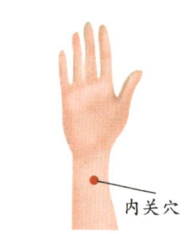

腿、足部穴位

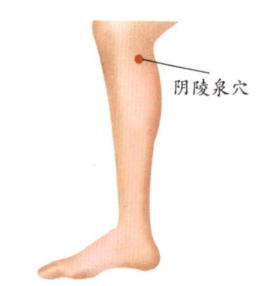

阴陵泉穴： 位于小腿内侧，当胫骨内侧髁后下方凹陷处。

足临泣穴： 位于足背外侧，当足 4 趾本节（第 4 趾关节）的后方，小趾伸肌腱的外侧凹陷处。

束骨穴： 位于足外侧，足小趾本节（第 5 跖趾关节）的后方，赤白肉际处。

太冲穴： 位于足背侧，第 1、2 趾跖骨连接部位中点处。

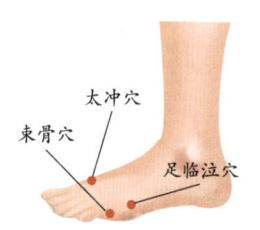

心绞痛

心绞痛是指由于冠状动脉粥样硬化狭窄导致冠状动脉供血不足，心肌暂时缺血与缺氧所引起的以心前区疼痛为主要临床表现的一组综合征。其特点为阵发性的前胸压榨性疼痛感觉，可伴有其他症状。本病多见于男性，多数患者在40岁以上。中医认为"人年四十，阴气自半"，肾气已虚，鼓动血脉运行之力不足，机体内已有血行迟缓，聚湿生痰，瘀而不通之势，这是本病发生的前提和基础。在相关穴位艾灸可以健脾化痰，活血化瘀，疏肝理气，改善相关功能状态。

一般施灸

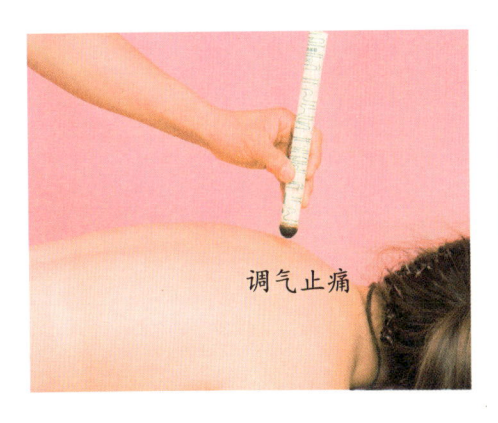

调气止痛

灸厥阴俞穴。宜采用温和灸。施灸时，被施灸者取俯卧位，施灸者手执艾条以点燃的一端对准施灸部位，距离穴位皮肤1.5～3厘米，以感到施灸处温热、舒适为度。每日灸1次，每次灸10～20分钟，灸至皮肤产生红晕为止。

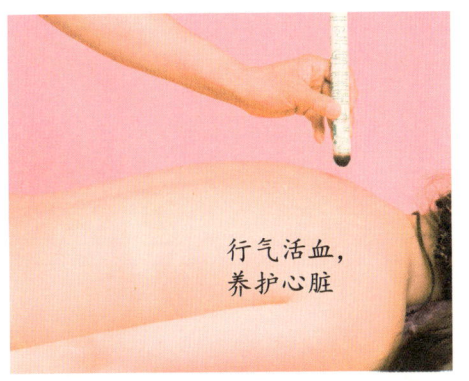

行气活血，养护心脏

灸心俞穴。宜采用温和灸。施灸时，被施灸者取俯卧位，施灸者手执艾条以点燃的一端对准施灸部位，距离穴位皮肤1.5～3厘米，以感到施灸处温热、舒适为度。每日灸1次，每次灸10～20分钟，灸至皮肤产生红晕为止。

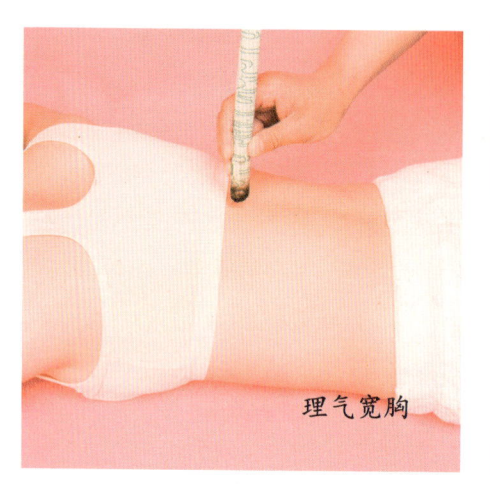

理气宽胸

理气止痛，
舒畅心胸

灸至阳穴。宜采用温和灸。施灸时，被施灸者取俯卧位，施灸者手执艾条以点燃的一端对准施灸部位，距离穴位皮肤1.5～3厘米，以感到施灸处温热、舒适为度。每日灸1次，每次灸10～20分钟，灸至皮肤产生红晕为止。

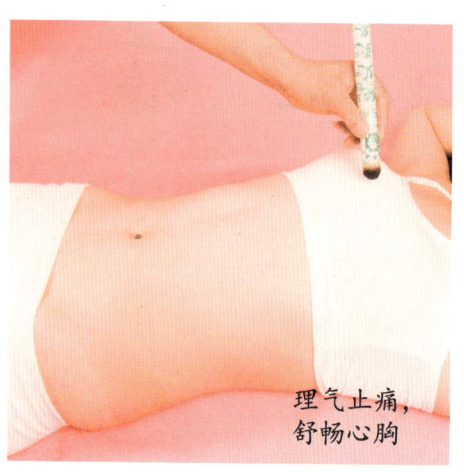

灸膻中穴。宜采用回旋灸。施灸时，被施灸者取仰卧位，施灸者手执艾条以点燃的一端对准施灸部位，距离穴位皮肤1.5～3厘米，左右方向平行往复或反复旋转施灸。每日灸1次，每次灸10～20分钟，灸至皮肤产生红晕为止。

舒经通络，止痛

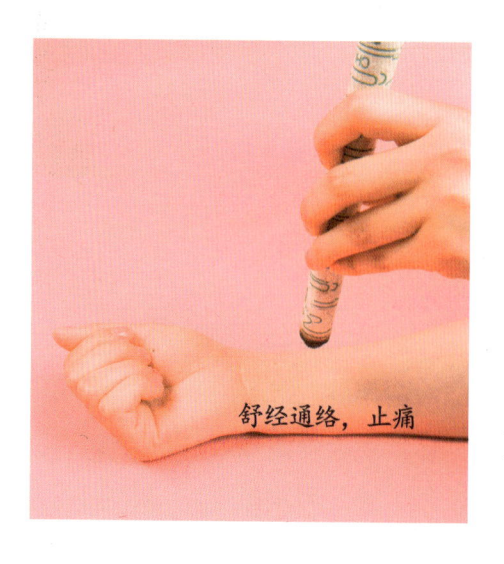

灸内关穴。宜采用温和灸。此穴可自行施灸。施灸时，取坐位，手执艾条以点燃的一端对准施灸部位，距离穴位皮肤1.5～3厘米，以感到施灸处温热、舒适为度。每日灸1次，每次灸3～15分钟，灸至皮肤产生红晕为止。

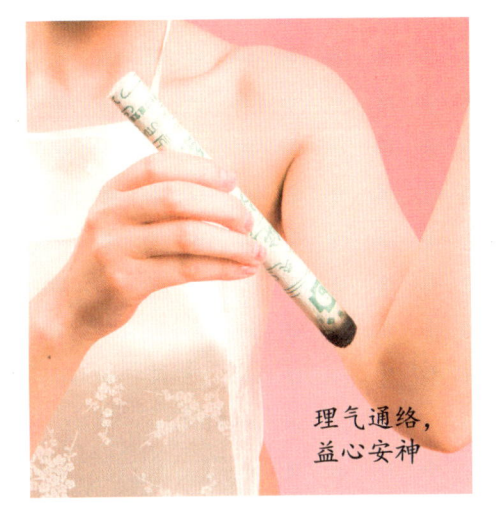

灸少海穴。宜采用温和灸。此穴可自行施灸。施灸时，取坐位，手执艾条以点燃的一端对准施灸部位，距离穴位皮肤 1.5～3 厘米，以感到施灸处温热、舒适为度。每日灸 1 次，每次灸 10～20 分钟，灸至皮肤产生红晕为止。

理气通络，益心安神

背部穴位

厥阴俞穴： 位于背部，当第 4 胸椎棘突下，后正中线旁开 1.5 寸。

心俞穴： 位于背部，当第 5 胸椎棘突下，后正中线旁开 1.5 寸。

至阳穴： 位于背部，当后正中线上，第 7 胸椎棘突下凹陷中。

胸、臂部穴位

膻中穴： 位于胸部，前正中线上，两乳头连线的中点处。

内关穴： 位于前臂掌侧，腕横纹上 2 寸，掌长肌肌腱与桡侧腕屈肌肌腱之间。

少海穴： 位于肘横纹内侧端与肱骨内上髁连线的中点处。

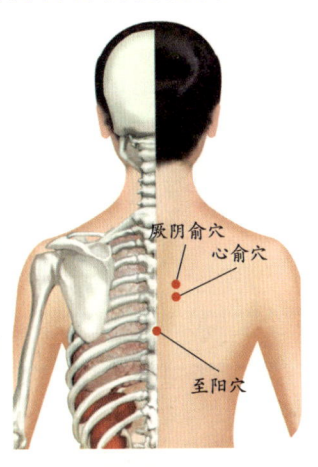

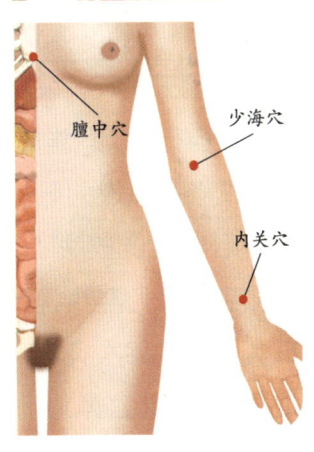

中风偏瘫

中医认为年老体衰，或劳累过度，致精血不足，肾水不能滋养肝火，肝阳上亢，肝风内动发为中风；或饮食不节，嗜酒过度，损伤脾胃，脾失健运，聚湿生痰，痰浊内扰，蒙蔽心窍，流窜经络，发为中风；或情志所伤，如暴喜、盛怒，致心火偏亢，肝风暴张，风火相煽，气血逆乱于上，发为中风。在相关穴位艾灸能够通经活络、调和气血，从而减轻症状。

一般施灸

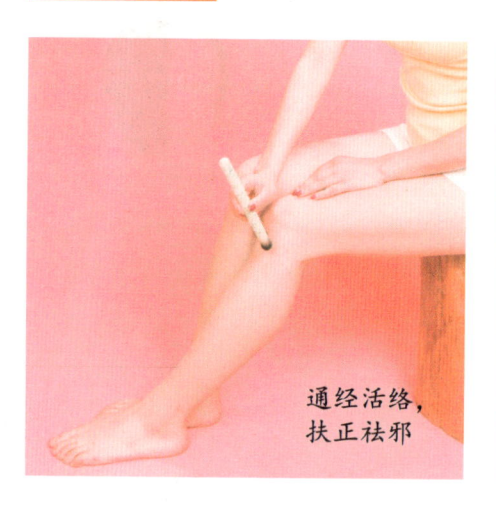

通经活络，扶正祛邪

补髓充脑

灸足三里穴。采用温和灸法。此穴可自行施灸。施灸时，取坐位，手执艾条以点燃的一端对准施灸部位，距离穴位皮肤1.5～3厘米，以感到施灸处温热、舒适为度。隔日灸1次，每次灸10～15分钟，灸至皮肤产生红晕为止。

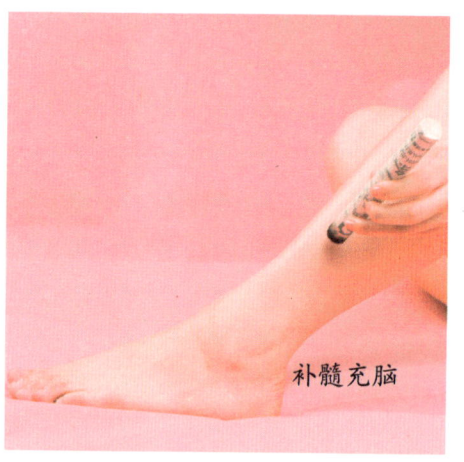

灸悬钟穴。宜采用温和灸。此穴可自行施灸。施灸时，取坐位，手执艾条以点燃的一端对准施灸部位，距离穴位皮肤1.5～3厘米处施灸，以感到施灸处温热、舒适为度。每日灸1次，每次灸5～10分钟，灸至皮肤产生红晕为止。

行气活血，疏经通络

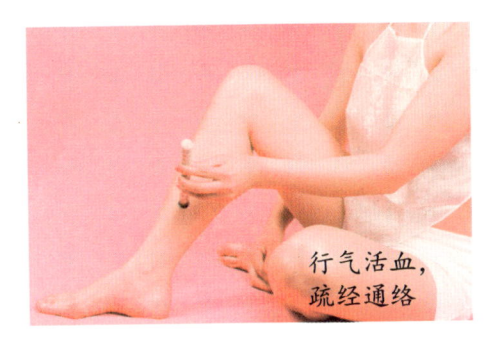

补肾醒脑

灸三阴交穴。宜采用温和灸。此穴可自行施灸。施灸时，取坐位，手执艾条以点燃的一端对准施灸部位，距离穴位皮肤1.5～3厘米，以感到施灸处温热、舒适为度。每日灸1次，每次灸10分钟，灸至皮肤产生红晕为止，5次为1个疗程。

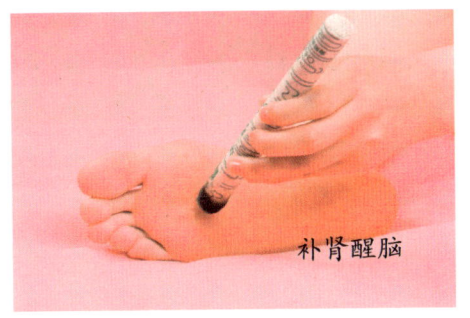

灸涌泉穴。宜采用温和灸。此穴可自行施灸。施灸时，取坐位，手执艾条以点燃的一端对准施灸部位，距离穴位皮肤1.5～3厘米，以感到施灸处温热、舒适为度。每日灸1次，每次灸5～15分钟，灸至皮肤产生红晕为止。

腿部穴位

足三里穴： 位于外膝眼下3寸，距胫骨前嵴1横指，当胫骨前肌上。

悬钟穴： 位于小腿外侧，当外踝尖上3寸，腓骨前缘。

三阴交穴： 位于小腿内侧，当足内踝尖上3寸，胫骨内侧缘后方。

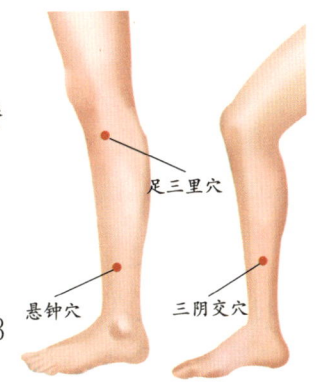

足三里穴
悬钟穴
三阴交穴

足部穴位

涌泉穴： 位于足前部凹陷处第2、3趾趾缝纹头端与足跟连线的前1/3处。

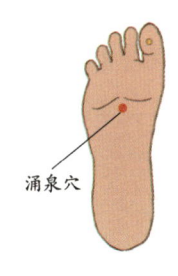

涌泉穴

慢性支气管炎

　　慢性支气管炎是由感染或非感染因素引起的气管、支气管黏膜及其周围组织的慢性非特异性炎症。其病理特点是支气管腺体增生、黏液分泌增多。临床表现为连续2年以上，每次持续3个月以上的咳嗽、咳痰或气喘等症状。中医认为，本病为素体虚弱，外感六淫邪气，肺失宣降，痰饮内伏，气机不利所致。在相关穴位艾灸能宣肺止咳，化痰平喘。

一般施灸

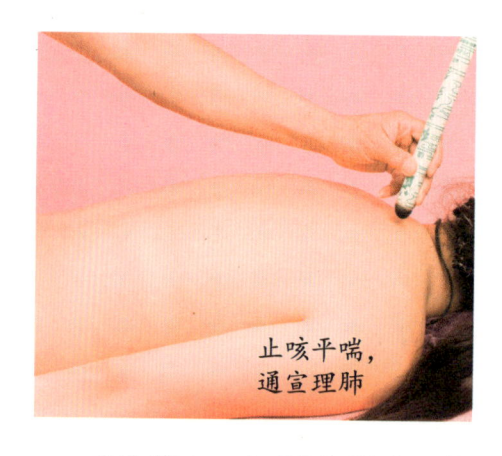

止咳平喘，通宣理肺

散发肺热，清肺止咳

　　灸定喘穴。宜采用回旋灸。施灸时，被施灸者取俯卧位，施灸者手执艾条以点燃的一端对准施灸部位，距离穴位皮肤1.5～3厘米，左右方向平行往复或反复旋转施灸。每日灸1次，每次灸10～15分钟，灸至皮肤产生红晕为止。

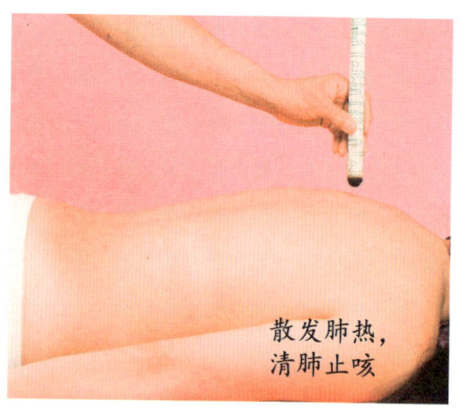

　　灸肺俞穴。宜采用回旋灸。施灸时，被施灸者取俯卧位，施灸者手执艾条以点燃的一端对准施灸部位，距离穴位皮肤1.5～3厘米，左右方向平行往复或反复旋转施灸。每日灸1次，每次灸10～15分钟，灸至皮肤产生红晕为止。

祛风散寒，
清热镇痛

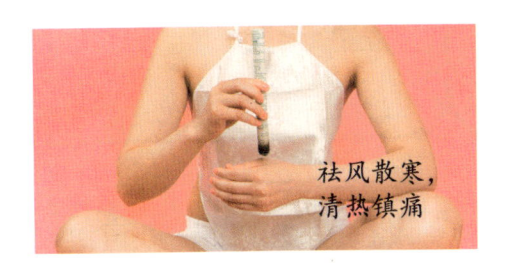

补肺纳肾

灸合谷穴。宜采用温和灸。此穴可自行施灸。施灸时，取坐位，手执艾条以点燃的一端对准施灸部位，距离穴位皮肤1.5～3厘米，以感到施灸处温热、舒适为度。每日灸1次，每次灸10～20分钟，灸至皮肤产生红晕为止，一般每周灸3～4次。

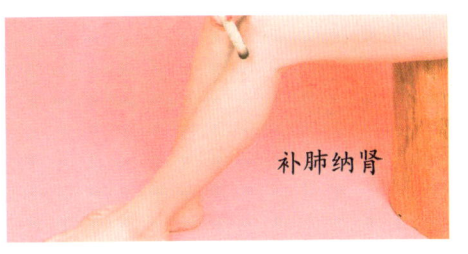

灸足三里穴。宜采用温和灸。此穴可自行施灸。施灸时，取坐位，手执艾条以点燃的一端对准施灸部位，距离穴位皮肤1.5～3厘米，以感到施灸处温热、舒适为度。隔日灸1次，每次灸3～15分钟，灸至皮肤产生红晕为止。

背部穴位

定喘穴： 位于背部，第7颈椎棘突下，后正中线旁开0.5寸。

肺俞穴： 位于背部，当第3胸椎棘突下，后正中线旁开1.5寸。

手部穴位

合谷穴： 位于第1、第2掌骨间，当第2掌骨桡侧的中点处。

足部穴位

足三里穴： 位于外膝眼下3寸，距胫骨前嵴1横指，当胫骨前肌上。

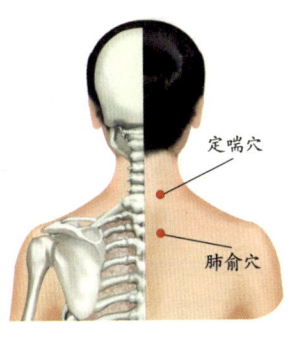

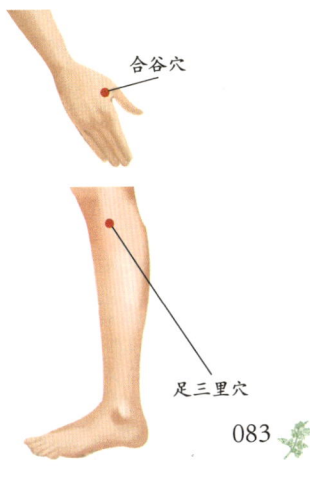

急性结膜炎

急性结膜炎是以结膜充血，有分泌物为主要特征，且有较强传染性的一种急性眼病。症状为患眼红赤涩痒，有异物感和烧灼感，怕热畏光，眼睑肿胀，黏液性或脓性分泌物黏着睑缘及睫毛，使睑裂封闭。可伴有发热、咽痛、流鼻涕等全身症状。中医认为外感风热邪毒，客于肺经，上攻于目即可发为此病。艾灸相关穴位能疏风、清热、泻火，从而治疗此病。

一般施灸

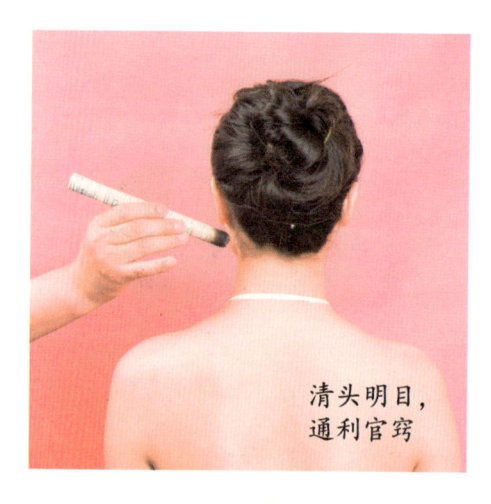

清头明目，通利官窍

缓解目赤肿痛

灸风池穴。宜采用温和灸。施灸时，被施灸者取坐位，施灸者手执艾条以点燃的一端对准施灸部位，距离穴位皮肤1.5～3厘米，以感到施灸处温热、舒适为度。每日灸1次，每次灸5～15分钟，灸至皮肤产生红晕为止。

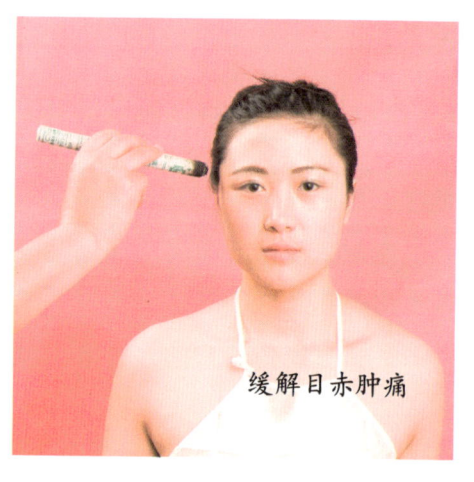

灸太阳穴。宜采用温和灸。施灸时，被施灸者取坐位，施灸者手执艾条以点燃的一端对准施灸部位，距离穴位皮肤1.5～3厘米，以感到施灸处温热、舒适为度。每日灸1次，每次灸5～15分钟，灸至皮肤产生红晕为止。

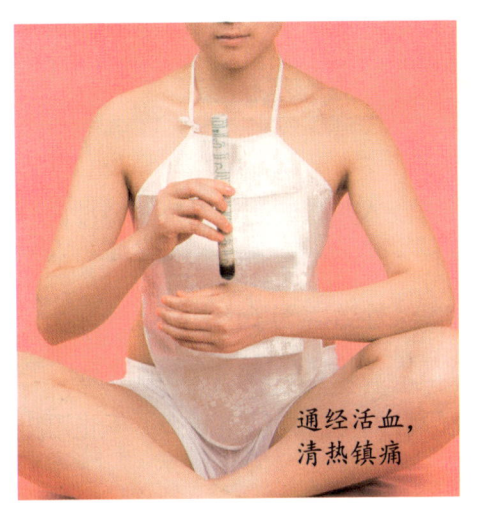

灸合谷穴。宜采用温和灸。此穴可自行施灸。施灸时，取坐位，手执艾条以点燃的一端对准施灸部位，距离穴位皮肤1.5～3厘米，以感到施灸处温热、舒适为度。每日灸1次，每次灸5～15分钟，灸至皮肤产生红晕为止。

通经活血，清热镇痛

项部穴位

风池穴： 位于项部，当枕骨之下，胸锁乳突肌上端与斜方肌上端之间的凹陷中。

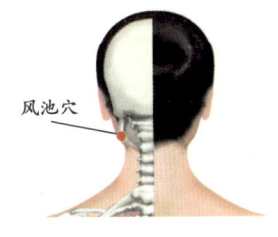

面部穴位

太阳穴： 位于头部侧面，眉梢和外眼角中间向后一横指凹陷处。

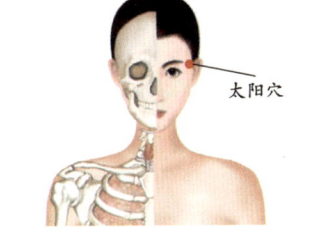

手部穴位

合谷穴： 位于第1、第2掌骨间，当第2掌骨桡侧的中点处。

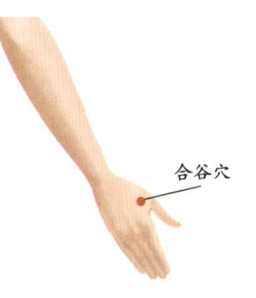

角膜炎

角膜炎是指因角膜外伤，细菌及病毒侵入角膜引起的炎症，分溃疡性角膜炎（又名角膜溃疡）、非溃疡性角膜炎（即深层角膜炎）两类。溃疡性角膜炎绝大部分为外来因素所致，即感染性致病因子由外侵入角膜上皮细胞层而发生的炎症。非溃疡性角膜炎是指角膜实质内的弥漫性炎症。它多半是一种抗原抗体反应的表现，如先天性梅毒性角膜实质炎，但也可见于结核、病毒和某些霉菌的感染。

一般施灸

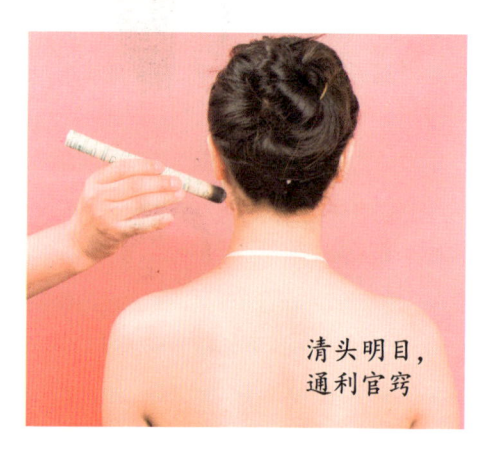

清头明目，通利官窍

缓解眼红肿痛

灸风池穴。宜采用温和灸。施灸时，被施灸者取坐位，施灸者手执艾条以点燃的一端对准施灸部位，距离穴位皮肤1.5～3厘米，以感到施灸处温热、舒适为度。每日灸1次，每次灸5～15分钟，灸至皮肤产生红晕为止。

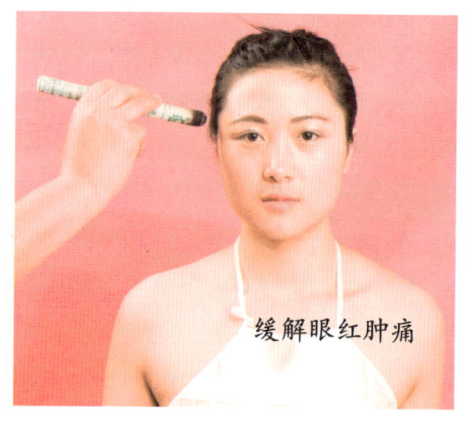

灸太阳穴。宜采用温和灸。施灸时，被施灸者取坐位，施灸者手执艾条以点燃的一端对准施灸部位，距离穴位皮肤1.5～3厘米，以感到施灸处温热、舒适为度。每日灸1次，每次灸20分钟左右，灸至皮肤产生红晕为止，每周3～4次。

疏风清热，养目安神

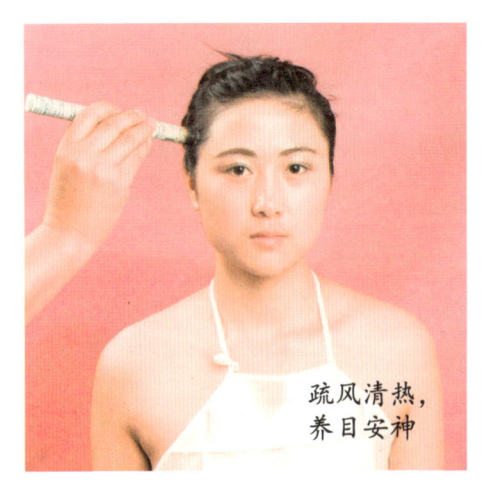

通窍明目

灸丝竹空穴。宜采用温和灸。施灸时，被施灸者取坐位，施灸者手执艾条以点燃的一端对准施灸部位，距离穴位皮肤1.5～3厘米，以感到施灸处温热、舒适为度。每日灸1次，每次灸5～15分钟，灸至皮肤产生红晕为止，一般10天为一疗程。

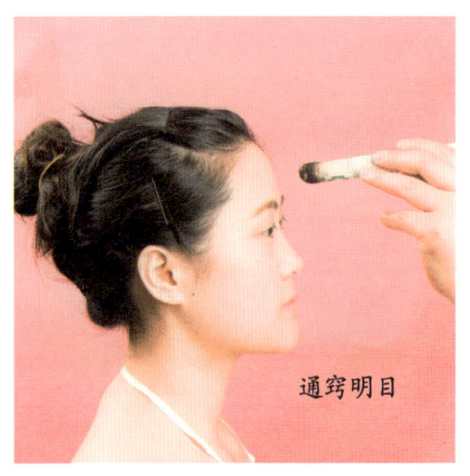

灸印堂穴。宜采用温和灸。施灸时，被施灸者取坐位，施灸者手执艾条以点燃的一端对准施灸部位，距离穴位皮肤1.5～3厘米，以感到施灸处温热、舒适为度。每日灸1次，每次灸5～15分钟，灸至皮肤产生红晕为止，一般10天为一疗程。

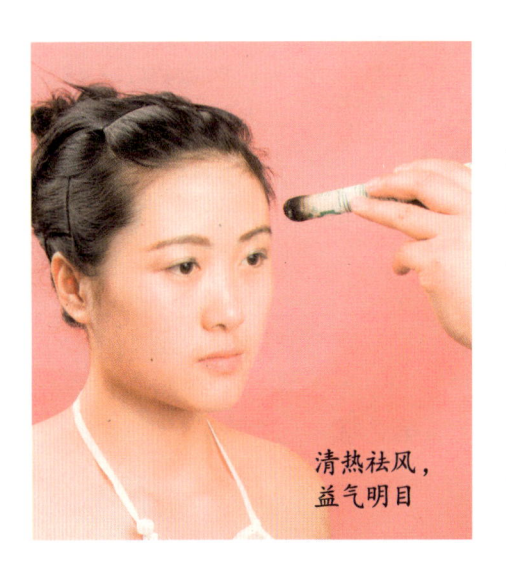

清热祛风，益气明目

灸阳白穴。宜采用温和灸。施灸时，被施灸者取坐位，施灸者手执艾条以点燃的一端对准施灸部位，距离穴位皮肤1.5～3厘米，以感到施灸处温热、舒适为度。每日灸1次，每次灸20分钟左右，灸至皮肤产生红晕为止，每周3～4次。

镇静止痛，
清热解表

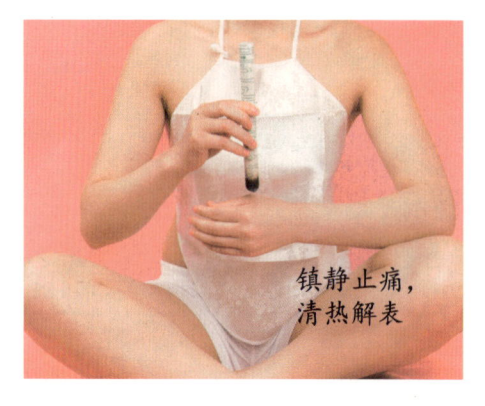

灸合谷穴。宜采用温和灸。此穴可自行施灸。施灸时，取坐位，手执艾条以点燃的一端对准施灸部位，距离穴位皮肤1.5～3厘米，以感到施灸处温热、舒适为度。每日灸1次，每次灸10～20分钟，灸至皮肤产生红晕为止，每周3～4次。

项部穴位

风池穴：位于项部，当枕骨之下，胸锁乳突肌上端与斜方肌上端之间的凹陷中。

面部穴位

太阳穴：位于头部侧面，眉梢和外眼角中间向后一横指凹陷处。

丝竹空穴：位于面部，眉梢凹陷处。正坐或侧伏坐位，于额骨颧突外缘，眉梢外侧凹陷处。

印堂穴：位于前额部，当两眉头连线的中点处。

阳白穴：位于前额部，当瞳孔直上，眉上1寸处。

手部穴位

合谷穴：位于第1、第2掌骨间，当第2掌骨桡侧的中点处。

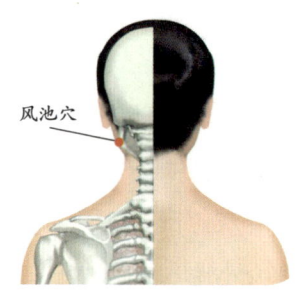

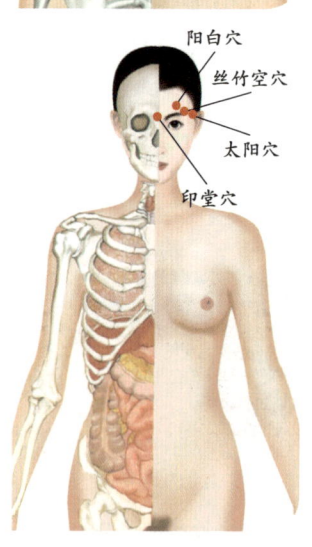

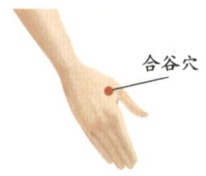

过敏性鼻炎

　　鼻炎指的是鼻腔黏膜和黏膜下组织的炎症。表现为充血或水肿，患者经常会出现鼻塞、流清水涕、鼻痒、喉部不适、咳嗽等症状。中医认为，引起过敏性鼻炎的原因有内外之分。内因主要是患者的脏腑功能失调，肺、脾、肾等脏器出现虚损。在此基础上，如果再加上感受风寒、邪气侵袭等外在因素就会发病。可采用艾灸疗法，通过悬灸鼻部、面部，以及耳部等有关穴位，改善鼻、面部、鼻甲部的血液循环，恢复鼻腔组织的生理功能。

一般施灸

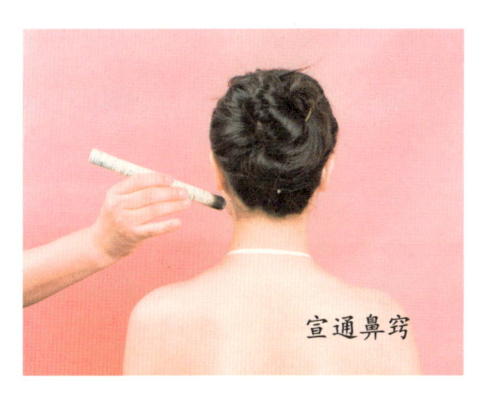

宣通鼻窍

清头明目，通鼻开窍

　　灸风池穴。宜采用温和灸。施灸时，被施灸者取坐位，施灸者手执艾条以点燃的一端对准施灸部位，距离穴位皮肤1.5～3厘米，以感到施灸处温热、舒适为度。每日灸1次，每次灸5～15分钟，灸至皮肤产生红晕为止。

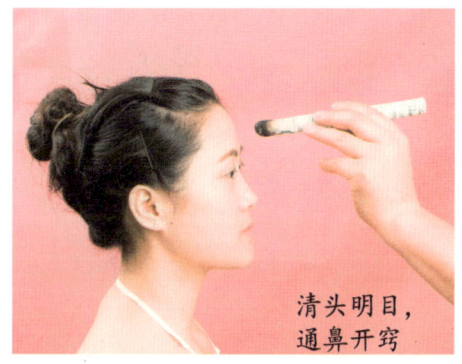

　　灸印堂穴。宜采用温和灸。施灸时，被施灸者取坐位，施灸者手执艾条以点燃的一端对准施灸部位，距离穴位皮肤1.5～3厘米，以感到施灸处温热、舒适为度。每日灸1次，每次灸5～15分钟，灸至皮肤产生红晕为止。

轻松通鼻塞

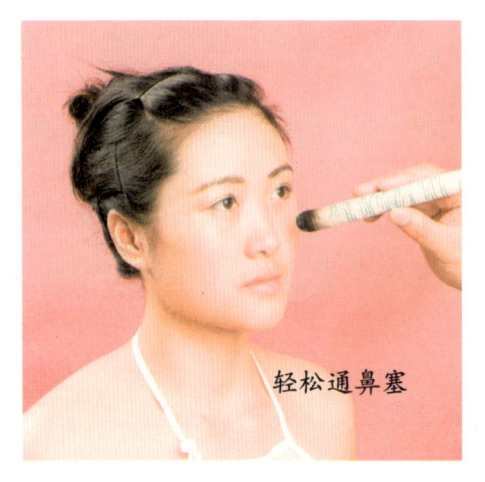

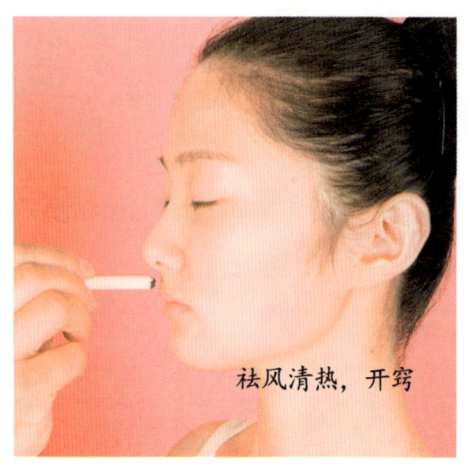

祛风清热，开窍

灸迎香穴。宜采用温和灸。施灸时，被施灸者取坐位，施灸者手执艾条以点燃的一端对准施灸部位，距离穴位皮肤1.5～3厘米，以感到施灸处温热、舒适为度。每日灸1次，每次灸10～20分钟，灸至皮肤产生红晕为止。

灸口禾髎穴。宜采用温和灸。施灸时，被施灸者取坐位，施灸者手执艾条以点燃的一端对准施灸部位，距离穴位皮肤1.5～3厘米，以感到施灸处温热、舒适为度。每日灸1次，每次灸10～20分钟，灸至皮肤产生红晕为止。

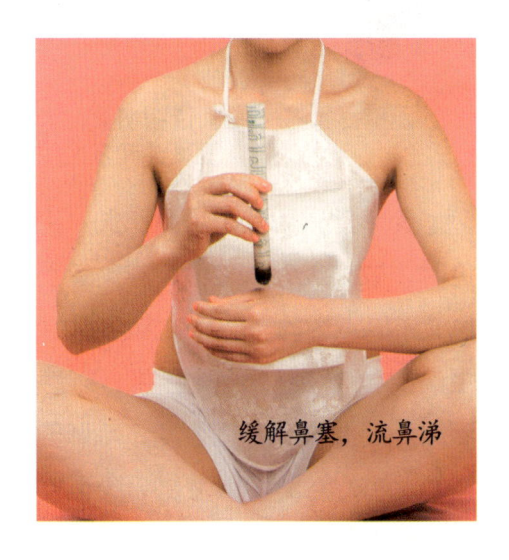

缓解鼻塞，流鼻涕

灸合谷穴。宜采用温和灸。此穴可自行施灸。施灸时，取坐位，手执艾条以点燃的一端对准施灸部位，距离穴位皮肤1.5～3厘米，以感到施灸处温热、舒适为度。每日灸1～2次，每次灸10～20分钟，灸至皮肤产生红晕为止，6次为1个疗程。

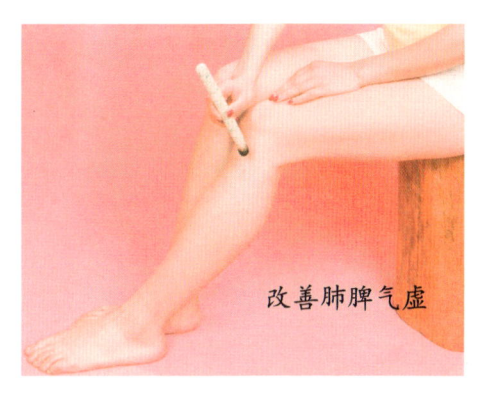

灸足三里穴。宜采用温和灸。此穴可自行施灸。施灸时，取坐位，手执艾条以点燃的一端对准施灸部位，距离穴位皮肤1.5～3厘米，以感到施灸处温热、舒适为度。每日灸1次，每次灸20分钟左右，灸至皮肤产生红晕为止。

改善肺脾气虚

项部穴位

风池穴：位于项部，当枕骨之下，胸锁乳突肌上端与斜方肌上端之间的凹陷中。

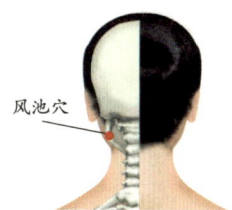

面部穴位

印堂穴：位于前额部，当两眉头连线的中点处。

迎香穴：位于面部，鼻翼外缘中点旁，当鼻唇沟中。

口禾髎穴：位于上唇部，鼻孔外缘直下，平水沟穴。

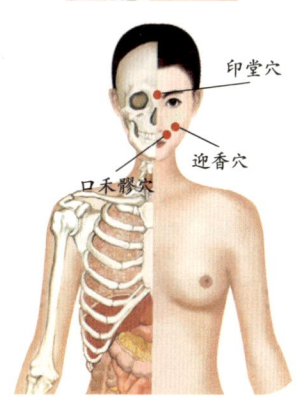

手部穴位

合谷穴：位于第1、第2掌骨间，当第2掌骨桡侧的中点处。

足部穴位

足三里穴：位于外膝眼下3寸，距胫骨前嵴1横指，当胫骨前肌上。

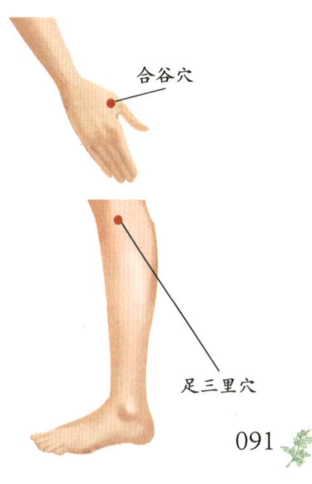

091

牙痛

牙痛是口腔科牙齿疾病最常见的症状之一，其表现为牙龈红肿、遇冷热刺激痛、面颊部肿胀等。牙痛大多是由牙龈炎、牙周炎、蛀牙或折裂牙而导致牙髓（牙神经）感染所引起的。中医认为牙痛是由于外感风邪、胃火炽盛、肾虚火旺、虫蚀牙齿等原因所致。在相应穴位艾灸能够祛风泻火，通络止痛，从而改善症状。

一般施灸

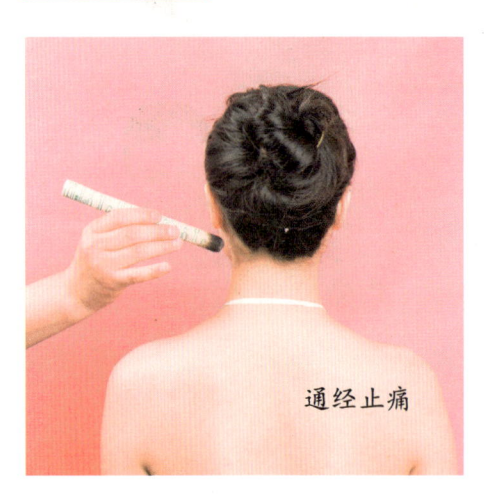

通经止痛

活络止痛

灸风池穴。宜采用温和灸。施灸时，被施灸者取坐位，施灸者手执艾条以点燃的一端对准施灸部位，距离穴位皮肤1.5～3厘米，以感到施灸处温热、舒适为度。牙痛时灸，每次灸5～15分钟，灸至皮肤产生红晕为止。

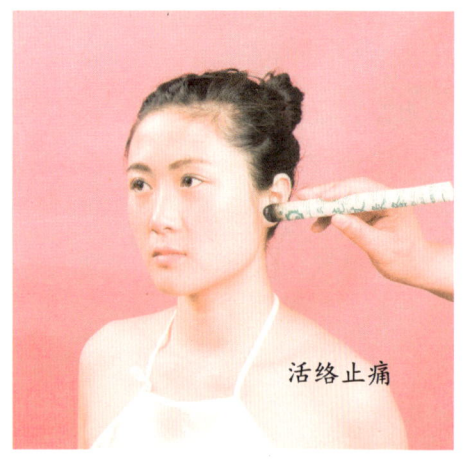

灸下关穴。宜采用温和灸。施灸时，被施灸者取坐位，施灸者手执艾条以点燃的一端对准施灸部位，距离穴位皮肤1.5～3厘米，以感到施灸处温热、舒适为度。牙痛时灸，每次灸10～20分钟，灸至皮肤产生红晕为止。

引火下行，消肿止痛

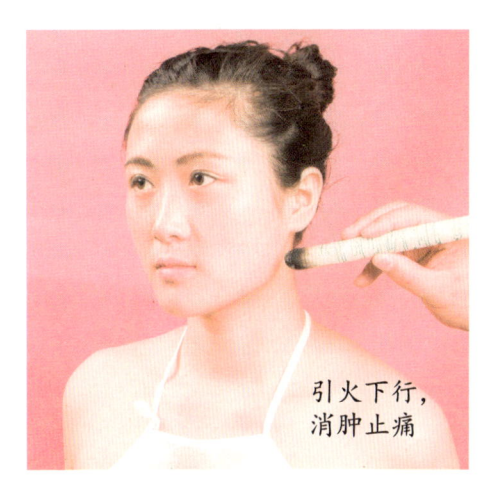

镇静止痛

灸颊车穴。宜采用温和灸。施灸时，被施灸者取坐位，施灸者手执艾条以点燃的一端对准施灸部位，距离穴位皮肤1.5～3厘米，以感到施灸处温热、舒适为度。牙痛时灸，每次灸10～20分钟，灸至皮肤产生红晕为止。

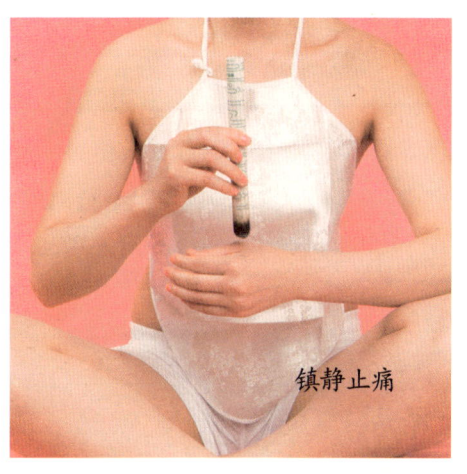

灸合谷穴。宜采用温和灸。此穴可自行施灸。施灸时，取坐位，手执艾条以点燃的一端对准施灸部位，距离穴位皮肤1.5～3厘米，以感到施灸处温热、舒适为度。牙痛时灸，每次灸10～20分钟，灸至皮肤产生红晕为止。

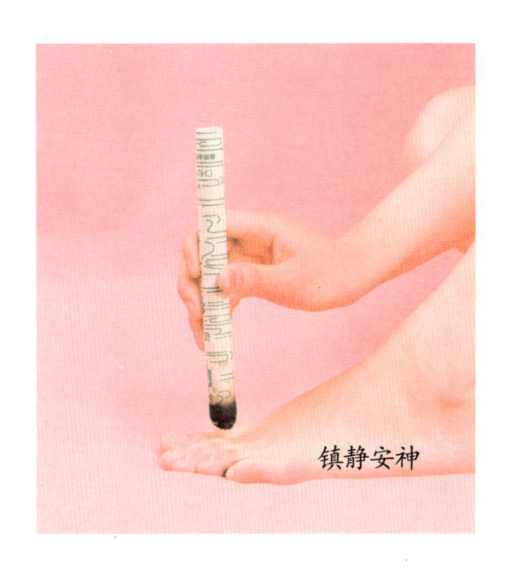

镇静安神

灸内庭穴。宜采用温和灸。此穴可自行施灸。施灸时，取坐位，手执艾条以点燃的一端对准施灸部位，距离穴位皮肤1.5～3厘米，以感到施灸处温热、舒适为度。牙痛时灸，每次灸10～20分钟，灸至皮肤产生红晕为止。

平肝息风,
通络止痛

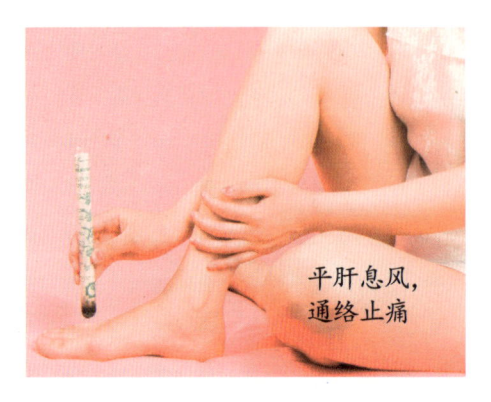

灸太冲穴。宜采用温和灸。此穴可自行施灸。施灸时，取坐位，手执艾条以点燃的一端对准施灸部位，距离穴位皮肤1.5～3厘米，以感到施灸处温热、舒适为度。每日灸1次，每次灸3～15分钟，灸至皮肤产生红晕为止。

项部穴位

风池穴： 位于项部，当枕骨之下，胸锁乳突肌上端与斜方肌上端之间的凹陷中。

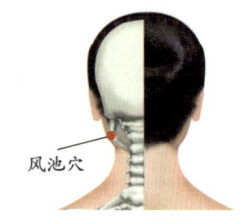

面部穴位

下关穴： 位于面部耳前方，当颧弓与下颌切迹所形成的凹陷中。

颊车穴： 面颊部，下颌角前上方约1横指（中指），咀嚼时咬肌隆起，按之凹陷处。

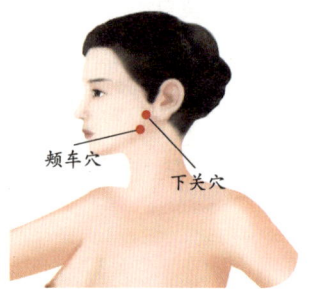

手部穴位

合谷穴： 位于第1、第2掌骨间，当第2掌骨桡侧的中点处。

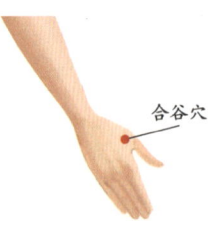

足部穴位

内庭穴： 位于足背，当第2、第3趾间，趾蹼缘后方赤白肉际处。

太冲穴： 位于足背侧，第1、2趾跖骨连接部位中。

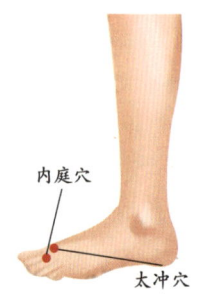

口腔溃疡

口腔溃疡是一种以周期性反复发作为特点的口腔黏膜局限性溃疡损伤，可自愈，可发生在口腔黏膜的任何部位。以口腔的唇、颊、软腭或齿龈等处的黏膜多见，发生单个或者多个大小不等的圆形或椭圆形溃疡，表面覆盖灰白或黄色假膜，中央凹陷，边界清楚，周围黏膜红而微肿，溃疡局部灼痛明显。中医认为，口腔溃疡多由心脾积热、阴虚火旺引起。在相关穴位艾灸可清热解毒、消肿止痛，从而治疗该病。

一般施灸

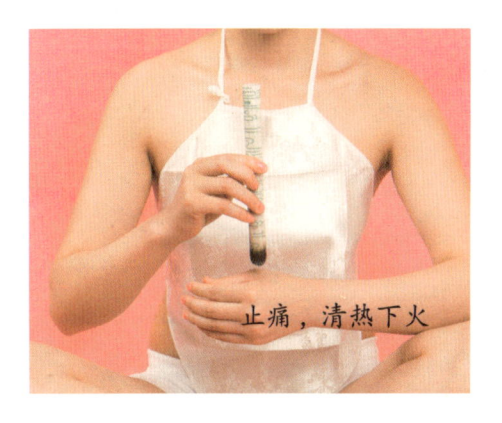

止痛，清热下火

调理脾胃，补中益气

灸合谷穴。此穴可自行施灸。宜采用温和灸。施灸时，取坐位，手执艾条以点燃的一端对准施灸部位，距离穴位皮肤1.5～3厘米，以感到施灸处温热、舒适为度。每日灸1次，每次灸5～10分钟，灸至皮肤产生红晕为止。一般6次为1个疗程。

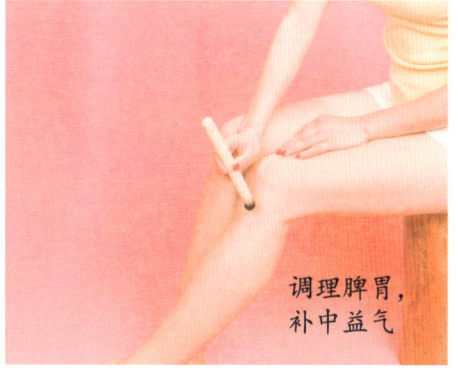

灸足三里穴。宜采用温和灸。此穴可自行施灸。施灸时，取坐位，手执艾条以点燃的一端对准施灸部位，距离穴位皮肤1.5～3厘米，以感到施灸处温热、舒适为度。隔日灸1次，每次灸3～15分钟，灸至皮肤产生红晕为止。

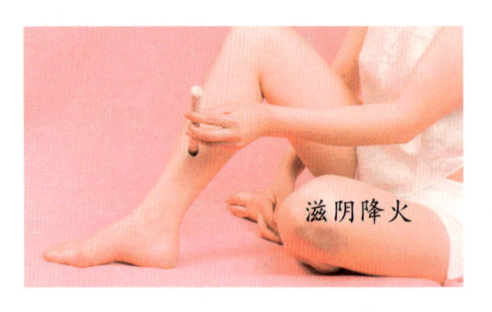

灸三阴交穴。宜采用温和灸。此穴可自行施灸。施灸时，取坐位，手执艾条以点燃的一端对准施灸部位，距离穴位皮肤1.5～3厘米，以感到施灸处温热、舒适为度。每日灸1次，每次灸5～10分钟，灸至皮肤产生红晕为止。

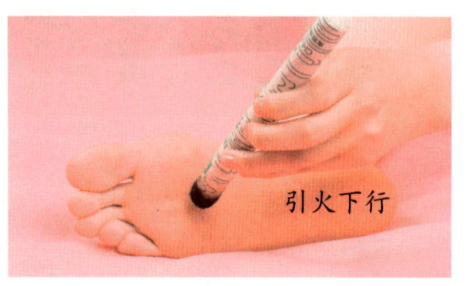

灸涌泉穴。宜采用温和灸。此穴可自行施灸。施灸时，取坐位，手执艾条以点燃的一端对准施灸部位，距离穴位皮肤1.5～3厘米，灸至皮肤产生红晕为止。每日灸1次，每次灸10分钟左右，灸至皮肤产生红晕为止。

手部穴位

合谷穴： 位于第1、第2掌骨间，当第2掌骨桡侧的中点处。

腿部穴位

足三里穴： 位于外膝眼下3寸，距胫骨前嵴1横指，当胫骨前肌上。

三阴交穴： 位于小腿内侧，当足内踝尖上3寸，胫骨内侧缘后方。

足部穴位

涌泉穴： 位于足前部凹陷处第2、3趾趾缝纹头端与足跟连线的前1/3处。

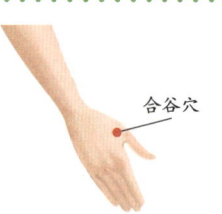

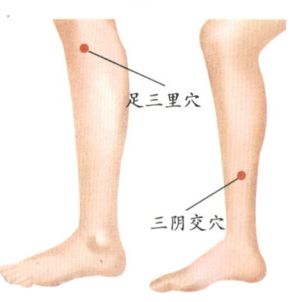

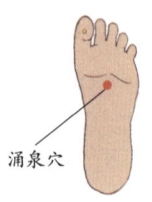

扁桃体炎

中医称扁桃体炎为"乳蛾",认为急乳蛾发病原因有风寒、湿邪、风瘟、风火、热毒、肺胃郁热等,总的来说,一是湿邪外感,直犯肺胃;二是内有伏火,上犯咽喉。而慢乳蛾主要是因为先天不足、痰气阻塞、热火上扰、饮食所伤、肝火痰结、痰瘀内结等,儿童的主要发病原因是禀赋不足、气血双亏,致痰浊凝滞难解而僵肿。在相关穴位艾灸可以益气健脾、和胃利咽,从而治疗此病。

一般施灸

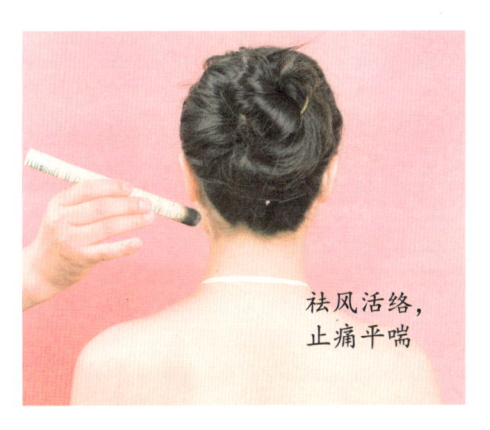

祛风活络,止痛平喘

泻实热,降急火

灸风池穴。宜采用回旋灸。施灸时,被施灸者取坐位,施灸者手执艾条以点燃的一端对准施灸部位,距离穴位皮肤1.5～3厘米,左右方向平行往复或反复旋转施灸。每日灸1次,每次灸3～15分钟,灸至皮肤产生红晕为止。

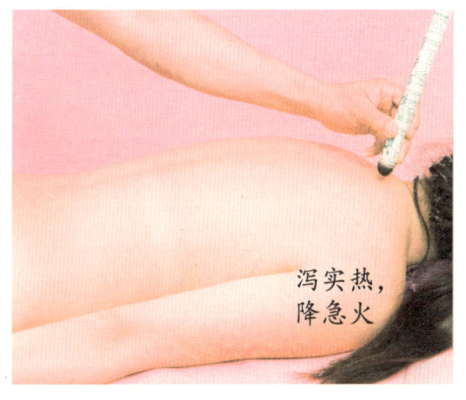

灸大椎穴。宜采用回旋灸。施灸时,被施灸者取俯卧位,施灸者手执艾条以点燃的一端对准施灸部位,距离穴位皮肤1.5～3厘米,左右方向平行往复或反复旋转施灸。每日灸1～2次,每次灸30分钟左右,灸至皮肤产生红晕为止。

清热解表，
消肿止痛

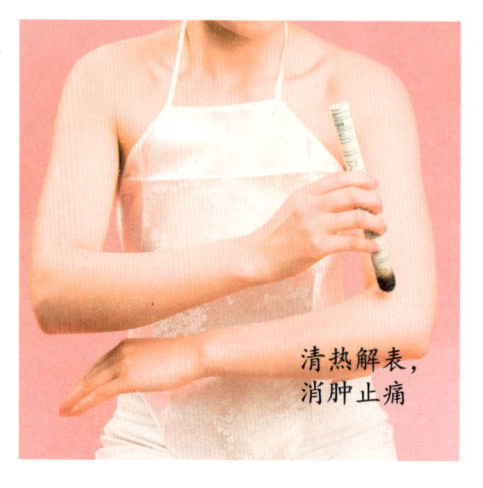

疏风止痛，
通络开窍

灸曲池穴。宜采用温和灸。此穴可自行施灸。施灸时，取坐位，手执艾条以点燃的一端对准施灸部位，距离穴位皮肤1.5～3厘米，以感到施灸处温热、舒适为度。每日灸1～2次，每次灸30分钟左右，灸至皮肤产生红晕为止。

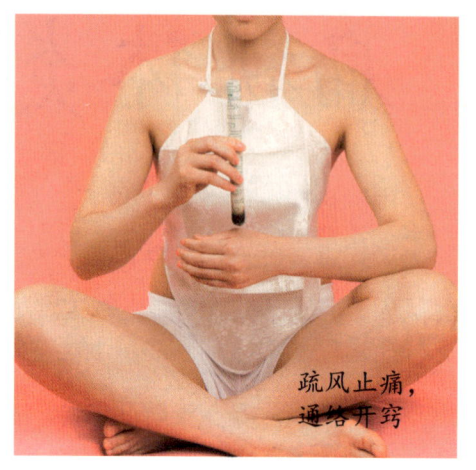

灸合谷穴。宜采用温和灸。此穴可自行施灸。施灸时，取坐位，手执艾条以点燃的一端对准施灸部位，距离穴位皮肤1.5～3厘米，以感到施灸处温热、舒适为度。每日灸1次，每次灸5～10分钟，灸至皮肤产生红晕为止，一般6次为1个疗程。

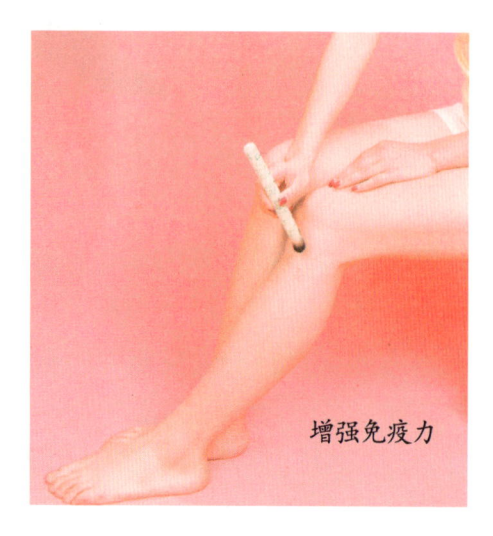

增强免疫力

灸足三里穴。宜采用温和灸。此穴可自行施灸。施灸时，取坐位，手执艾条以点燃的一端对准施灸部位，距离穴位皮肤1.5～3厘米，以感到施灸处温热、舒适为度。每日灸1次，每次灸5～10分钟，灸至皮肤产生红晕为止。

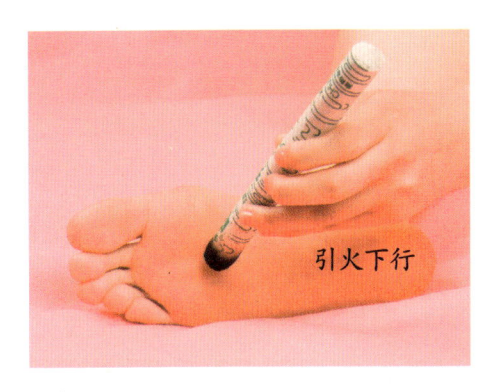

灸涌泉穴。宜采用温和灸。此穴可自行施灸。施灸时，取坐位，手执艾条以点燃的一端对准施灸部位，距离穴位皮肤1.5～3厘米，以感到施灸处温热、舒适为度。每日灸1次，每次灸10分钟左右，灸至皮肤产生红晕为止。

引火下行

头、颈部穴位

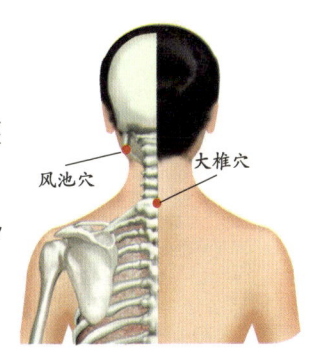

风池穴： 位于项部，当枕骨之下，胸锁乳突肌上端与斜方肌上端之间的凹陷中。

大椎穴： 位于颈部下端，后正中线上，第7颈椎棘突下凹陷中。

臂、手部穴位

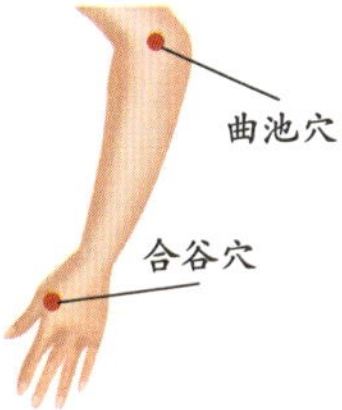

曲池穴： 位于手前臂，肘横纹终点与肘尖连线的中点处。

合谷穴： 穴位于第1、第2掌骨间，当第2掌骨桡侧的中点处。

腿部穴位

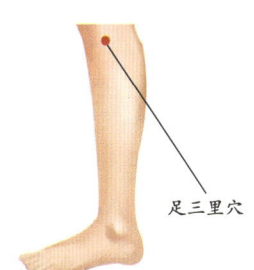

足三里穴： 位于外膝眼下3寸，距胫骨前嵴1横指，当胫骨前肌上。

足部穴位

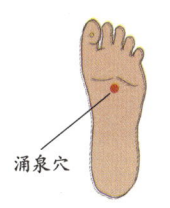

涌泉穴： 位于足前部凹陷处第2、3趾趾缝纹头端与足跟连线的前1/3处。

毛囊炎

　　毛囊炎是指毛囊部位被葡萄球菌侵入所发生的化脓性炎症。中医认为，毛囊炎多因湿热内蕴，外受热邪，熏蒸肺系，蕴结肌肤，郁久化热，热盛肉腐成脓，脓毒流窜，相互贯通；或因素体虚弱，卫外不固，外感热毒；或因皮肤不洁，复遭风毒侵袭，风外搏结所致。在相关穴位艾灸能够补益气血，托毒消肿，滋肾养阴，调控肌体的免疫力，从而达到治疗的目的。

一般施灸

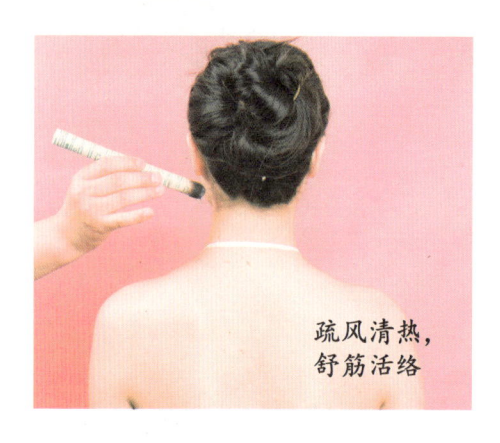

疏风清热，舒筋活络

清热泻火

　　灸风池穴。宜采用温和灸。施灸时，被施灸者取坐位，施灸者手执艾条以点燃的一端对准施灸部位，距离穴位皮肤1.5～3厘米，以感到施灸处温热、舒适为度。每日灸1次，每次灸10～20分钟，灸至皮肤产生红晕为止。

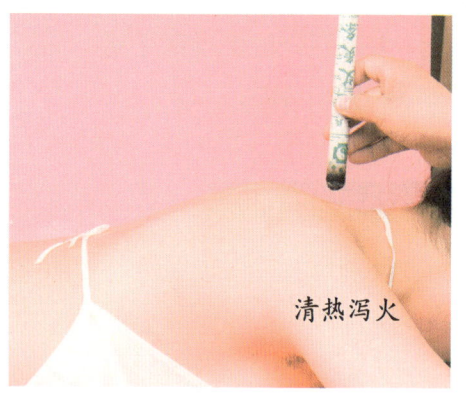

　　灸大椎穴。宜采用回旋灸。施灸时，被施灸者取俯卧位，施灸者手执艾条以点燃的一端对准施灸部位，距离穴位皮肤1.5～3厘米，以感到施灸处温热、舒适为度。隔日灸1次，每次灸10～15分钟，灸至皮肤产生红晕为止。

清除湿热，
荡涤毒火

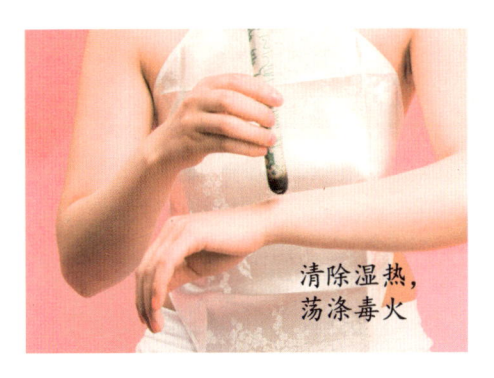

通经活络，
消肿止痛

灸养老穴。宜采用温和灸。此穴可自行施灸。施灸时，取坐位，手执艾条以点燃的一端对准施灸部位，距离穴位皮肤1.5～3厘米，以感到施灸处温热、舒适为度。隔日灸1次，每次10～15分钟，灸至皮肤产生红晕为止。

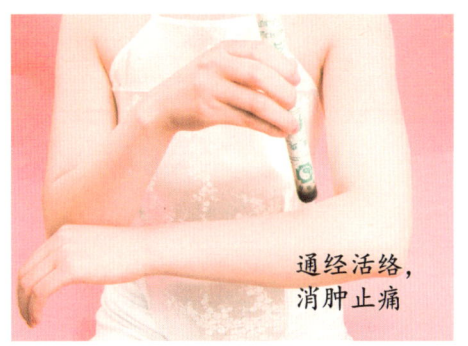

灸手三里穴。宜采用温和灸。此穴可自行施灸。施灸时，取坐位，手执艾条以点燃的一端对准施灸部位，距离穴位皮肤1.5～3厘米，以感到施灸处温热、舒适为度。隔日灸1次，每次10～15分钟，灸至皮肤产生红晕为止。

头、颈部穴位

风池穴： 位于项部，当枕骨之下，胸锁乳突肌上端与斜方肌上端之间的凹陷中。

大椎穴： 位于颈部下端，后正中线上，第7颈椎棘突下凹陷中。

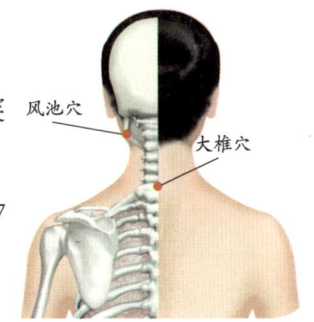

风池穴

大椎穴

臂部穴位

养老穴： 位于前臂背面尺侧，当尺骨小头近端桡侧凹陷中。

手三里穴： 位于前臂背面桡侧，肘横纹下2寸。

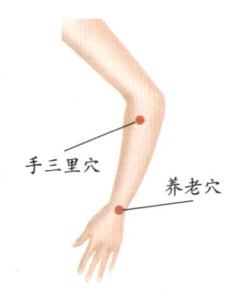

手三里穴

养老穴

101

便秘

便秘是指大便次数减少，排便间隔时间过长，粪质干结，排便艰难；或粪质不硬，虽有便意，但便出不畅，多伴有腹部不适的病症。引起病变的原因有久坐少动、食物过于精细、缺少纤维素等，这些因素使大肠运动缓慢，水分被吸收过多，粪便干结坚硬，滞留肠腔，排出困难。还有年老体弱，津液不足；或贪食辛辣厚味，胃肠积热；或水分缺乏；或多次妊娠、过度肥胖等，皆可导致便秘。中医认为，便秘主要由燥热内结、气机郁滞、津液不足和脾肾虚寒所引起。在相关穴位施灸能够调整脏腑功能，通便理气。

一般施灸

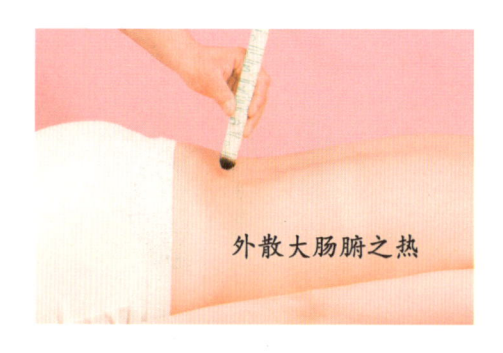

外散大肠腑之热

灸大肠俞穴。宜采用温和灸。施灸时，被施灸者取俯卧位，施灸者手执艾条以点燃的一端对准施灸部位，距离穴位皮肤1.5～3厘米，以感到施灸处温热、舒适为度。每日灸1次，每次灸10～15分钟，灸至皮肤产生红晕为止，一般10天为1个疗程。

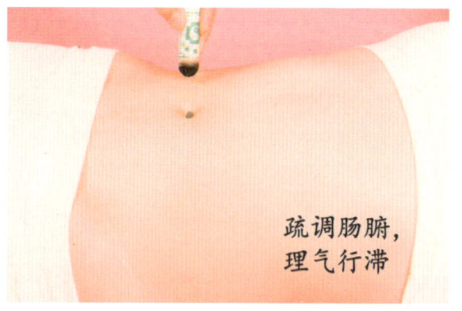

疏调肠腑，理气行滞

灸天枢穴。宜采用回旋灸。施灸时，被施灸者取仰卧位，施灸者手执艾条以点燃的一端对准施灸部位，距离穴位皮肤1.5～3厘米，左右方向平行往复或反复旋转施灸。每日灸1次，每次灸10～15分钟，灸至皮肤产生红晕为止，一般10天为1个疗程。

行气散滞

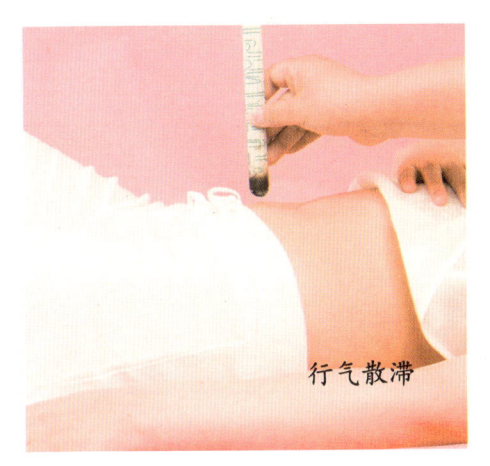

清热通便

灸气海穴。宜采用温和灸。施灸时，被施灸者取仰卧位，施灸者手执艾条以点燃的一端对准施灸部位，距离穴位皮肤1.5～3厘米，以感到施灸处温热、舒适为度。每日灸1～2次，每次灸10分钟左右，灸至皮肤产生红晕为止。

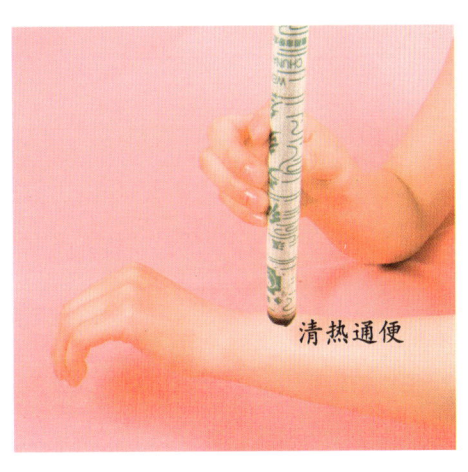

灸支沟穴。宜采用温和灸。此穴可自行施灸。施灸时，取坐位，手执艾条以点燃的一端对准施灸部位，距离穴位皮肤1.5～3厘米，以感到施灸处温热、舒适为度。每日灸1次，每次灸10～15分钟，灸至皮肤产生红晕为止，一般10天为1个疗程。

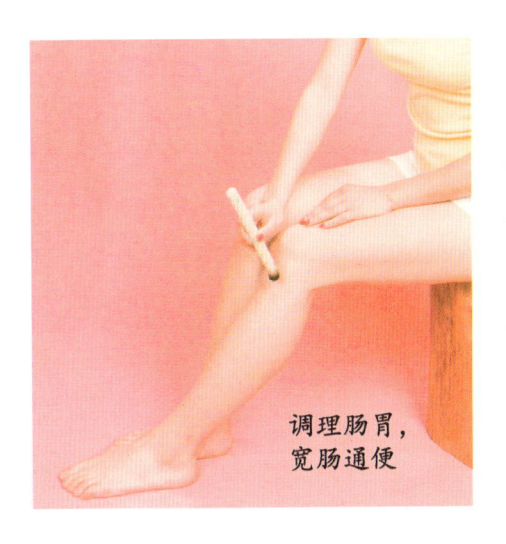

调理肠胃，宽肠通便

灸足三里穴。宜采用温和灸。此穴可自行施灸。施灸时，取坐位，手执艾条以点燃的一端对准施灸部位，距离穴位皮肤1.5～3厘米，以感到施灸处温热、舒适为度。隔日灸1次，每次灸3～15分钟，灸至皮肤产生红晕为止。

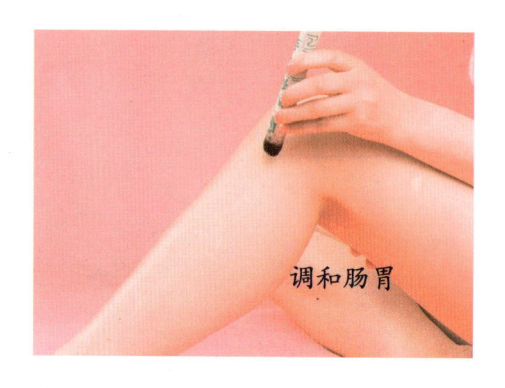

灸上巨虚穴。宜采用温和灸。此穴可自行施灸。施灸时，取坐位，手执艾条以点燃的一端对准施灸部位，距离穴位皮肤1.5～3厘米，以感到施灸处温热、舒适为度。每日灸1次，每次灸3～15分钟，灸至皮肤产生红晕为止。

调和肠胃

腰部穴位

大肠俞穴：位于腰部，当第4腰椎棘突下，后正中线旁开1.5寸。

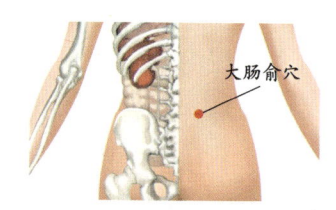

腹部穴位

天枢穴：位于腹中部，平脐中，距脐中2寸。

气海穴：位于下腹部，前正中线上，当脐中下1.5寸。

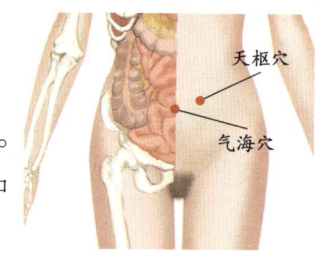

臂部穴位

支沟穴：位于前臂背侧，腕背横纹上3寸，尺骨与桡骨之间。

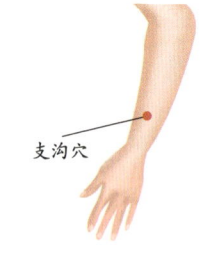

腿部穴位

足三里穴：位于外膝眼下3寸，距胫骨前嵴1横指，当胫骨前肌上。

上巨虚穴：位于小腿前外侧，当外膝眼下6寸，距胫骨前缘1横指（中指）。

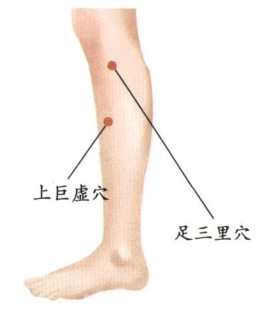

痔

痔是一种肛门直肠底部及肛门黏膜的静脉丛发生曲张而形成一个或多个柔软静脉团的慢性疾病。痔包括内痔、外痔、混合痔三类，发生在齿状线以上的叫内痔，在齿状线以下的叫外痔，内外均有的为混合痔。中医认为痔疮是由于热迫血下行，瘀结不散所致。在相关穴位艾灸可以疏散风邪、培元补气，对病症的治疗有很好的疗效。

一般施灸

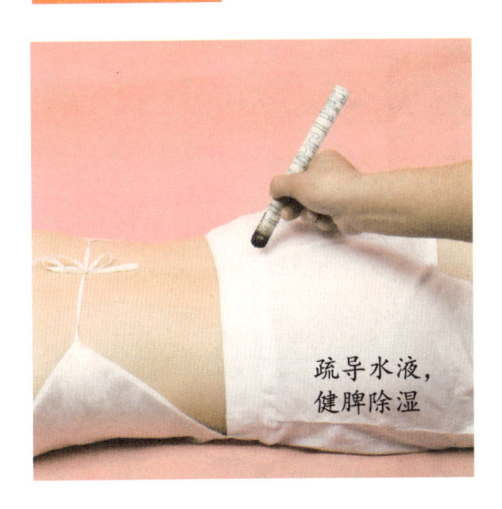

疏导水液，健脾除湿

清热利湿，升阳举陷

灸次髎穴。宜采用温和灸。施灸时，被施灸者取俯卧位，施灸者手执艾条以点燃的一端对准施灸部位，距离穴位皮肤1.5～3厘米施灸，以感到施灸处温热、舒适为度。每日灸1～3次，每次灸30分钟左右，灸至皮肤产生红晕为止。

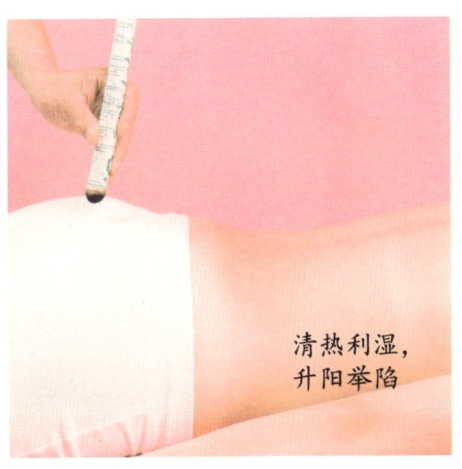

灸长强穴。宜采用温和灸。施灸时，被施灸者取俯卧位，施灸者手执艾条以点燃的一端对准施灸部位，距离穴位皮肤1.5～3厘米施灸，以感到施灸处温热、舒适为度。每日灸1～3次，每次灸30分钟左右，灸至皮肤产生红晕为止。

清肠利湿，
理气止痛

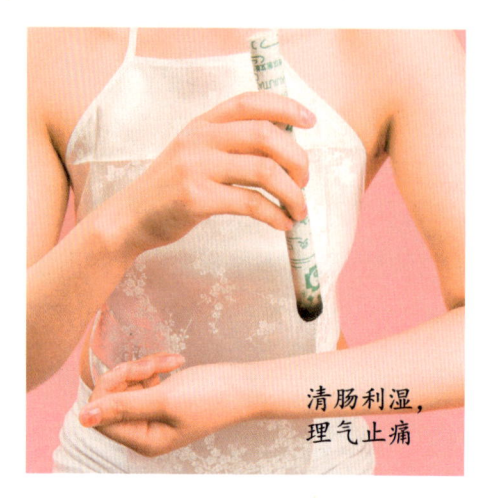

清热利湿，
化瘀止痛

灸二白穴。宜采用温和灸。此穴可自行施灸。施灸时，取坐位，手执艾条以点燃的一端对准施灸部位，距离穴位皮肤1.5～3厘米，以感到施灸处温热、舒适为度。每日灸1次，每次灸3～15分钟，灸至皮肤产生红晕为止。

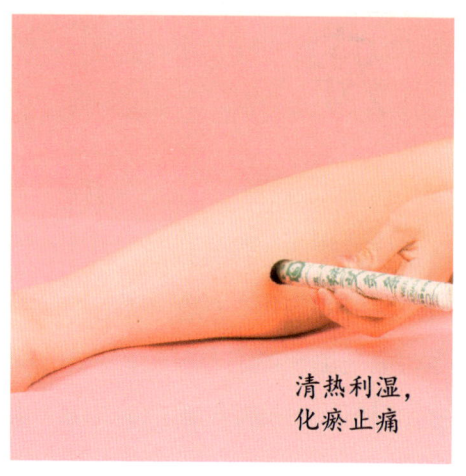

灸承山穴。宜采用温和灸。施灸时，被施灸者取侧卧位，施灸者手执艾条以点燃的一端对准施灸部位，距离穴位皮肤1.5～3厘米施灸，以感到施灸处温热、舒适为度。每日灸1～2次，每次灸30分钟左右，灸至皮肤产生红晕为止。

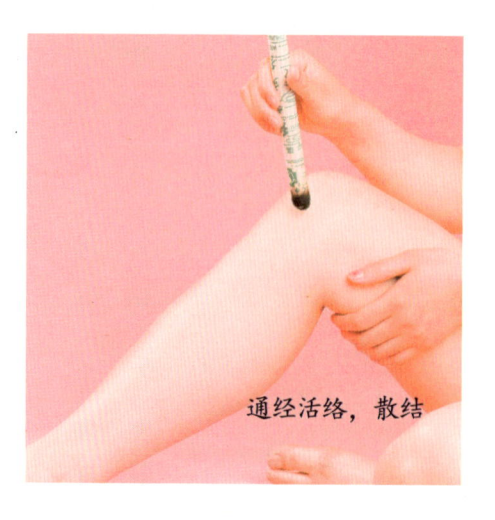

通经活络，散结

灸上巨虚穴。宜采用温和灸。此穴可自行施灸。施灸时，取坐位，手执艾条以点燃的一端对准施灸部位，距离穴位皮肤1.5～3厘米，以感到施灸处温热、舒适为度。每日灸1次，每次灸3～15分钟，灸至皮肤产生红晕为止。

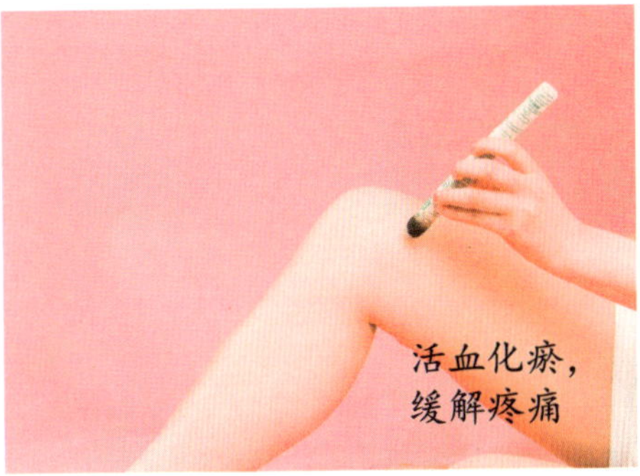

灸血海穴。宜采用温和灸。此穴可自行施灸。施灸时，取坐位，手执艾条以点燃的一端对准施灸部位，距离穴位皮肤1.5～3厘米，以感到施灸处温热、舒适为度。每日灸1～2次，每次灸20分钟左右，灸至皮肤产生红晕为止。

活血化瘀，缓解疼痛

骶、臀部穴位

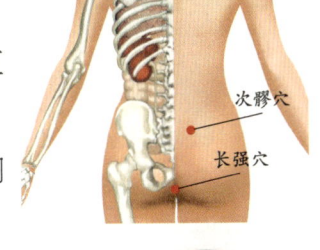

次髎穴：位于骶部，当髂后上棘内下方，正对第2骶后孔处。

长强穴：位于尾骨尖端下，尾骨尖端与肛门连线的中点处。

臂部穴位

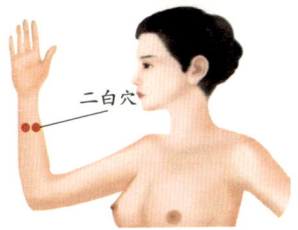

二白穴：位于前臂掌侧，腕横纹上4寸，桡侧腕屈肌腱的两侧，一侧2穴。

腿部穴位

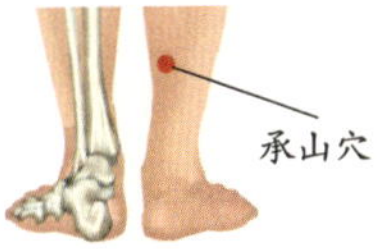

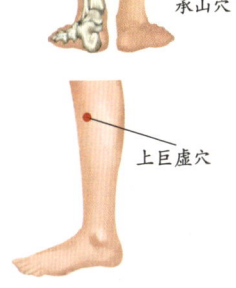

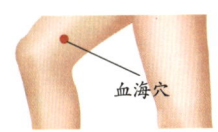

承山穴：位于小腿后面正中，委中与昆仑之间，当伸直小腿或足跟上提时腓肠肌肌腹下出现尖角凹陷处。

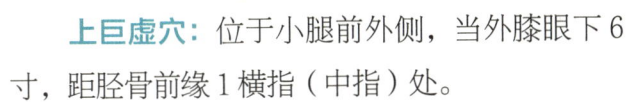

上巨虚穴：位于小腿前外侧，当外膝眼下6寸，距胫骨前缘1横指（中指）处。

血海穴：位于大腿内侧，髌底内侧端上2寸，股内侧肌隆起处。

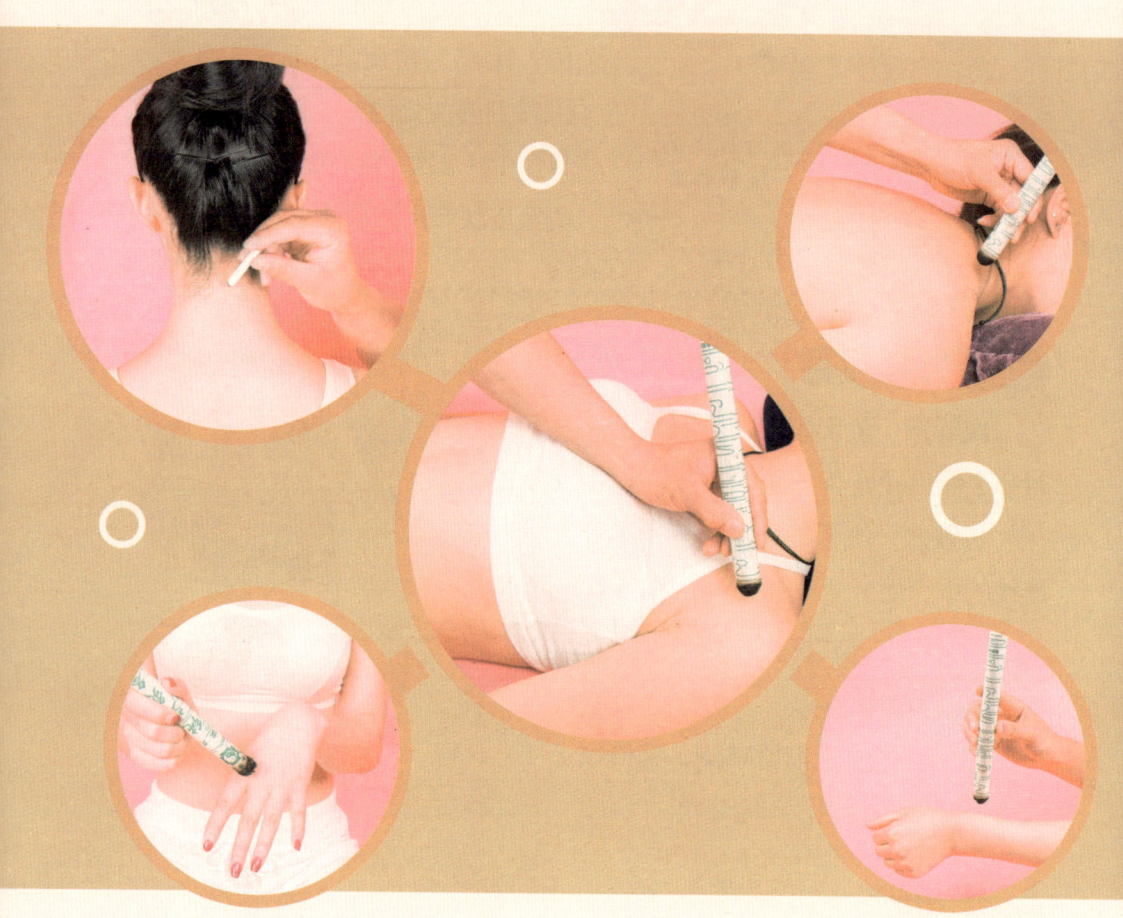

第四章

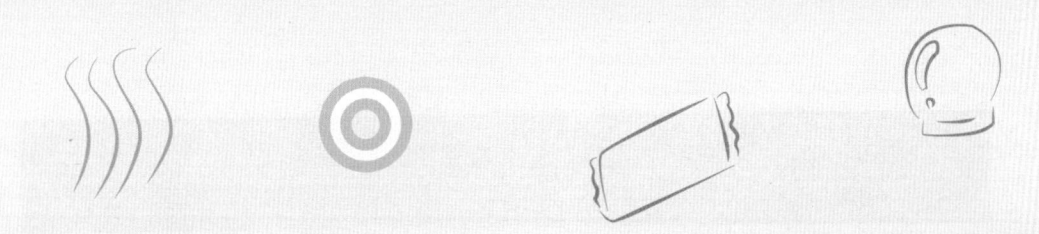

灸到痛自消，舒筋活络筋骨通

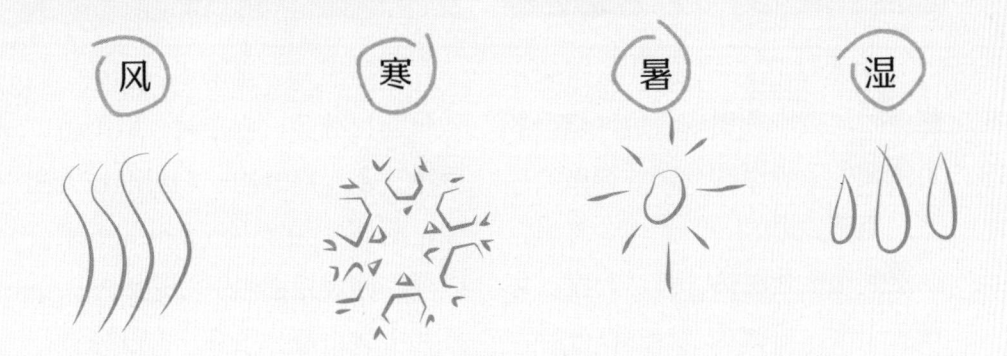

风　寒　暑　湿

落枕

落枕或称"失枕"，是一种常见病，好发于青壮年，以冬春季多见。落枕的常见发病经过是入睡前并无任何症状，晨起后却感到项背部明显酸痛，颈部活动受限。中医认为颈筋受挫，气滞血瘀，不通则痛，或素体肝肾亏虚，筋骨痿弱，气血运行不畅，加之夜间沉睡，颈肩外露，感受风寒，气血痹阻，经络不通，遂致本病。在相关穴位艾灸可以活血化瘀通络，祛风散寒，活血止痛，从而达到治疗的目的。

一般施灸

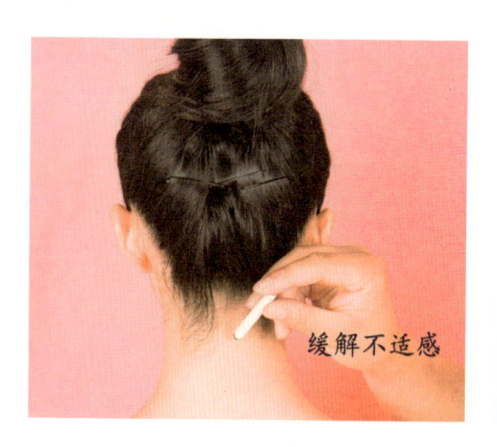

缓解不适感

解除痉挛，利气止痛

灸天柱穴。宜采用温和灸。施灸时，被施灸者取坐位，施灸者手执艾条以点燃的一端对准施灸部位，距离穴位皮肤1.5～3厘米，以感到施灸处温热、舒适为度。每日灸1次，每次灸20～30分钟，灸至皮肤产生红晕为止。

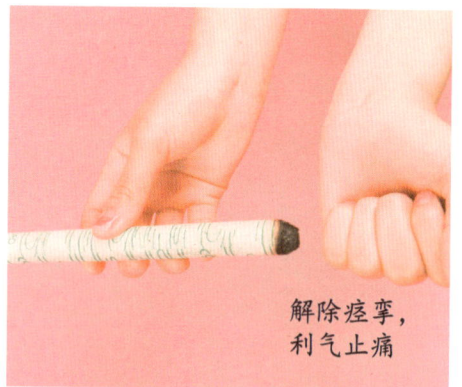

灸后溪穴。宜采用温和灸。此穴可自行施灸。施灸时，取坐位，手执艾条以点燃的一端对准施灸部位，距离穴位皮肤1.5～3厘米，以感到施灸处温热、舒适为度。每日灸1次，每次灸20～30分钟，灸至皮肤产生红晕为止。

疏通项背部经气

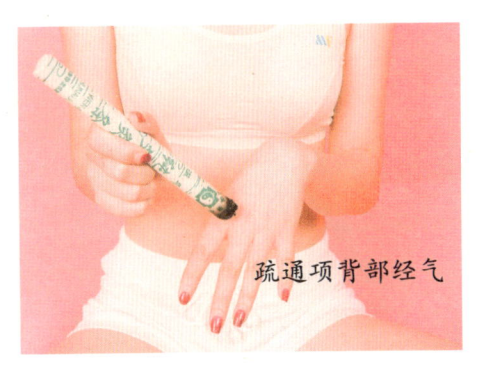

通络止痛

灸落枕穴。宜采用温和灸。此穴可自行施灸。施灸时，取坐位，手执艾条以点燃的一端对准施灸部位，距离穴位皮肤1.5～3厘米，以感到施灸处温热、舒适为度。每日灸1次，每次灸20～30分钟，灸至皮肤产生红晕为止。

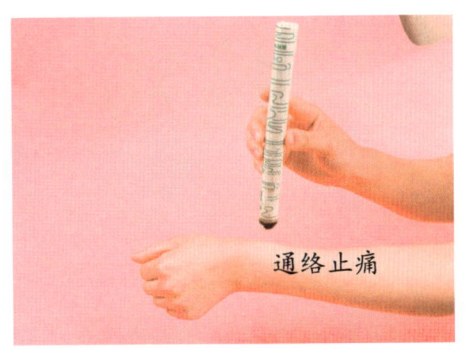

灸列缺穴。宜采用温和灸。此穴可自行施灸。施灸时，取坐位，手执艾条以点燃的一端对准施灸部位，距离穴位皮肤1.5～3厘米，以感到施灸处温热、舒适为度。每日灸1次，每次灸20～30分钟，灸至皮肤产生红晕为止。

项部穴位

天柱穴： 位于颈后区，横平第2颈椎棘突上际，斜方肌外缘凹陷中。

臂、手部穴位

后溪穴： 位于第5掌指关节后尺侧的远侧掌横纹头赤白肉际处。

落枕穴： 位于手背上，在示指和中指的掌骨之间，掌骨头向下0.5寸处。

列缺穴： 位于前臂桡侧缘，桡骨茎突上方，腕横纹上1.5寸处。

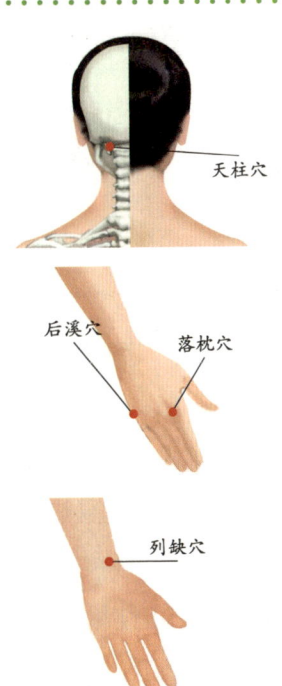

颈椎病

颈椎病又称颈椎综合征，是由于颈部长期劳损，颈椎及其周围软组织发生病理改变或骨质增生等，导致颈神经根、颈部脊髓、椎动脉及交感神经受到压迫或刺激而引起的一组复杂的综合征。一般表现为颈僵，活动受限，一侧或两侧颈、肩、臂出现放射性疼痛，头痛，头晕，肩、臂、指麻木，胸闷，心悸等症状。多由外感风寒湿邪，致督脉受损，气血滞涩，经络闭阻，或气血不足所致。可以通过艾灸温经散寒，疏通经络的功效达到治疗的目的。

一般施灸

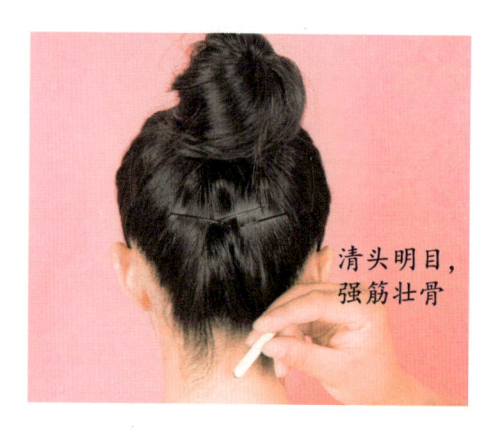

清头明目，强筋壮骨

通络活血

灸天柱穴。宜采用温和灸。施灸时，被施灸者取坐位，施灸者手执艾条以点燃的一端对准施灸部位，距离穴位皮肤1.5～3厘米，以感到施灸处温热、舒适为度。每日灸1次，每次灸3～15分钟，灸至皮肤产生红晕为止。

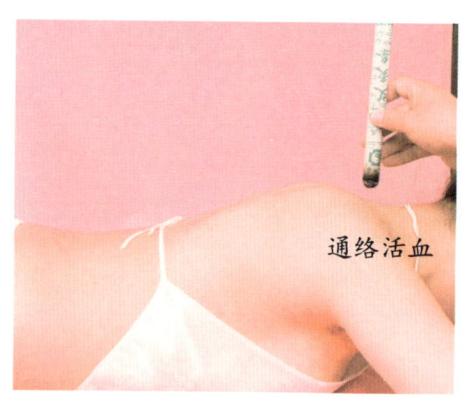

灸大椎穴。宜采用温和灸。施灸时，被施灸者取俯卧位，施灸者手执艾条以点燃的一端对准施灸部位，距离穴位皮肤1.5～3厘米，以感到施灸处温热、舒适为度。每日灸1～2次，每次灸30分钟左右，灸至皮肤产生红晕为止。

活络消肿

缓解疼痛，不适

灸肩井穴。宜采用温和灸。施灸时，被施灸者取俯卧位，施灸者手执艾条以点燃的一端对准施灸部位，距离穴位皮肤1.5～3厘米，以感到施灸处温热、舒适为度。每日灸1次，每次灸3～15分钟，灸至皮肤产生红晕为止。

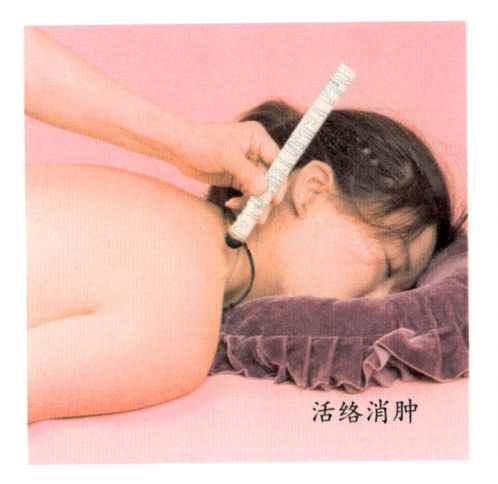

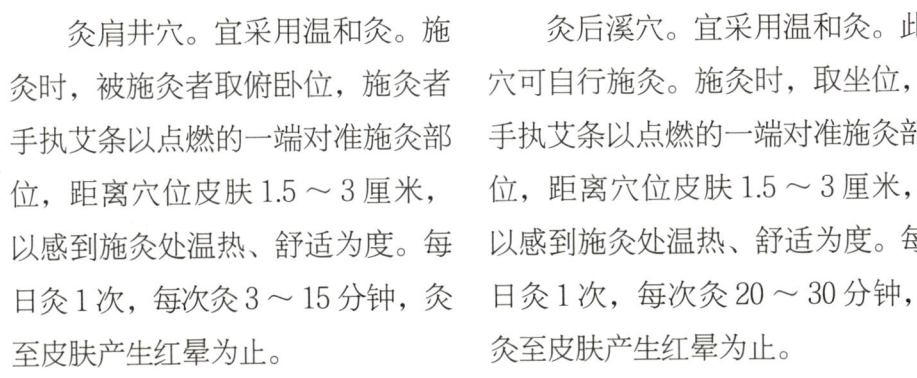

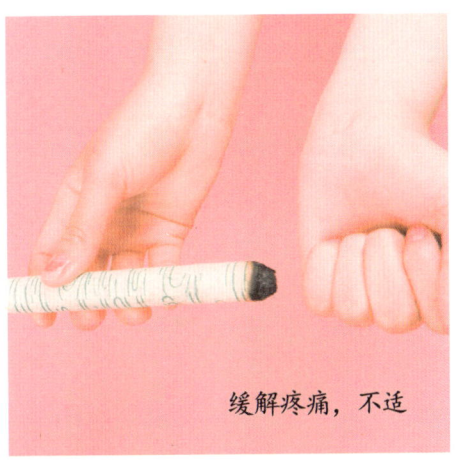

灸后溪穴。宜采用温和灸。此穴可自行施灸。施灸时，取坐位，手执艾条以点燃的一端对准施灸部位，距离穴位皮肤1.5～3厘米，以感到施灸处温热、舒适为度。每日灸1次，每次灸20～30分钟，灸至皮肤产生红晕为止。

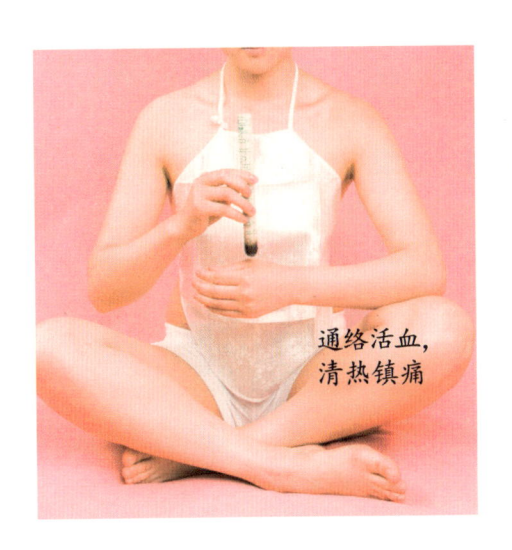

通络活血，清热镇痛

灸合谷穴。宜采用温和灸。此穴可自行施灸。施灸时，取坐位，手执艾条以点燃的一端对准施灸部位，距离穴位皮肤1.5～3厘米，以感到施灸处温热、舒适为度。每日灸1～2次，每次灸10～20分钟，灸至皮肤产生红晕为止。

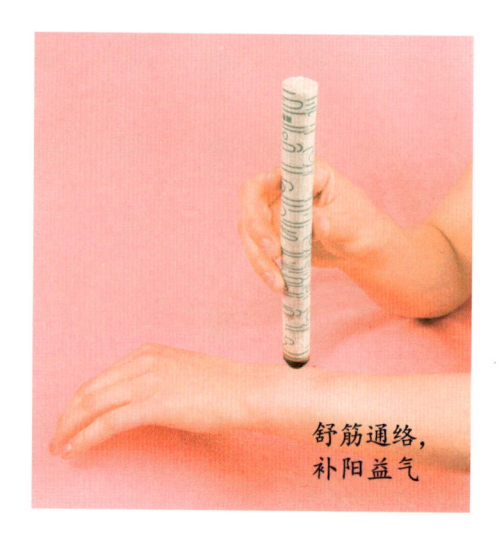

灸外关穴。宜采用温和灸。此穴可自行施灸。施灸时，取坐位，手执艾条以点燃的一端对准施灸部位，距离穴位皮肤1.5～3厘米，以感到施灸处温热、舒适为度。每日灸1～2次，每次灸3～15分钟，灸至皮肤产生红晕为止。

舒筋通络，补阳益气

项、肩部穴位

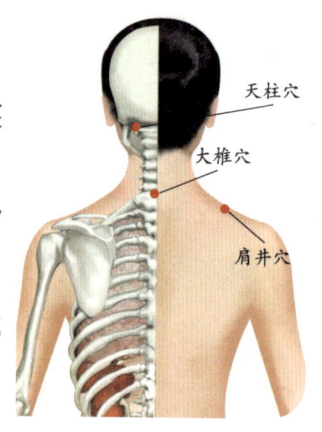

天柱穴： 位于项部，当枕骨之下，胸锁乳突肌上端与斜方肌上端之间的凹陷中。

大椎穴： 位于颈部下端，后正中线上，第7颈椎棘突下凹陷中。

肩井穴： 位于大椎穴与肩峰连线中点，肩部最高处。

手、臂部穴位

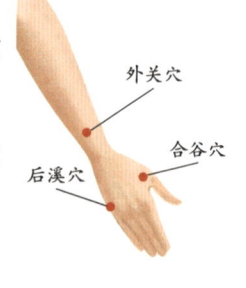

后溪穴： 位于第5掌指关节后尺侧的远侧掌横纹头赤白肉际处。

合谷穴： 位于第1、第2掌骨间，当第2掌骨桡侧的中点处。

外关穴： 位于前臂背侧，腕背横纹上2寸，尺骨与桡骨间隙中点。

肩周炎

肩周炎又称漏肩风、五十肩、冻结肩，是以肩关节疼痛和活动不便为主要症状的常见病症。中医认为肩周炎之发病与气血不足，外感风寒湿及闪挫劳伤有关，肩周筋脉受损，致使气血不通而痛，遂生骨痹。艾灸相关穴位可疏通气血、祛除湿邪，减少疼痛，从而治疗该病。

一般施灸

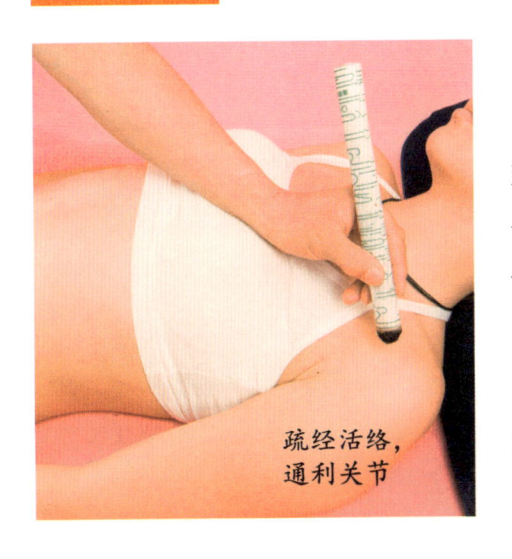

疏经活络，通利关节

灸肩髃穴。宜采用温和灸。施灸时，被施灸者取仰卧位，施灸者手执艾条以点燃的一端对准施灸部位，距离穴位皮肤 1.5～3 厘米，以感到施灸处温热、舒适为度。每日灸 1～2 次，每次灸 10～15 分钟，灸至皮肤产生红晕为止。

肩部穴位

肩髃穴： 位于肩峰端下缘，当肩峰与肱骨大结节之间，三角肌上部中央。

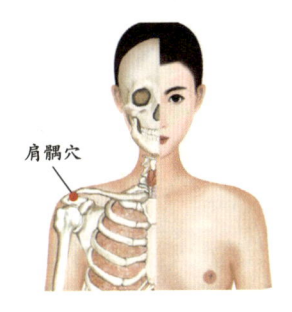

肩髃穴

腰肌劳损

腰肌劳损为腰部肌肉及其附着点筋膜或骨膜的慢性损伤性炎症，是腰痛的常见原因之一，主要是指腰骶部肌肉、筋膜、韧带等软组织的慢性损伤而引起的慢性疼痛性疾病。中医认为多与寒湿劳损、肾虚等有关，风寒湿之邪客于经络，弯腰负重时经络受阻，气血运行不畅，或久病、肾虚、劳欲过度，精血不足、筋脉失养而作痛。在相关穴位艾灸可以活筋通络，软坚散结，畅通气血，对慢性腰肌劳损有很好的防治效果。

一般施灸

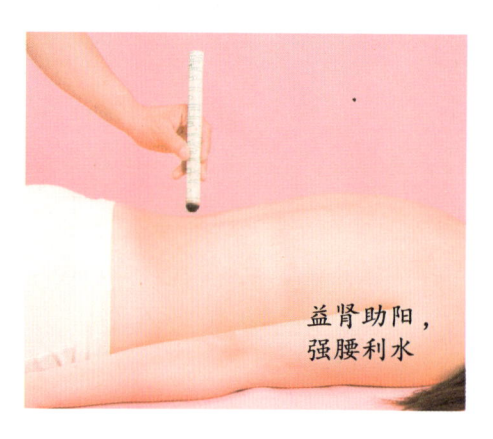

益肾助阳，强腰利水

补肾壮腰，清热利湿

灸肾俞穴。宜采用回旋灸。施灸时，被施灸者取俯卧位，施灸者手执艾条以点燃的一端对准施灸部位，距离穴位皮肤3厘米左右，左右方向平行往复或反复旋转施灸。每日灸1次，每次灸10～20分钟，灸至皮肤产生红晕为止。

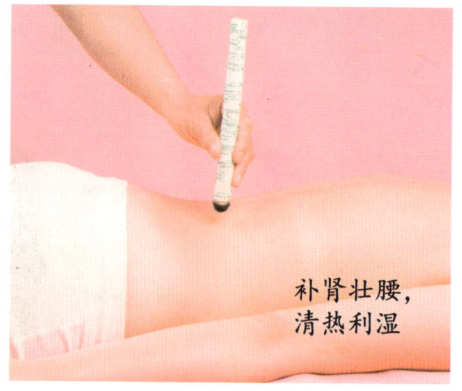

灸志室穴。宜采用温和灸。施灸时，被施灸者取俯卧位，施灸者手执艾条以点燃的一端对准施灸部位，距离穴位皮肤1.5～3厘米，以感到施灸处温热、舒适为度。每日灸1次，每次灸3～15分钟，灸至皮肤产生红晕为止。

舒筋活络

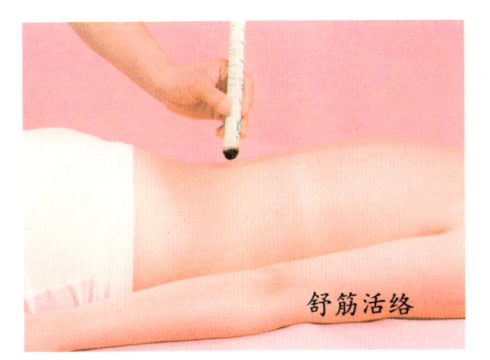

通经活络，止痛

灸夹脊穴。宜采用回旋灸。施灸时，被施灸者取俯卧位，施灸者手执艾条以点燃的一端对准施灸部位，距离穴位皮肤3厘米左右，左右方向平行往复或反复旋转施灸。每日灸1次，每次灸5～10分钟，灸至皮肤产生红晕为止。

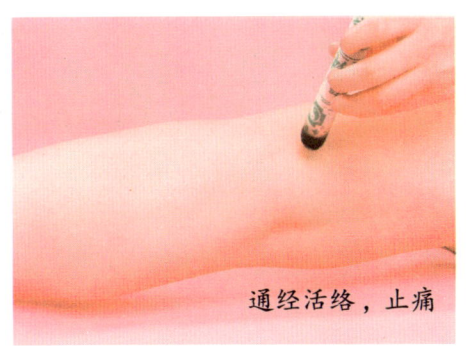

灸委中穴。宜采用温和灸。施灸时，被施灸者取俯卧位或侧卧位，施灸者手执艾条以点燃的一端对准施灸部位，距离穴位皮肤1～3厘米，以感到施灸处温热、舒适为度。每日灸1次，每次灸10～20分钟，灸至皮肤产生红晕为止。

腰部穴位

肾俞穴： 位于腰部，当第2腰椎棘突下，后正中线旁开1.5寸。

志室穴： 位于腰部，当第2腰椎棘突下，旁开3寸（与脐中相对应处即为第2腰椎，其棘突下缘旁开4横指处为取穴部位）。

夹脊穴： 位于腰部，当第1胸椎至第5腰椎棘突下两侧，后正中线旁开0.5寸。

腿部穴位

委中穴： 位于腘横纹中点，股二头肌腱与半腱肌腱中间，即膝盖后侧中央。

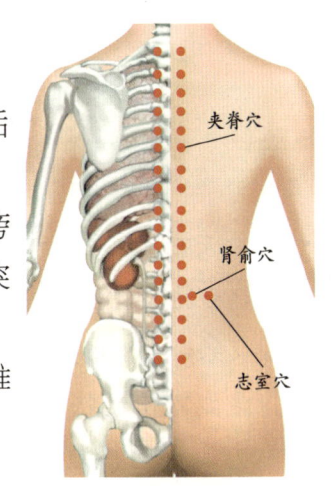

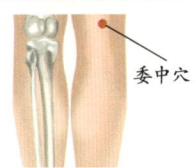

夹脊穴
肾俞穴
志室穴
委中穴

足跟痛

足跟痛又称脚跟痛。表现为足跟一侧或两侧疼痛，不红不肿，行走不便。是由于足跟的骨质、关节、滑囊、筋膜等处病变引起的疾病。中医认为，足跟痛多为肝肾阴虚、痰湿、血热等因所致。肝主筋、肾主骨，肝肾亏虚，筋骨失养，复感风寒湿邪或慢性劳损便导致经络瘀滞，气血运行受阻，使筋骨肌肉失养而发病。在相关穴位艾灸可以舒筋活血，滋养筋骨，消除足部的疼痛和酸胀。

一般施灸

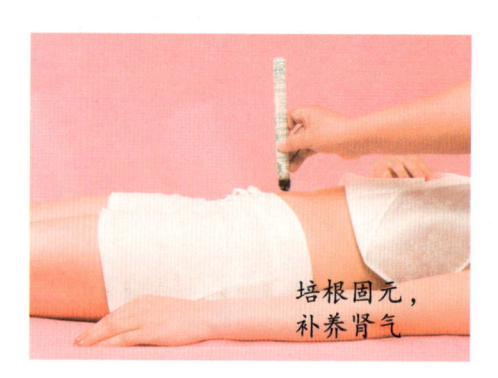

培根固元，补养肾气

强筋壮骨，通络止痛

灸关元穴。宜采用回旋灸。施灸时，被施灸者取仰卧位，施灸者手执艾条以点燃的一端对准施灸部位，距离穴位皮肤1.5～3厘米，左右方向平行往复或反复旋转施灸。每日灸1次，每次灸5～15分钟，灸至皮肤产生红晕为止。

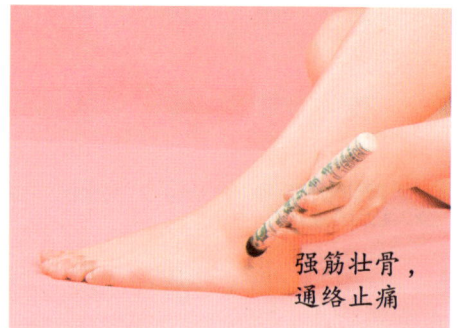

灸仆参穴。宜采用温和灸。此穴可自行施灸。施灸时，取坐位，手执艾条以点燃的一端对准施灸部位，距离穴位皮肤1.5～3厘米，以感到施灸处温热、舒适为度。每日灸1～2次，每次灸3～5分钟，灸至皮肤产生红晕为止。

疏通经络，
强腰壮骨

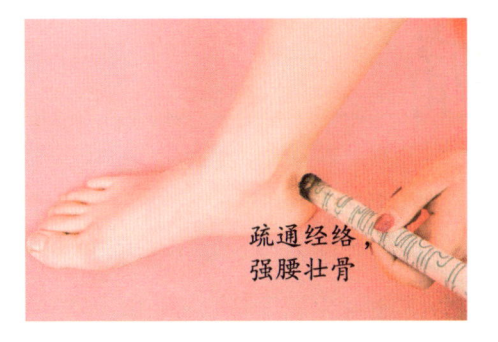

益气固肾，
舒筋通络

灸大钟穴。宜采用温和灸。此穴可自行施灸。施灸时，取坐位，手执艾条以点燃的一端对准施灸部位，距离穴位皮肤1.5～3厘米，以感到施灸处温热、舒适为度。每日灸1次，每次灸3～7分钟，灸至皮肤产生红晕为止。

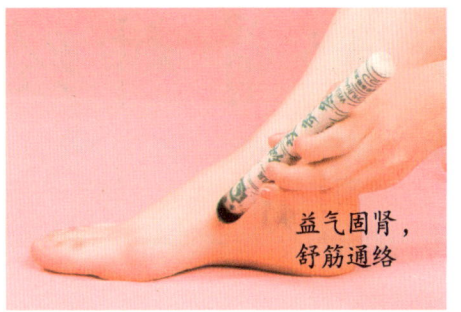

灸然谷穴。宜采用温和灸。此穴可自行施灸。施灸时，取坐位，手执艾条以点燃的一端对准施灸部位，距离穴位皮肤1.5～3厘米，以感到施灸处温热、舒适为度。每日灸1次，每次灸3～7分钟，灸至皮肤产生红晕为止。

腹部穴位

关元穴： 位于脐中下3寸，腹中线上。

关元穴

足部穴位

仆参穴： 位于足外侧部，外踝后下方，昆仑穴直下，跟骨外侧，赤白肉际处。

大钟穴： 位于足内侧，内踝后下方，当跟腱附着部的内侧前方凹陷处。

然谷穴： 位于内踝前下方，足舟骨粗隆下方凹陷中，赤白肉际处。

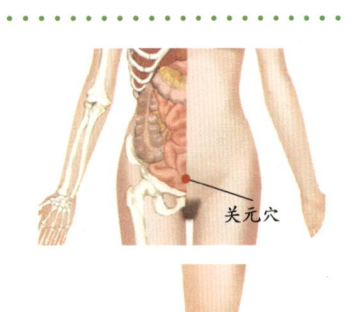

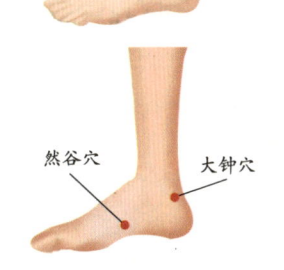

仆参穴

然谷穴　　大钟穴

坐骨神经痛

坐骨神经痛以疼痛放射至一侧或双侧臀部、大腿后侧为特征，是由于坐骨神经根受压所致。中医认为坐骨神经痛与肝肾亏虚有关。如果患者血气虚弱，肝肾亏虚，加上劳累过度或有外感寒湿之邪导致寒湿闭阻经脉，血气瘀滞则易发坐骨神经痛。在相关穴位艾灸可以清热利湿，舒筋活络，散风止痛，有效缓解症状。

一般施灸

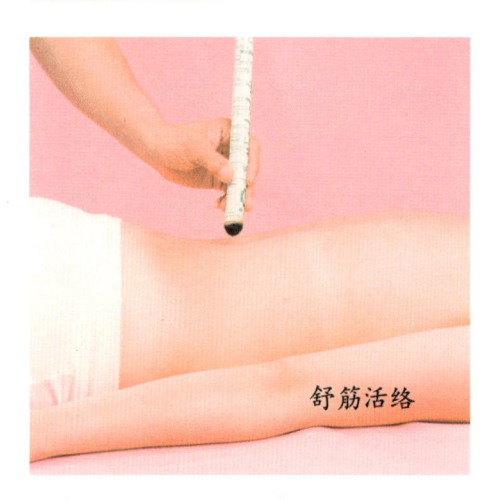

舒筋活络

强腰脊，利下焦

灸夹脊穴。宜采用回旋灸。施灸时，被施灸者取俯卧位，施灸者手执艾条以点燃的一端对准施灸部位，距离穴位皮肤1～3厘米，左右方向平行往复或反复旋转施灸。每日灸1次，每次灸5～10分钟，灸至皮肤产生红晕为止。

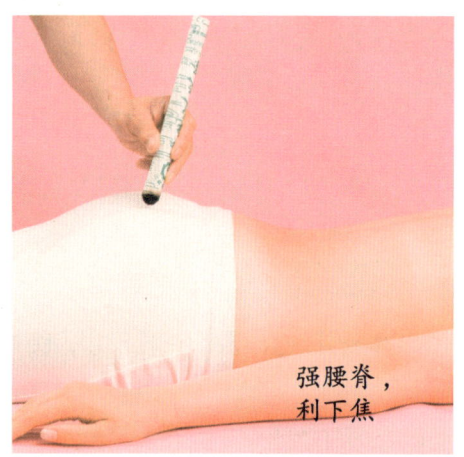

灸秩边穴。宜采用回旋灸。施灸时，被施灸者取俯卧位，施灸者手执艾条以点燃的一端对准施灸部位，距离穴位皮肤1.5～3厘米，左右方向平行往复或反复旋转施灸。每日灸1次，每次灸5～10分钟，灸至皮肤产生红晕为止。

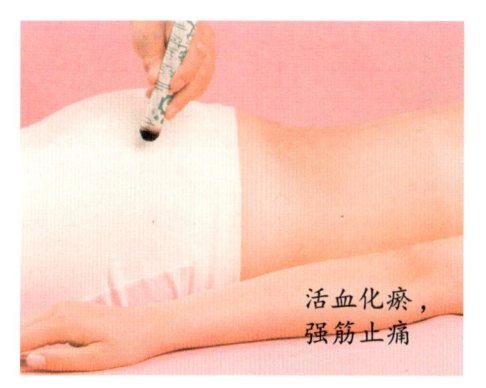

灸环跳穴。宜采用回旋灸。施灸时，被施灸者取俯卧位，施灸者手执艾条以点燃的一端对准施灸部位，距离皮肤1～3厘米，左右方向平行往复或反复旋转施灸。每日灸1次，每次灸5～10分钟，灸至皮肤产生红晕为止。

活血化瘀，强筋止痛

腰、臀部穴位

夹脊穴： 位于腰部，当第1胸椎至第5腰椎棘突下两侧，后正中线旁开0.5寸。

秩边穴： 位于臀部，平第4骶后孔，骶正中嵴旁开3寸。

环跳穴： 位于股外侧部，侧卧屈股，当股骨大转子最凸点与骶骨裂孔连线的外1/3与中1/3交点处。

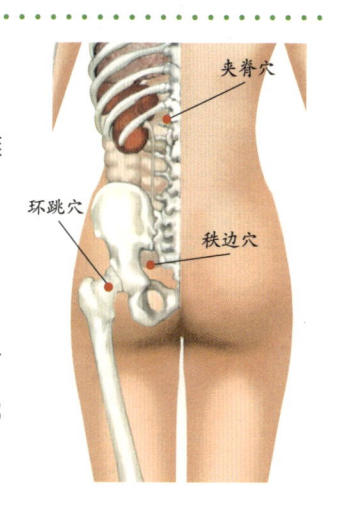

辨证施灸

腰痛时，加灸肾俞穴。宜采用回旋灸。施灸时，被施灸者取俯卧位，施灸者手执艾条以点燃的一端对准施灸部位，距离穴位皮肤1.5～3厘米，左右方向平行往复或反复旋转施灸。每日灸1次，每次灸3～15分钟，灸至皮肤产生红晕为止。

腰部穴位

肾俞穴： 位于腰部，当第2腰椎棘突下，后正中线旁开1.5寸。

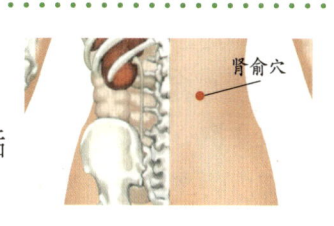

腕关节扭伤

腕关节由桡腕关节、腕骨间关节和下尺桡关节及腕掌关节组成。主要作用为使腕背伸、屈腕及前臂旋转。最为常见的病因为扭拧伤，如不慎跌倒，手掌或手背着地支撑，迫使腕部过度背伸、掌屈；或拧螺丝等用力过猛，腕部过度旋转。此外，也有腕部劳损过度，职业性劳损等。临床表现为腕部肿胀疼痛、酸痛无力、腕关节活动疼痛加剧。艾灸相关穴位能够舒筋活络，活血散瘀，清热镇痛，从而治疗该症。

一般施灸

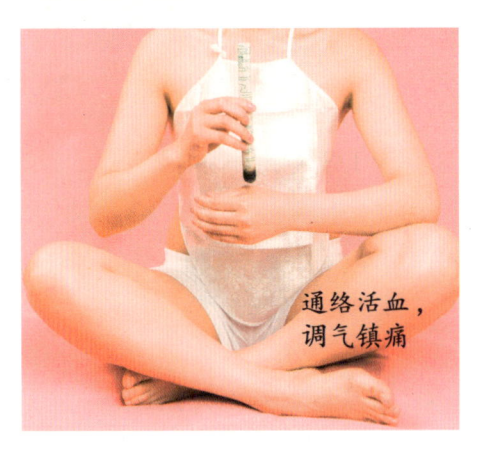

通络活血，调气镇痛

通经活络，补益心气

灸合谷穴。宜采用温和灸。此穴可自行施灸。施灸时，取坐位，手执艾条以点燃的一端对准施灸部位，距离穴位皮肤1.5～3厘米，以感到施灸处温热、舒适为度。每日灸1次，每次灸10～20分钟，灸至皮肤产生红晕为止。

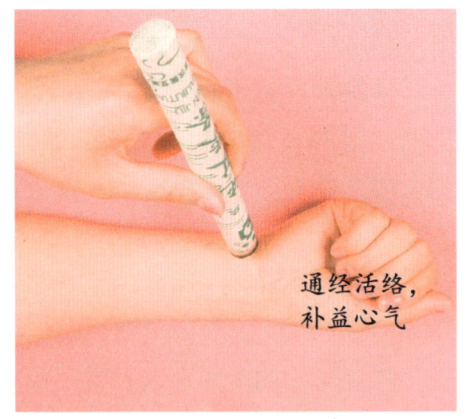

灸神门穴。宜采用温和灸。此穴可自行施灸。施灸时，取坐位，手执艾条以点燃的一端对准施灸部位，距离穴位皮肤1.5～3厘米，以感到施灸处温热、舒适为度。每日灸1次，每次灸3～15分钟，灸至皮肤产生红晕为止。

通经活络，扶正祛邪

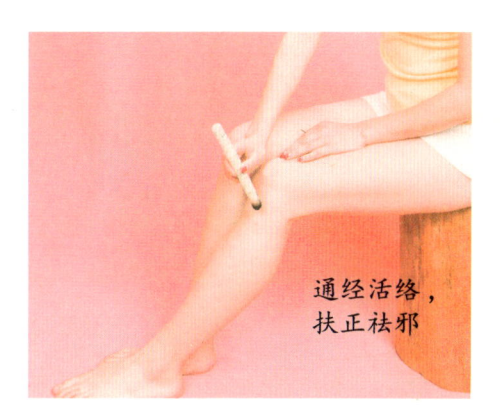

活血化瘀

灸足三里穴。宜采用温和灸。此穴可自行施灸。施灸时，取坐位，手执艾条以点燃的一端对准施灸部位，距离穴位皮肤1.5～3厘米，以感到施灸处温热、舒适为度。隔日灸1次，每次灸3～15分钟，灸至皮肤产生红晕为止。

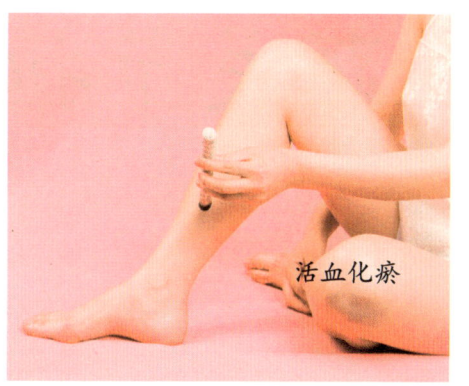

灸三阴交穴。宜采用温和灸。此穴可自行施灸。施灸时，取坐位，手执艾条以点燃的一端对准施灸部位，距离穴位皮肤1.5～3厘米，以感到施灸处温热、舒适为度。每日灸1次，每次灸5～10分钟，灸至皮肤产生红晕为止。

手部穴位

合谷穴： 位于第1、第2掌骨间，当第2掌骨桡侧的中点处。

神门穴： 位于腕部，腕掌侧横纹尺侧端，尺侧腕屈肌腱的桡侧凹陷处。

腿部穴位

足三里穴： 位于外膝眼下3寸，距胫骨前嵴1横指，当胫骨前肌上。

三阴交穴： 位于小腿内侧，当足内踝尖上3寸，胫骨内侧缘后方。

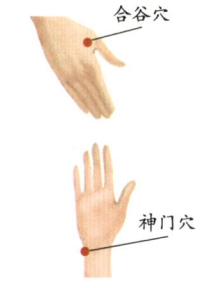

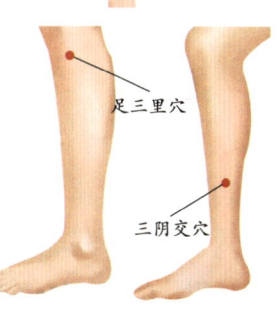

踝关节扭伤

踝关节是人体在运动中首先与地面接触的主要负重关节，也是日常生活和体育运动中较易受损伤的关节之一。在外力作用下，关节骤然向一侧活动而超过其正常活动度时，引起关节周围软组织如关节囊、韧带、肌腱等发生撕裂伤，称为关节扭伤。扭伤后，筋肉受损，络脉随之受伤，气血互阻，血肿形成，气滞血瘀，引起疼痛和功能障碍。艾灸相关穴位可以舒筋活络，活血散瘀，清热镇痛，从而治疗该症。

一般施灸

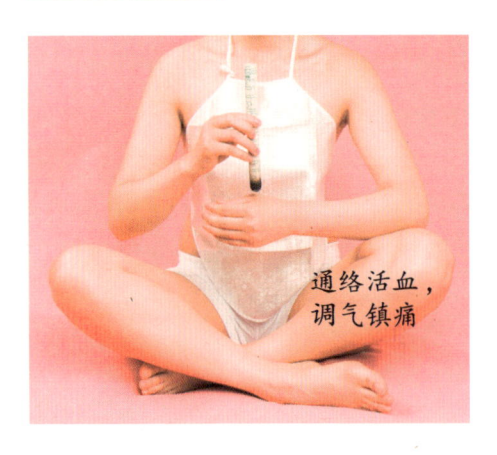

通络活血，调气镇痛

舒筋通络，清热利湿

灸合谷穴。宜采用温和灸。此穴可自行施灸。施灸时，取坐位，手执艾条以点燃的一端对准施灸部位，距离穴位皮肤1.5～3厘米，以感到施灸处温热、舒适为度。每日灸1次，每次灸10～20分钟，灸至皮肤产生红晕为止。

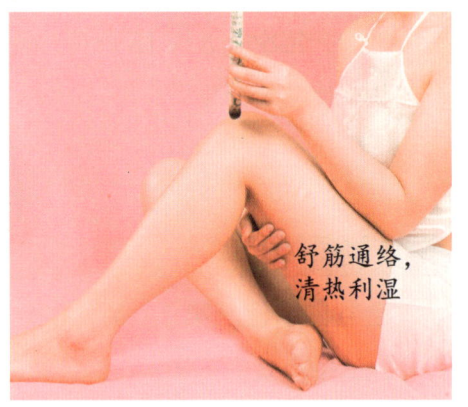

灸阳陵泉穴。宜采用温和灸。此穴可自行施灸。施灸时，取坐位，手执艾条以点燃的一端对准施灸部位，距离穴位皮肤1.5～3厘米，以感到施灸处温热、舒适为度。每日灸1次，每次灸10～20分钟，灸至皮肤产生红晕为止。

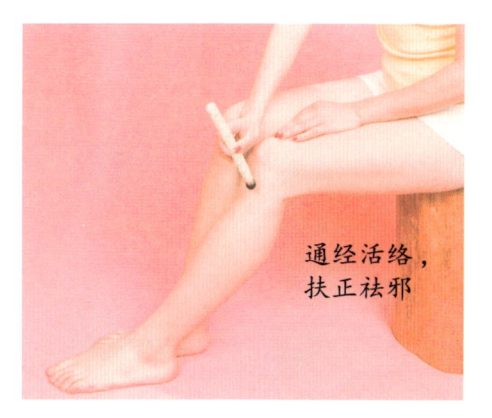

通经活络，
扶正祛邪

活血化瘀

灸足三里穴。宜采用温和灸。此穴可自行施灸。施灸时，取坐位，手执艾条以点燃的一端对准施灸部位，距离穴位皮肤1.5～3厘米，以感到施灸处温热、舒适为度。隔日灸1次，每次灸3～15分钟，灸至皮肤产生红晕为止。

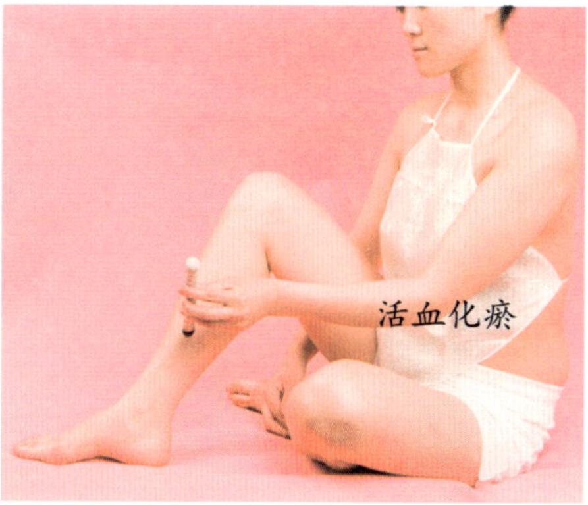

灸三阴交穴。宜采用温和灸。此穴可自行施灸。施灸时，取坐位，手执艾条以点燃的一端对准施灸部位，距离穴位皮肤1.5～3厘米，以感到施灸处温热、舒适为度。每日灸1次，每次灸5～10分钟，灸至皮肤产生红晕为止。

手部穴位

合谷穴： 位于第1、第2掌骨间，当第2掌骨桡侧的中点处。

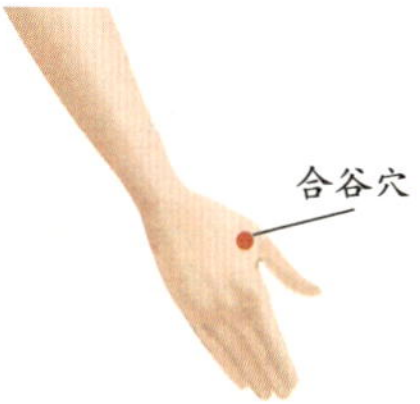

合谷穴

腿部穴位

阳陵泉穴： 位于小腿外侧，当腓骨头前下方凹陷处。

足三里穴： 位于外膝眼下3寸，距胫骨前嵴1横指，当胫骨前肌上。

三阴交穴： 位于小腿内侧，当足内踝尖上3寸，胫骨内侧缘后方。

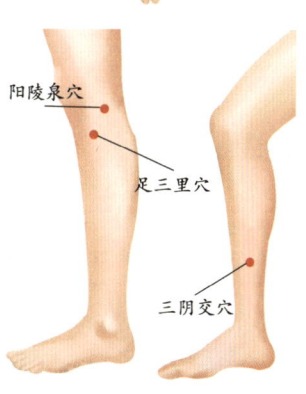

阳陵泉穴

足三里穴

三阴交穴

125

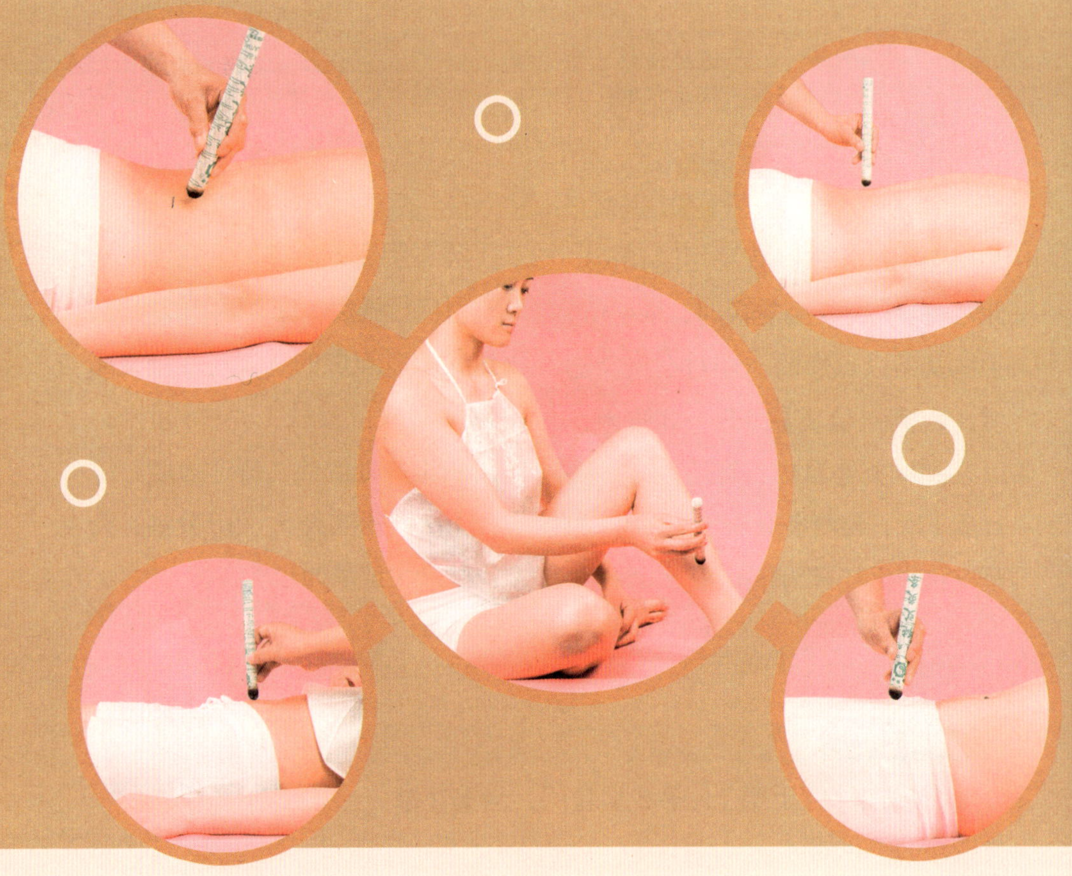

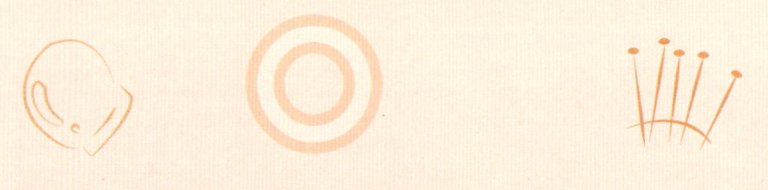

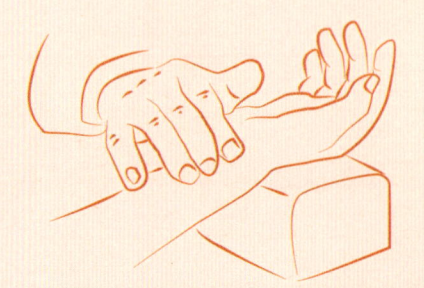

第五章

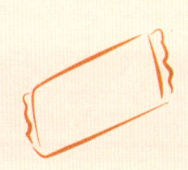

"艾"护女性，呵护孩子

风　寒　暑　湿

痛经

痛经也称行经腹痛，是指女性在行经前后或正值行经期间，小腹及腰部疼痛，甚至剧痛难忍，常伴有面色苍白，头面冷汗淋漓，手足厥冷，泛恶呕吐，并随着月经周期而发作的病症。中医认为，痛经主要病机在于邪气内伏，经血亏虚，导致胞宫的气血运行不畅，"不通则痛"；或胞宫失于濡养，"不荣则痛"。在相关穴位艾灸可以调节气血、滋养肝脏，从而预防或调理痛经。

一般施灸

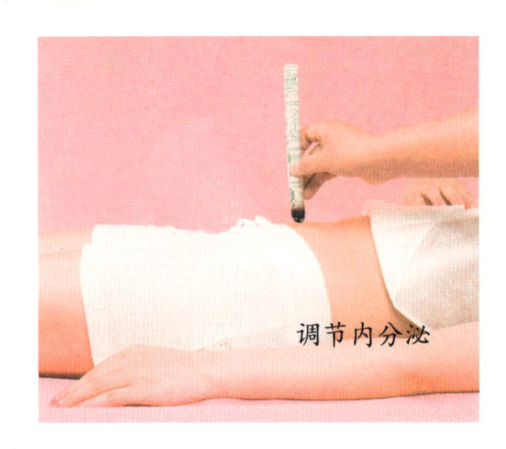

调节内分泌

益肾兴阳，通经止带

灸关元穴。宜采用回旋灸。施灸时，被施灸者取仰卧位，施灸者手执艾条以点燃的一端对准施灸部位，距离穴位皮肤1.5～3厘米，左右方向平行往复或反复旋转施灸。每日灸1次，每次灸30分钟左右，灸至皮肤产生红晕为止。

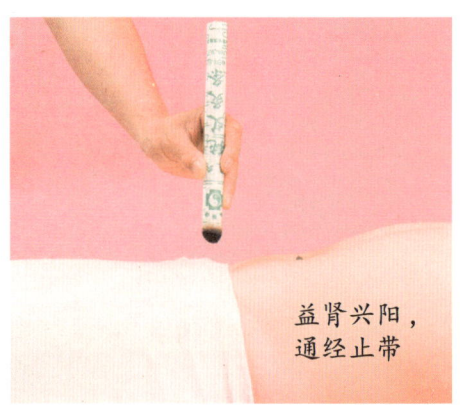

灸中极穴。宜采用回旋灸。施灸时，被施灸者取仰卧位，施灸者手执艾条以点燃的一端对准施灸部位，距离穴位皮肤1.5～3厘米，左右方向平行往复或反复旋转施灸。每日灸1次，每次灸30分钟左右，灸至皮肤产生红晕为止。

通络活血，
调气镇痛

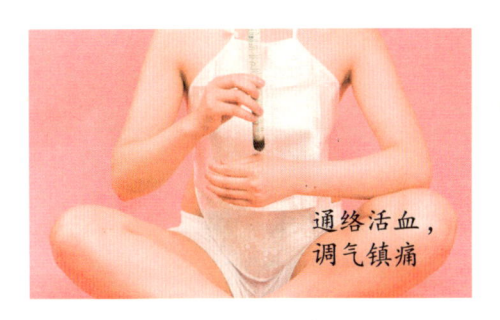

调理气血

灸合谷穴。宜采用温和灸。此穴可自行施灸。施灸时，取坐位，手执艾条以点燃的一端对准施灸部位，距离穴位皮肤1.5～3厘米，以感到施灸处温热、舒适为度。每日或隔日灸1次，每次灸10～20分钟，灸至皮肤产生红晕为止。

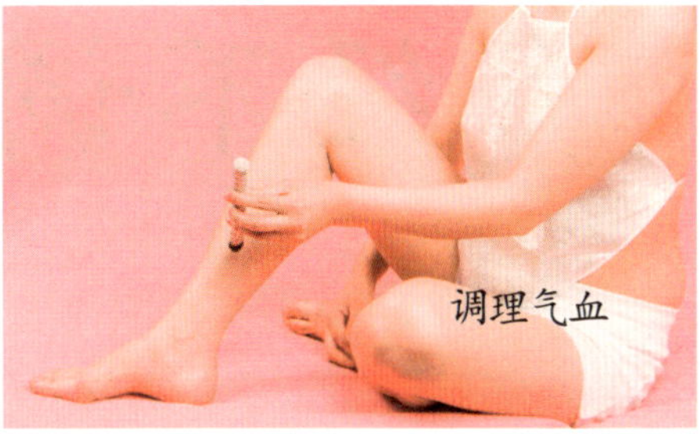

灸三阴交穴。宜采用温和灸。此穴可自行施灸。施灸时，取坐位，手执艾条以点燃的一端对准施灸部位，距离穴位皮肤1.5～3厘米，以感到施灸处温热、舒适为度。每日灸1次，每次灸10分钟左右，灸至皮肤产生红晕为止。

腹部穴位

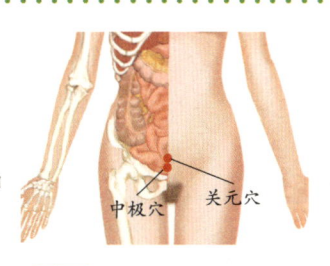

关元穴： 位于脐中下3寸，腹中线上。

中极穴： 位于下腹部，前正中线上，当脐中下4寸。

中极穴　关元穴

手部穴位

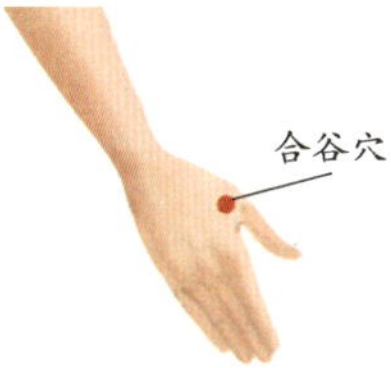

合谷穴： 位于第1、第2掌骨间，当第2掌骨桡侧的中点处。

合谷穴

腿部穴位

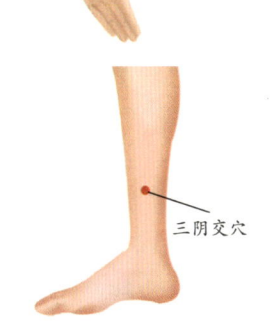

三阴交穴： 位于小腿内侧，当足内踝尖上3寸，胫骨内侧缘后方。

三阴交穴

月经不调

月经不调是指月经的周期、时间长短、颜色、经量、质地等发生异常改变的一种妇科常见疾病。临床表现为月经时间的提前或延后、量或多或少、颜色或鲜红或淡红、经质或清稀或赤稠，并伴有头晕、心跳快、心胸烦闷、容易发怒、夜晚睡眠不好、小腹胀满、腰酸腰痛、精神疲倦等症状。中医认为月经不调是由于血热、肾气亏虚、气血虚弱等原因引起的，在相关穴位艾灸可以调节气血，滋养肝肾，对治疗有积极的作用。

一般施灸

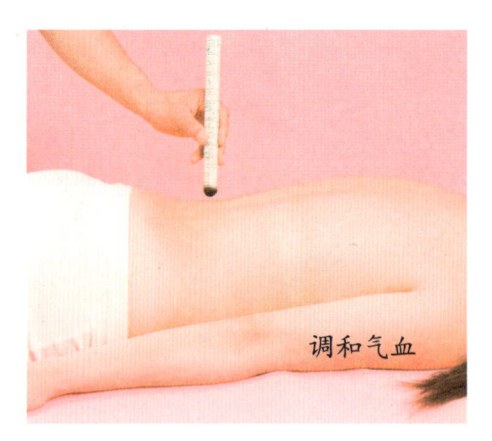

调和气血

调节内分泌

灸肾俞穴。宜采用温和灸。施灸时，被施灸者取俯卧位，施灸者手执艾条以点燃的一端对准施灸部位，距离穴位皮肤1.5～3厘米，以感到施灸处温热、舒适为度。每日或隔日灸1次，每次灸15分钟左右，灸至皮肤产生红晕为止。

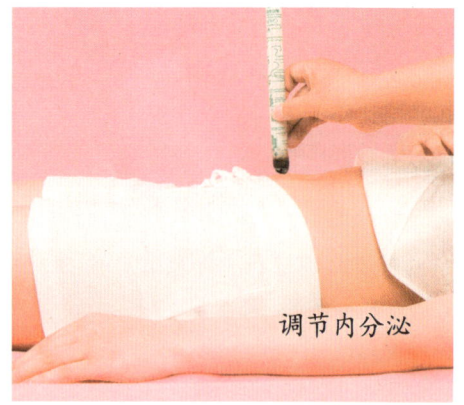

灸关元穴。宜采用温和灸。施灸时，被施灸者取仰卧位，施灸者手执艾条以点燃的一端对准施灸部位，距离穴位皮肤1.5～3厘米，以感到施灸处温热、舒适为度。每日灸1次，每次灸30分钟左右，灸至皮肤产生红晕为止。

活血化瘀，
引血归经

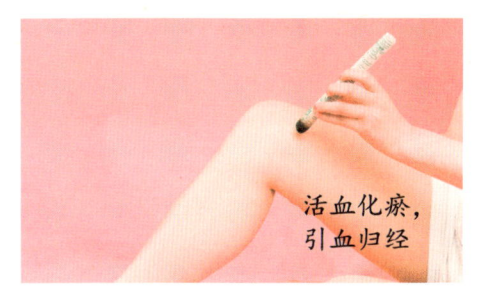

调和气血，
补肾养肝

灸血海穴。宜采用温和灸。此穴可自行施灸。施灸时，取坐位，施灸者手执艾条以点燃的一端对准施灸部位，距离穴位皮肤1.5～3厘米，以感到施灸处温热、舒适为度。每日灸1～2次，每次灸20分钟左右，灸至皮肤产生红晕为止。

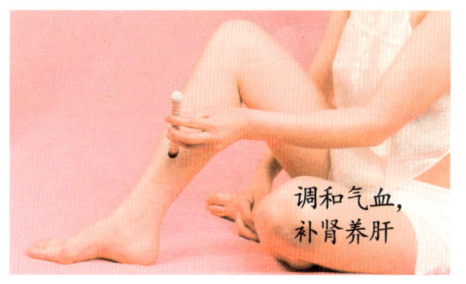

灸三阴交穴。宜采用温和灸。此穴可自行施灸。施灸时，取坐位，手执艾条以点燃的一端对准施灸部位，距离穴位皮肤1.5～3厘米，以感到施灸处温热、舒适为度。每日灸1次，每次灸3～15分钟，灸至皮肤产生红晕为止。

腰部穴位

肾俞穴： 位于腰部，当第2腰椎棘突下，后正中线旁开1.5寸。

腹部穴位

关元穴： 位于脐中下3寸，腹中线上。

腿部穴位

血海穴： 位于大腿内侧，髌底内侧端上2寸，当股内侧肌隆起处。

三阴交穴： 位于小腿内侧，当足内踝尖上3寸，胫骨内侧缘后方。

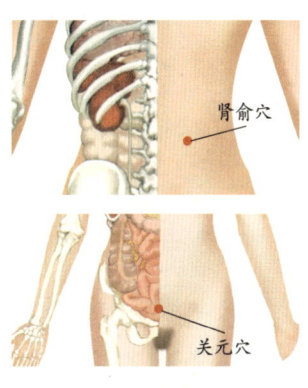

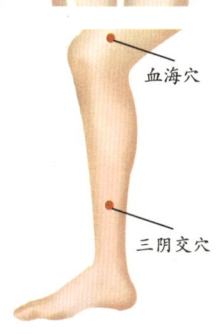

带下病

白带是指正常女性阴道内流出的少量白色无味的分泌物。若在经期、排卵期或妊娠期白带增多，是女性正常的生理现象。如果女性阴道分泌物增多，且连绵不断，色黄、色红、带血，或黏稠如脓，或清稀如水，气味腥臭，就是带下病症。中医认为带下病大多是湿证，是湿热侵入胞宫、阴器，累及任脉和带脉，使任脉失固，带脉失约而导致的妇科疾病。在相关穴位艾灸可以达到健脾利湿、补肾止带的目的。

一般施灸

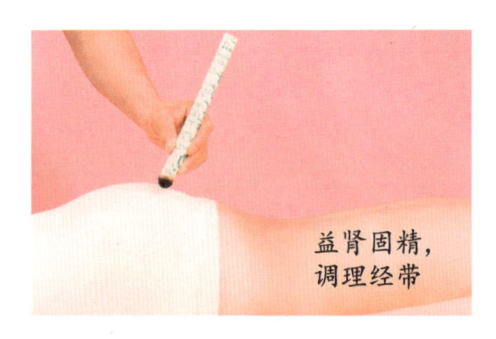

益肾固精，调理经带

健脾利湿，调经止带

灸白环俞穴。宜采用回旋灸。施灸时，被施灸者取俯卧位，施灸者手执艾条以点燃的一端对准施灸部位，距离穴位皮肤1.5～3厘米，左右方向平行往复或反复旋转施灸。每日灸1～2次，每次灸10分钟左右，灸至皮肤产生红晕为止，5次为1个疗程。

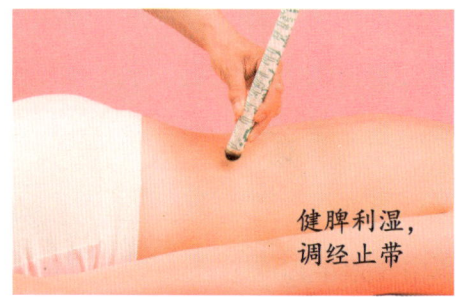

灸带脉穴。宜采用温和灸。施灸时，被施灸者取俯卧位，施灸者手执艾条以点燃的一端对准施灸部位，距离穴位皮肤1.5～3厘米，以感到施灸处温热、舒适为度。每日灸1～2次，每次灸10分钟左右，灸至皮肤产生红晕为止，5次为1个疗程。

温补脾肾，调经止带

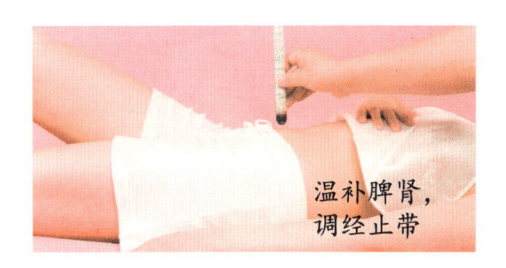

健脾祛湿，止带

灸气海穴。宜采用温和灸。施灸时，被施灸者取仰卧位，施灸者手执艾条以点燃的一端对准施灸部位，距离穴位皮肤1.5～3厘米，以感到施灸处温热、舒适为度。每日灸1～2次，每次灸10分钟左右，灸至皮肤产生红晕为止，5次为1个疗程。

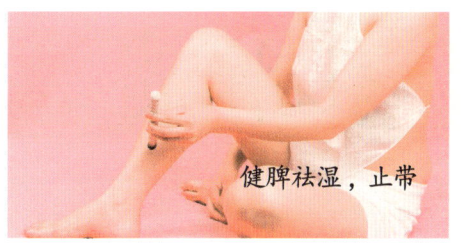

灸三阴交穴。宜采用温和灸。此穴可自行施灸。施灸时，取坐位，手执艾条以点燃的一端对准施灸部位，距离穴位皮肤1.5～3厘米，以感到施灸处温热、舒适为度。每日灸1次，每次灸10分钟左右，灸至皮肤产生红晕为止，5次为1个疗程。

臀部穴位

白环俞穴： 位于骶部，当骶正中嵴旁1.5寸，平第四骶后孔。

腹部穴位

带脉穴： 位于侧腹部，当第11肋骨游离端下方垂线与脐水平线的交点上。

气海穴： 位于下腹部，前正中线上，当脐中下1.5寸。

腿部穴位

三阴交穴： 位于小腿内侧，当足内踝尖上3寸，胫骨内侧缘后方。

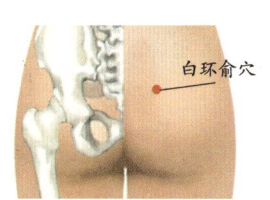

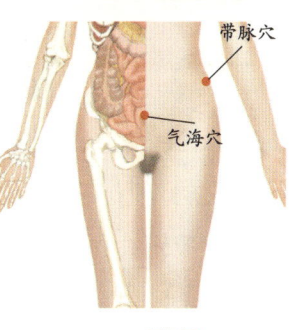

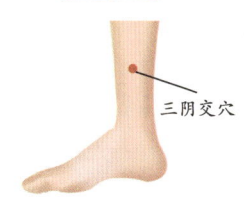

乳腺炎

　　乳腺炎是指乳腺的急性化脓性感染，是产褥期的常见病，是引起产后发热的原因之一，最常见于哺乳期女性，尤其是初产妇。本病初起可见乳房肿胀、疼痛，肿块压痛，表面红肿，发热；如继续发展，则症状加重，出现乳房搏动性疼痛。严重者伴有高烧，寒战，乳房肿痛明显，局部皮肤红肿，有硬结、压痛，患侧腋下淋巴结肿大、压痛。中医认为，乳房为肝胃二经所循，多因情志不舒或胃经蕴热，使乳汁瘀滞所致。在相应部位艾灸能够疏肝理气、行气通乳，缓解症状。

一般施灸

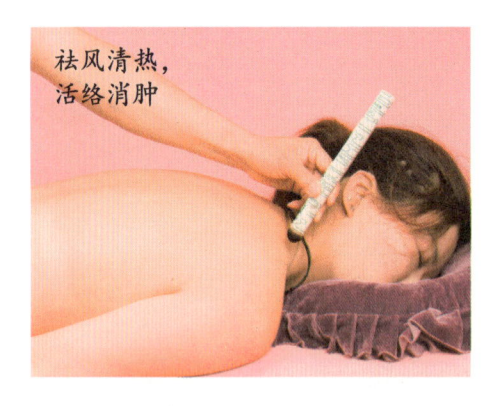

祛风清热，
活络消肿

燥化脾湿，
通乳化瘀

　　灸肩井穴。宜采用温和灸。施灸时，被施灸者取俯卧位，施灸者手执艾条以点燃的一端对准施灸部位，距离穴位皮肤1.5～3厘米，以感到施灸处温热、舒适为度。每日灸1～2次，每次10～15分钟，灸至皮肤产生红晕为止。

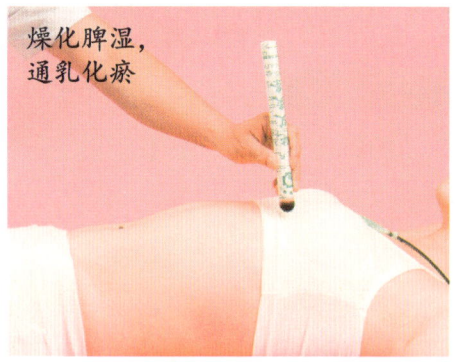

　　灸乳根穴。宜采用温和灸。被施灸者取仰卧位，施灸者手执艾条以点燃的一端对准施灸部位，距离穴位皮肤1.5～3厘米，以感到施灸处温热、舒适为度。每日灸1～2次，每次10～15分钟，灸至皮肤产生红晕为止。

宽胸理气，
生津增液

疏泄肝胆气滞

灸膻中穴。宜采用回旋灸。施灸时，被施灸者取仰卧位，施灸者手执艾条以点燃的一端对准施灸部位，距离穴位皮肤1.5～3厘米，左右方向平行往复或反复旋转施灸，以感到施灸处温热、舒适为度。每日灸1次，每次灸3～7分钟，灸至皮肤产生红晕为止。

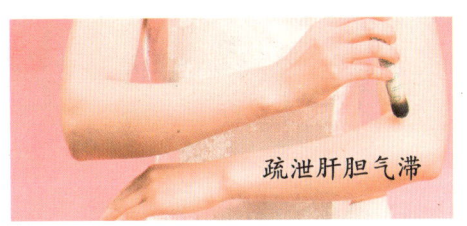

灸曲池穴。宜采用温和灸。此穴可自行施灸。施灸时，取坐位，手执艾条以点燃的一端对准施灸部位，距离穴位皮肤1.5～3厘米处施灸，以感到施灸处温热、舒适为度。每日灸1～2次，每次灸10～15分钟，灸至皮肤产生红晕为止。

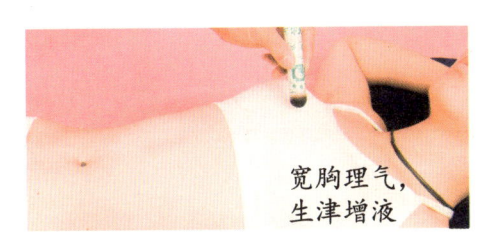

肩部穴位

肩井穴：位于大椎穴与肩峰连线中点，肩部最高处。

胸部穴位

乳根穴：位于胸部，当乳头直下，乳房根部，第5肋间隙，距前正中线4寸处。

膻中穴：位于胸部，前正中线上，两乳头连线的中点处。

臂部穴位

曲池穴：位于手前臂，肘横纹终点与肘尖连线的中点处。

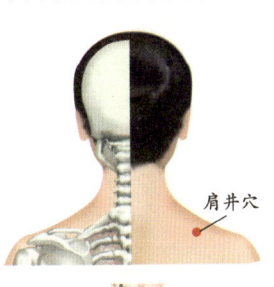

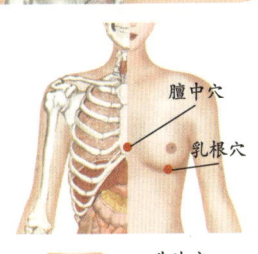

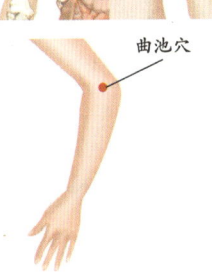

乳腺增生

乳腺增生是指乳腺上皮和纤维组织增生，乳腺组织导管和乳小叶在结构上的退行性病变及结缔组织的进行性生长，其发病原因主要是内分泌激素失调。乳腺增生是女性最常见的乳房疾病，多发于30～50岁女性，发病高峰为35～40岁。中医认为乳腺小叶增生系肝气郁结，与情绪不快、情志抑郁等因素有关。在相应穴位艾灸能够疏肝理气、活血祛瘀，从而缓解症状。

一般施灸

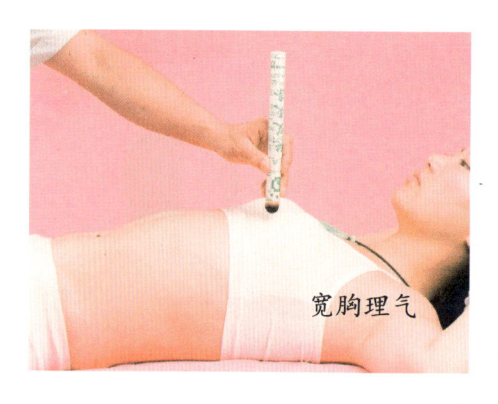

宽胸理气

化瘀消痈

灸膺窗穴。宜采用温和灸。施灸时，被施灸者取仰卧位，施灸者手执艾条以点燃的一端对准施灸部位，距离穴位皮肤1.5～3厘米，以感到施灸处温热、舒适为度。每日或隔日灸1次，每次10～15分钟，灸至皮肤产生红晕为止，10次为1个疗程，休息1周后再灸。

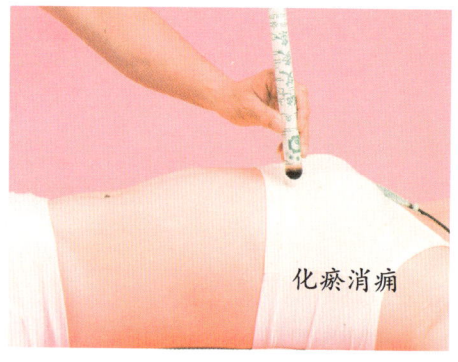

灸乳根穴。宜采用温和灸。施灸时，被施灸者取仰卧位，施灸者手执艾条以点燃的一端对准施灸部位，距离穴位皮肤1.5～3厘米，以感到施灸处温热、舒适为度。每日灸1次，每次灸10分钟左右，灸至皮肤产生红晕为止。

行气解郁

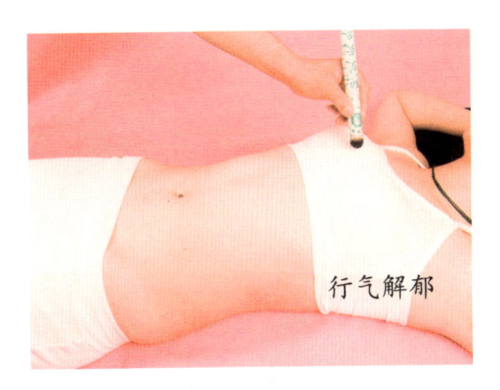

疏肝利胆

灸膻中穴。宜采用温和灸。施灸时，被施灸者取仰卧位，施灸者手执艾条以点燃的一端对准施灸部位，距离穴位皮肤1.5～3厘米，以感到施灸处温热、舒适为度。每日灸1次，每次灸10分钟左右，灸至皮肤产生红晕为止。

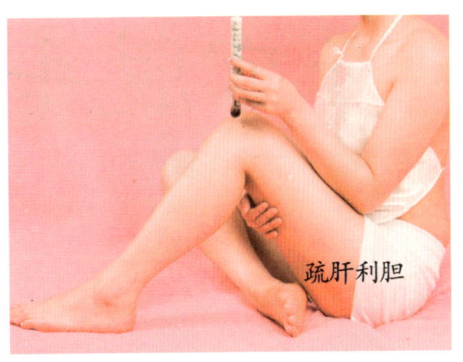

灸阳陵泉穴。宜采用温和灸。此穴可自行施灸。施灸时，取坐位，手执艾条以点燃的一端对准施灸部位，距离穴位皮肤1.5～3厘米，以感到施灸处温热、舒适为度。每日灸1次，每次灸10分钟左右，灸至皮肤产生红晕为止。

胸部穴位

膺窗穴：位于胸部，当第3肋间隙，距前正中线4寸。

乳根穴：位于胸部，当乳头直下，乳房根部，第5肋间隙，距前正中线4寸处。

膻中穴：位于胸部，前正中线上，两乳头连线的中点处。

腿部穴位

阳陵泉穴：位于小腿外侧，当腓骨头前下方凹陷处。

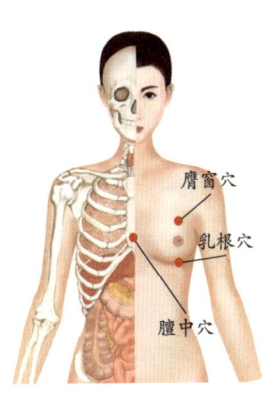

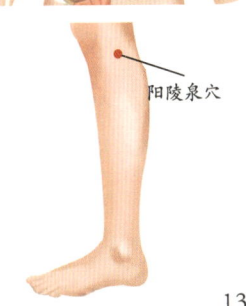

膺窗穴
乳根穴
膻中穴
阳陵泉穴

137

子宫脱垂

　　子宫脱垂又名子宫脱出、阴脱，是指子宫从正常位置沿阴道下降，宫颈外口达坐骨棘水平以下，甚至子宫全部脱出于阴道口以外。中医认为此病多由气虚下陷，带脉失约，冲任虚损，或多产、难产、产时用力过度，产后过早参加重体力劳动等，损伤胞络及肾气，而使子宫失于维系所致。在相关穴位艾灸能够达到益气提升，补肾固脱的目的，从而治疗此病。

一般施灸

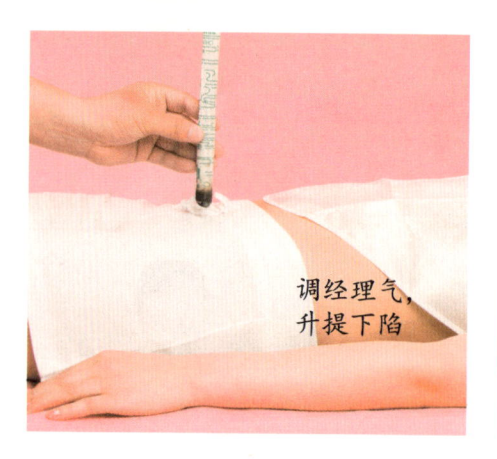

调经理气，升提下陷

补中益气，扶正固本

　　灸子宫穴。宜采用温和灸。施灸时，被施灸者取仰卧位，施灸者手执艾条以点燃的一端对准施灸部位，距离穴位皮肤1.5～3厘米，以感到施灸处温热、舒适为度。每日灸1次，每次灸20～30分钟，灸至皮肤产生红晕为止。

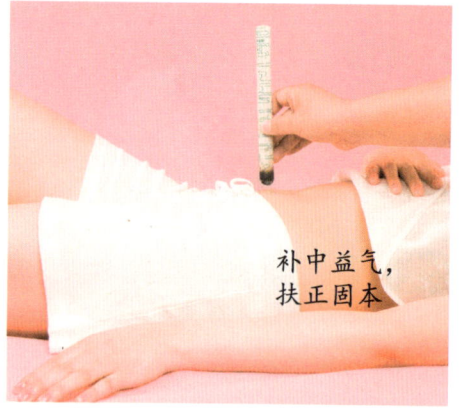

　　灸气海穴。宜采用回旋灸。施灸时，被施灸者取仰卧位，施灸者手执艾条以点燃的一端对准施灸部位，距离穴位皮肤1.5～3厘米，左右方向平行往复或反复旋转施灸。每日灸1次，每次灸20～30分钟，灸至皮肤产生红晕为止。

益气补虚，
升举阳气

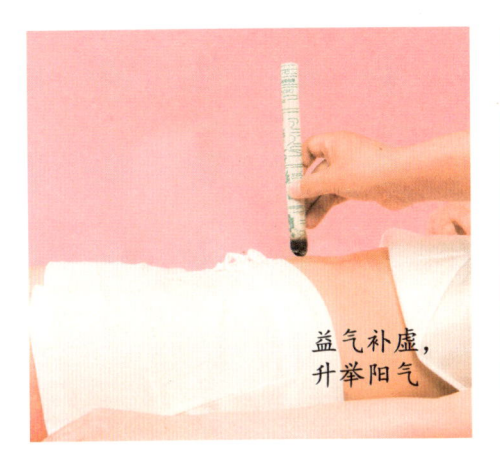

升阳举陷，
健脾益气

灸关元穴。宜采用回旋灸。施灸时，被施灸者取仰卧位，施灸者手执艾条以点燃的一端对准施灸部位，距离穴位皮肤1.5～3厘米，左右方向平行往复或反复旋转施灸。每日灸1～2次，每次灸10～15分钟，灸至皮肤产生红晕为止。

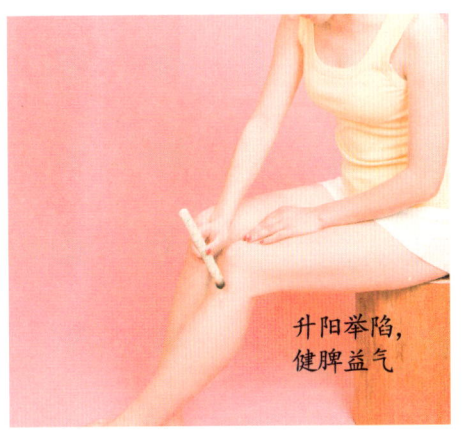

灸足三里穴。宜采用温和灸。此穴可自行施灸。施灸时，取坐位，手执艾条以点燃的一端对准施灸部位，距离穴位皮肤1.5～3厘米，以感到施灸处温热、舒适为度。每日灸1次，每次灸20～30分钟，灸至皮肤产生红晕为止。

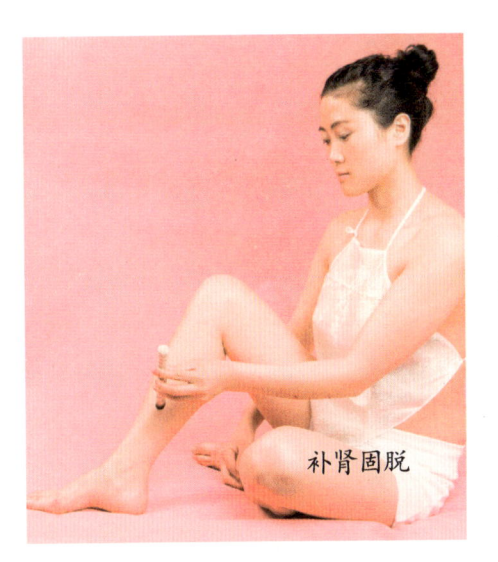

补肾固脱

灸三阴交穴。宜采用温和灸。此穴可自行施灸。施灸时，取坐位，手执艾条以点燃的一端对准施灸部位，距离穴位皮肤1.5～3厘米，以感到施灸处温热、舒适为度。每日灸1次，每次灸20～30分钟，灸至皮肤产生红晕为止。

腹部穴位

气海穴： 位于下腹部，前正中线上，当脐中下 1.5 寸。

关元穴： 位于脐中下 3 寸，腹中线上。

子宫穴： 位于下腹部，当脐中下 4 寸，中极旁开 3 寸。

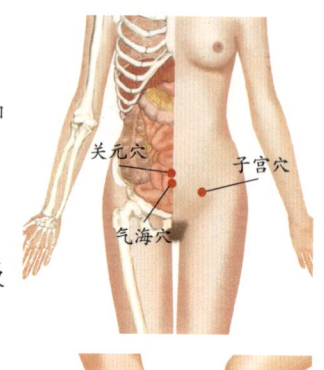

腿部穴位

足三里穴： 位于外膝眼下 3 寸，距胫骨前嵴 1 横指，当胫骨前肌上。

三阴交穴： 位于小腿内侧，当足内踝尖上 3 寸，胫骨内侧缘后方。

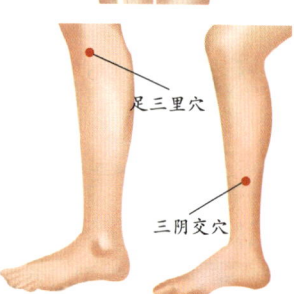

辨证施灸

子宫脱出阴道口，劳动时加剧，小腹有下坠感，四肢无力，气不够用，小便次数频繁，带下量多，且颜色发白，加灸中脘穴。宜采用温和灸。施灸时，被施灸者取仰卧位，施灸者手执艾条以点燃的一端对准施灸部位，距离穴位皮肤 1.5～3 厘米，以感到施灸处温热、舒适为度。每日灸 1 次，每次灸 10～15 分钟左右，灸至皮肤产生红晕为止。

腹部穴位

中脘穴： 位于上腹部，前正中线上，当脐中上 4 寸。

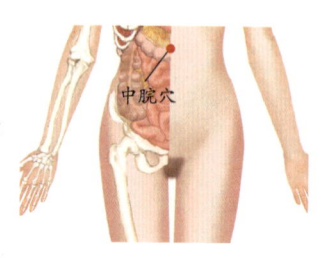

宫颈炎

宫颈炎是育龄女性的常见病，主要表现为白带增多，呈黏稠的黏液或脓性黏液，有时可伴有血丝或夹有血丝。造成此病的原因是多种多样的，有的是性生活过频或习惯性流产，分娩及人工流产术等损伤宫颈，导致细菌侵袭而形成炎症，或是由于化脓菌直接感染，或是高浓度的酸性或碱性溶液冲洗阴道，或是阴道内放置或遗留异物感染所致。艾灸相关穴位能够调理机体内的阴阳平衡，使气血畅通，从而达到治疗此病的目的。

一般施灸

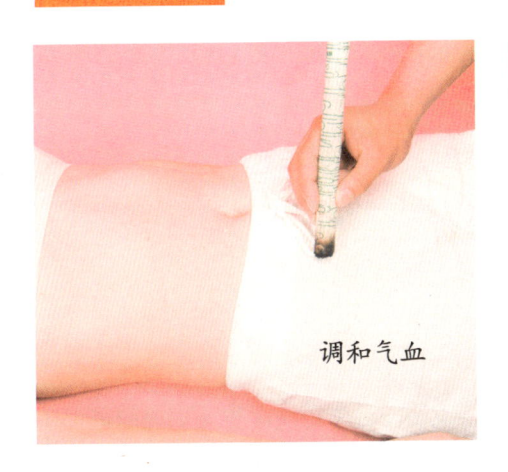

调和气血

排毒，平衡内分泌

灸归来穴。宜采用温和灸。施灸时，被施灸者取仰卧位，施灸者手执艾条以点燃的一端对准施灸部位，距离穴位皮肤1.5～3厘米，以感到施灸处温热、舒适为度。每日灸1次，每次灸5～15分钟，灸至皮肤产生红晕为止。

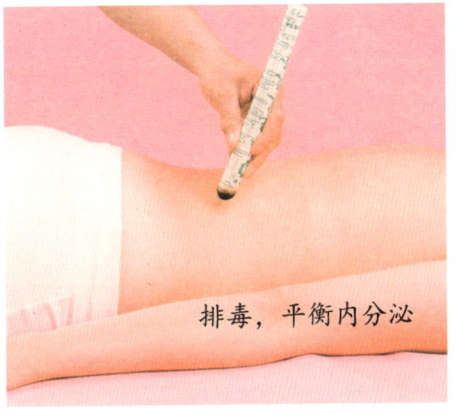

灸带脉穴。宜采用温和灸。施灸时，被施灸者取俯卧位，施灸者手执艾条以点燃的一端对准施灸部位，距离穴位皮肤1.5～3厘米，以感到施灸处温热、舒适为度。每日灸1次，每次灸10～15分钟，灸至皮肤产生红晕为止。

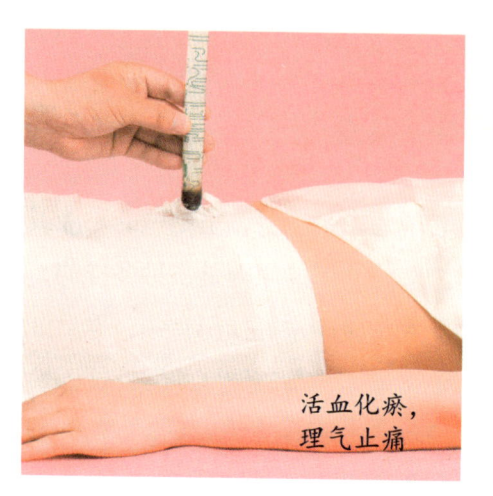

活血化瘀，
理气止痛

增强免疫力

灸子宫穴。宜采用温和灸。施灸时，被施灸者取仰卧位，施灸者手执艾条以点燃的一端对准施灸部位，距离穴位皮肤1.5～3厘米，以感到施灸处温热、舒适为度。每日灸1次，每次灸5～15分钟，灸至皮肤产生红晕为止。

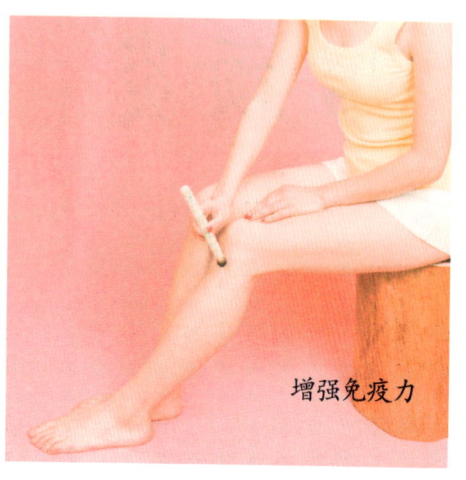

灸足三里穴。宜采用温和灸。此穴可自行施灸。施灸时，取坐位，手执艾条以点燃的一端对准施灸部位，距离穴位皮肤1.5～3厘米，以感到施灸处温热、舒适为度。每日灸1次，每次灸5～15分钟，灸至皮肤产生红晕为止。

平衡阴阳

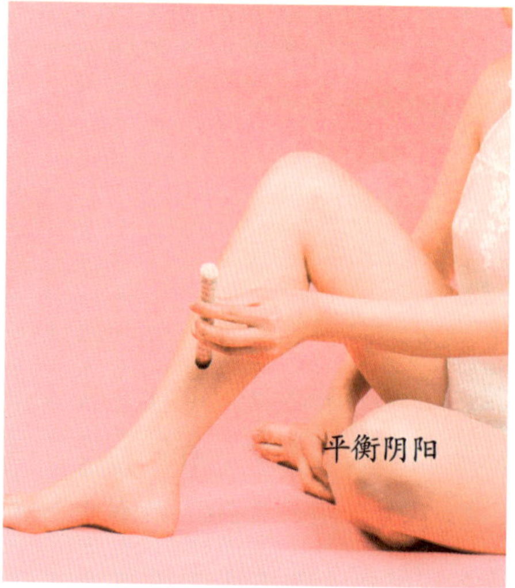

灸三阴交穴。宜采用温和灸。此穴可自行施灸。施灸时，取坐位，手执艾条以点燃的一端对准施灸部位，距离穴位皮肤1.5～3厘米，以感到施灸处温热、舒适为度。每日灸1次，每次灸5～15分钟，灸至皮肤产生红晕为止。

腹部穴位

带脉穴：位于侧腹部，当第 11 肋骨游离端下方垂线与脐水平线的交点上。

子宫穴：位于下腹部，当脐中下 4 寸，中极旁开 3 寸。

归来穴：位于下腹部，当脐中下 4 寸，距前正中线 2 寸（前正中线上，耻骨联合上缘上 1 横指，再旁开 2 横指处）。

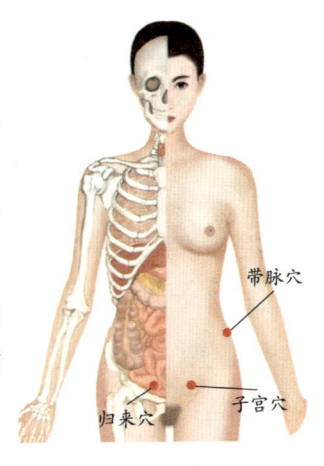

腿部穴位

足三里穴：位于外膝眼下 3 寸，距胫骨前嵴 1 横指，当胫骨前肌上。

三阴交穴：位于小腿内侧，当足内踝尖上 3 寸，胫骨内侧缘后方。

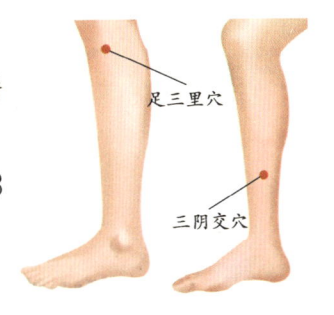

辨证施灸

尿急且频，小便赤黄，身体沉重有疲乏感，舌苔发黄时，加灸丰隆穴、太冲穴。宜采用温和灸。此 2 穴可自行施灸。施灸时，取坐位，手执艾条以点燃的一端对准施灸部位，距离穴位皮肤 1.5～3 厘米，以感到施灸处温热、舒适为度。每日灸 1 次，每次灸 15 分钟左右，灸至皮肤产生红晕为止。

腿、足部穴位

丰隆穴：位于小腿前外侧，外踝尖上 8 寸，距胫骨前缘 2 横指（中指）。

太冲穴：位于足背侧，第 1、2 趾跖骨连接部位中。

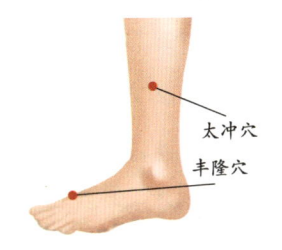

卵巢肿瘤

卵巢肿瘤是女性生殖器常见肿瘤，有各种不同的性质和形态，即：单一型或混合型、一侧性或双侧性、囊性或实质性、良性或恶性。中医认为卵巢囊肿的发病与七情所伤密切相关，如经期或产后外感风寒，或内伤生冷或郁怒伤肝造成正气内损、脏腑失和，日久而成"癥瘕"。经确诊为良性肿瘤后，在相关穴位艾灸能够调和体质，强壮身体，调经利水，从而达到治疗的目的。

一般施灸

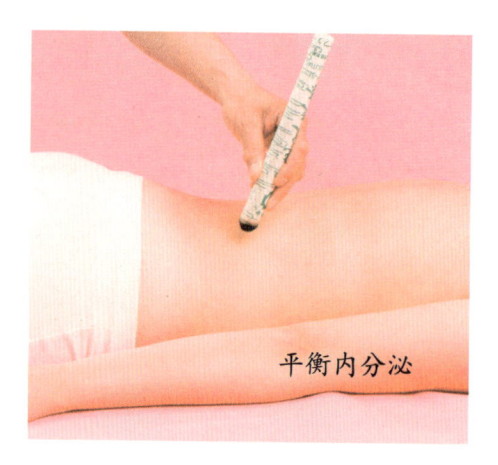

平衡内分泌

灸带脉穴。宜采用温和灸。施灸时，被施灸者取俯卧位，施灸者手执艾条以点燃的一端对准施灸部位，距离穴位皮肤1.5～3厘米，以感到施灸处温热、舒适为度。每日灸1次，每次灸5～15分钟，灸至皮肤产生红晕为止。

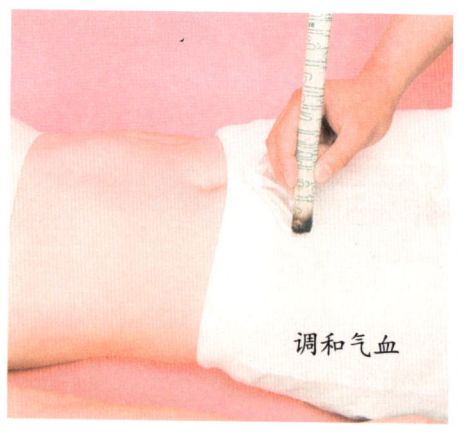

调和气血

灸归来穴。宜采用温和灸。施灸时，被施灸者取仰卧位，施灸者手执艾条以点燃的一端对准施灸部位，距离穴位皮肤1.5～3厘米，以感到施灸处温热、舒适为度。每日灸1次，每次灸5～15分钟，灸至皮肤产生红晕为止。

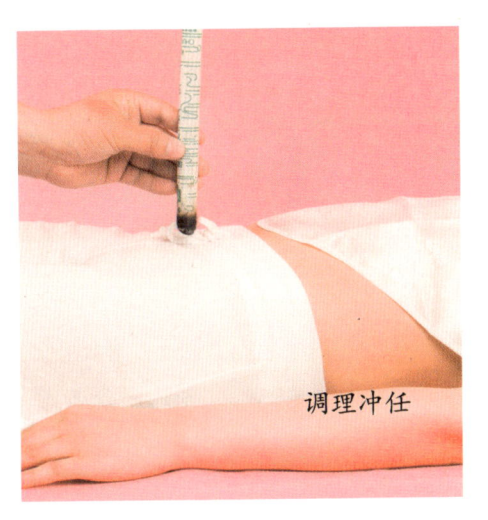

调理冲任

扶正固本，
培元补虚

灸子宫穴。宜采用温和灸。施灸时，被施灸者取仰卧位，施灸者手执艾条以点燃的一端对准施灸部位，距离穴位皮肤1.5～3厘米，以感到施灸处温热、舒适为度。每日灸1次，每次灸20～30分钟，灸至皮肤产生红晕为止。

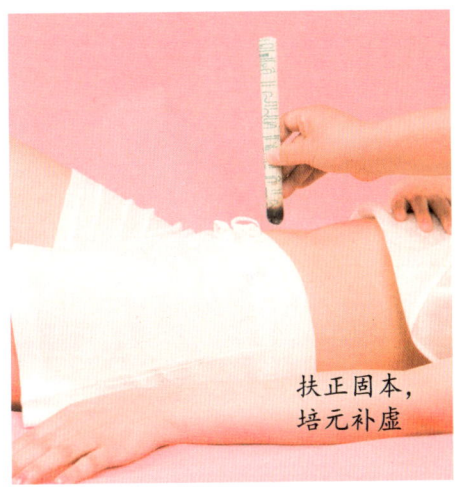

灸气海穴。宜采用温和灸。施灸时，被施灸者取仰卧位，施灸者手执艾条以点燃的一端对准施灸部位，距离穴位皮肤1.5～3厘米，以感到施灸处温热、舒适为度。每日灸1次，每次灸5～15分钟，灸至皮肤产生红晕为止。

通调冲任，
补益下焦

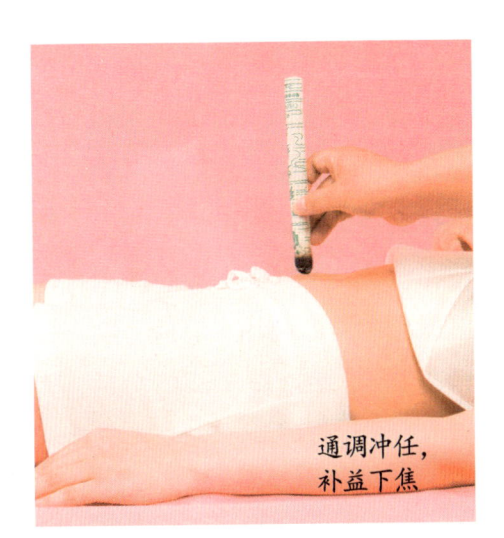

灸关元穴。宜采用回旋灸。施灸时，被施灸者取仰卧位，施灸者手执艾条以点燃的一端对准施灸部位，距离穴位皮肤1.5～3厘米，左右方向平行往复或反复旋转施灸。每日灸1次，每次灸5～15分钟，灸至皮肤产生红晕为止。

利水消肿，
活血止痛

平衡内分泌

灸中极穴。宜采用回旋灸。施灸时，被施灸者取仰卧位，施灸者手执艾条以点燃的一端对准施灸部位，距离穴位皮肤1.5～3厘米，左右方向平行往复或反复旋转施灸。每日灸1次，每次灸5～15分钟，灸至皮肤产生红晕为止。

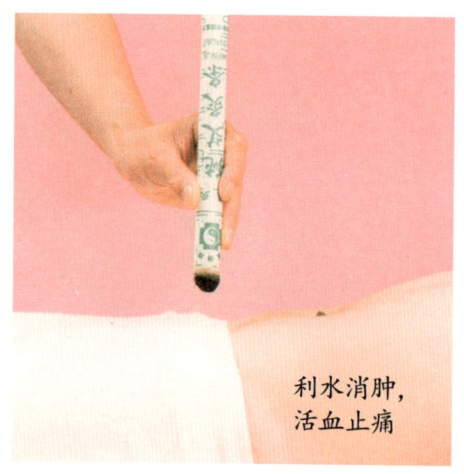

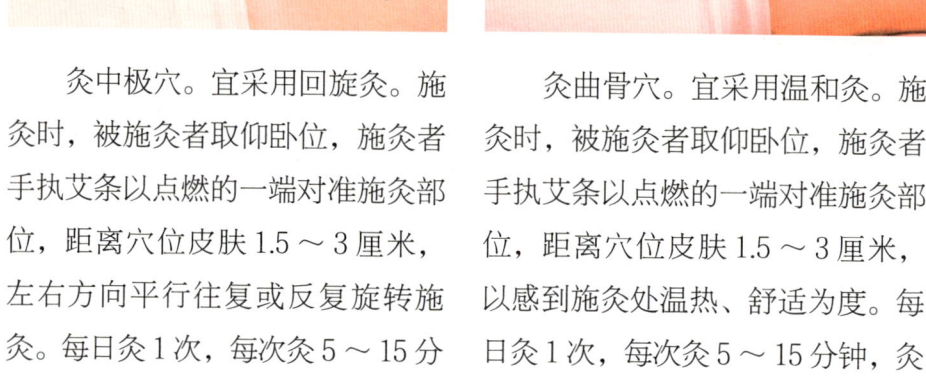

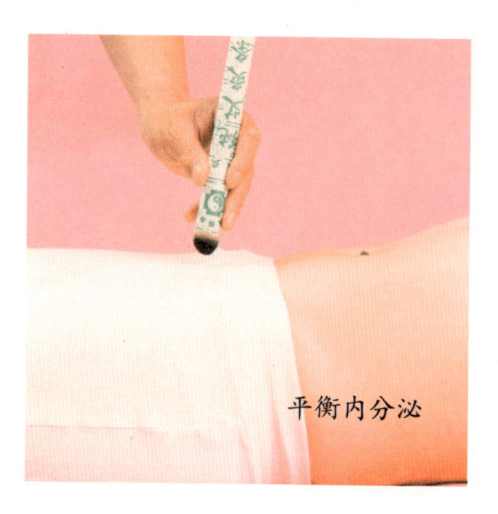

灸曲骨穴。宜采用温和灸。施灸时，被施灸者取仰卧位，施灸者手执艾条以点燃的一端对准施灸部位，距离穴位皮肤1.5～3厘米，以感到施灸处温热、舒适为度。每日灸1次，每次灸5～15分钟，灸至皮肤产生红晕为止。

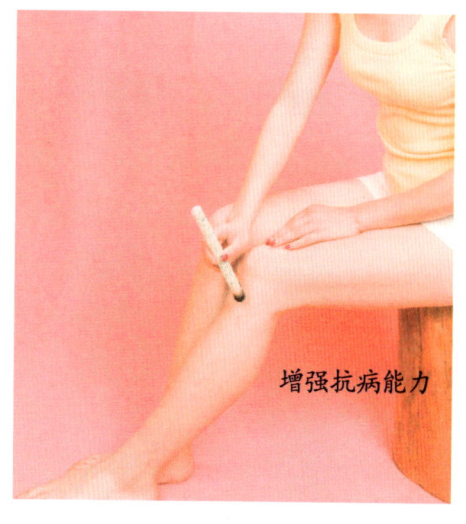

增强抗病能力

灸足三里穴。宜采用温和灸。此穴可自行施灸。施灸时，取坐位，手执艾条以点燃的一端对准施灸部位，距离穴位皮肤1.5～3厘米，以感到施灸处温热、舒适为度。每日灸1次，每次灸5～15分钟，灸至皮肤产生红晕为止。

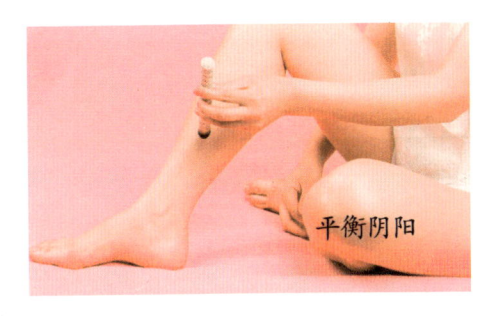

灸三阴交穴。宜采用温和灸。此穴可自行施灸。施灸时，取坐位，手执艾条以点燃的一端对准施灸部位，距离穴位皮肤 1.5～3 厘米，以感到施灸处温热、舒适为度。每日灸 1 次，每次灸 5～15 分钟，灸至皮肤产生红晕为止。

平衡阴阳

腹部穴位

带脉穴： 位于侧腹部，当第 11 肋骨游离端下方垂线与脐水平线的交点上。

归来穴： 位于下腹部，当脐中下 4 寸，距前正中线 2 寸（前正中线上，耻骨联合上缘上 1 横指，再旁开 2 横指处）。

子宫穴： 位于下腹部，当脐中下 4 寸，中极旁开 3 寸。

气海穴： 位于下腹部，前正中线上，当脐中下 1.5 寸。

关元穴： 位于脐中下 3 寸，腹中线上。

中极穴： 位于下腹部，前正中线上，当脐中下 4 寸。

曲骨穴： 位于下腹部耻骨联合上缘上方凹陷处。

腿部穴位

足三里穴： 位于外膝眼下 3 寸，距胫骨前嵴 1 横指，当胫骨前肌上。

三阴交穴： 位于小腿内侧，当足内踝尖上 3 寸，胫骨内侧缘后方。

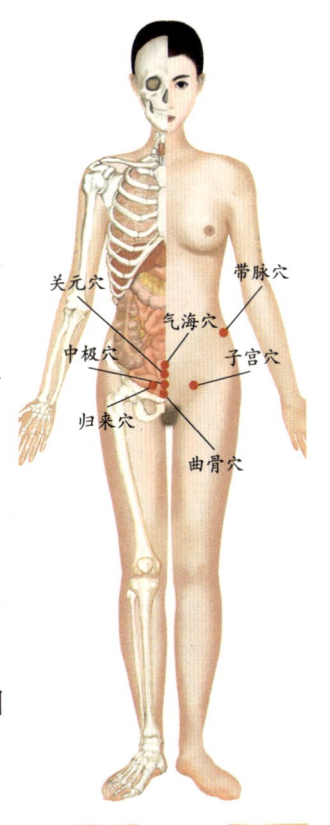

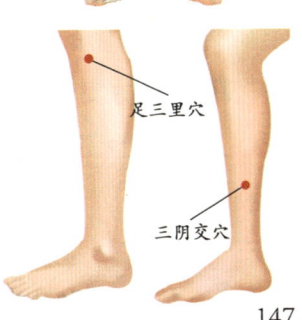

盆腔炎

盆腔炎是女性常见病之一，是指女性盆腔生殖器官、子宫周围的结缔组织及盆腔腹膜的炎症。中医认为盆腔炎伤于风、寒、湿之邪，或饮食七情之变，致脾肾功能失调，气机阻滞，瘀血、痰饮、湿浊之邪相继而生，积聚胞宫而发病。在相关穴位艾灸能够清热利湿、活血化瘀、软坚散结，从而达到治疗此病的目的。

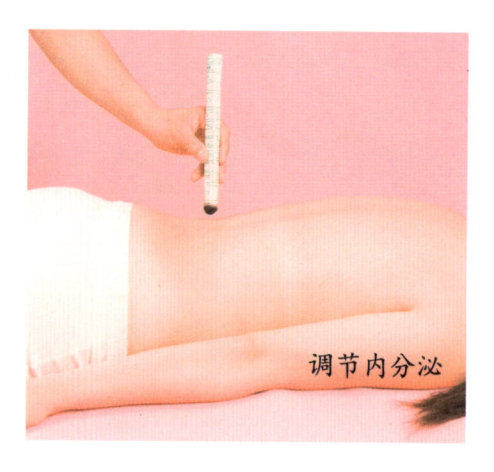

一般施灸

调节内分泌

补肾温阳，调理下焦

灸肾俞穴。宜采用温和灸。施灸时，被施灸者取俯卧位，施灸者手执艾条以点燃的一端对准施灸部位，距离穴位皮肤1.5～3厘米，以感到施灸处温热、舒适为度。每日灸1次，每次灸5～15分钟，灸至皮肤产生红晕为止。

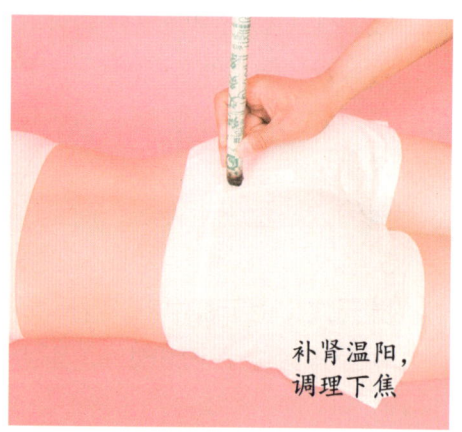

灸关元俞穴。宜采用温和灸。施灸时，被施灸者取俯卧位，施灸者手执艾条以点燃的一端对准施灸部位，距离穴位皮肤1.5～3厘米，以感到施灸处温热、舒适为度。每日灸1次，每次灸5～15分钟，灸至皮肤产生红晕为止。

活血化瘀

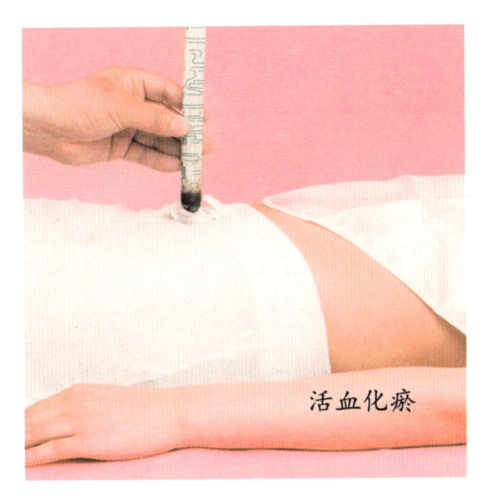

调和气血，
滋阴补肾

灸子宫穴。宜采用温和灸。施灸时，被施灸者取仰卧位，施灸者手执艾条以点燃的一端对准施灸部位，距离穴位皮肤1.5～3厘米，以感到施灸处温热、舒适为度。每日灸1次，每次灸5～15分钟，灸至皮肤产生红晕为止。

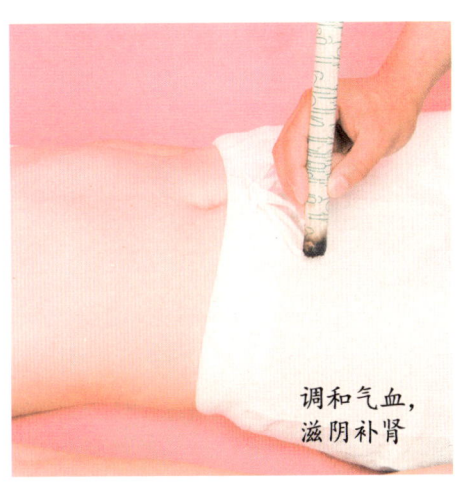

灸归来穴。宜采用温和灸。施灸时，被施灸者取仰卧位，施灸者手执艾条以点燃的一端对准施灸部位，距离穴位皮肤1.5～3厘米，以感到施灸处温热、舒适为度。每日灸1次，每次灸5～15分钟，灸至皮肤产生红晕为止。

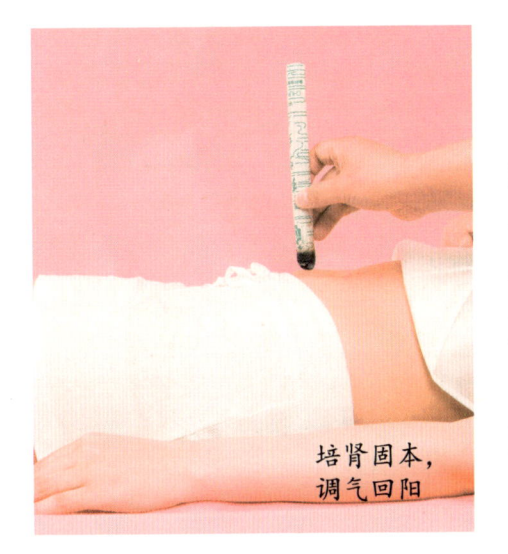

培肾固本，
调气回阳

灸关元穴。宜采用温和灸。施灸时，被施灸者取仰卧位，施灸者手执艾条以点燃的一端对准施灸部位，距离穴位皮肤1.5～3厘米，以感到施灸处温热、舒适为度。每日灸1次，每次灸5～15分钟，灸至皮肤产生红晕为止。

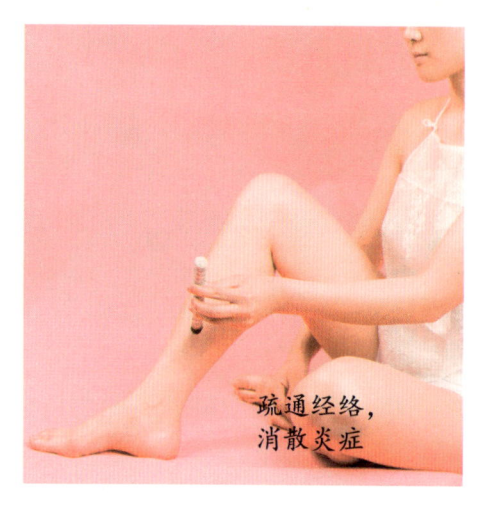

灸三阴交穴。宜采用温和灸。此穴可自行施灸。施灸时，取坐位，手执艾条以点燃的一端对准施灸部位，距离穴位皮肤1.5～3厘米，以感到施灸处温热、舒适为度。每日灸1次，每次灸5～15分钟，灸至皮肤产生红晕为止。

疏通经络，消散炎症

腰、骶部穴位

肾俞穴： 位于腰部，当第2腰椎棘突下，后正中线旁开1.5寸。

关元俞穴： 位于身体骶部，当第5腰椎棘突下，后正中线旁开1.5寸。

腹部穴位

关元穴： 位于脐中下3寸，腹中线上。

子宫穴： 下腹部，当脐中下4寸，中极旁开3寸。

归来穴： 位于下腹部，当脐中下4寸，距前正中线2寸（前正中线上，耻骨联合上缘上1横指，再旁开2横指处）。

腿部穴位

三阴交穴： 位于小腿内侧，当足内踝尖上3寸，胫骨内侧缘后方。

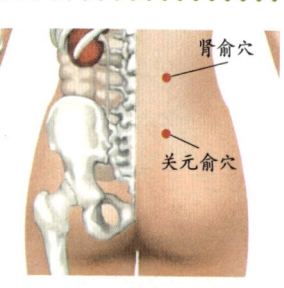

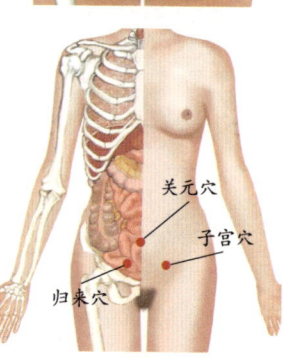

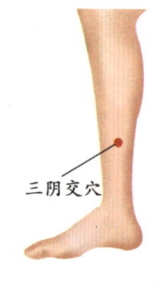

外阴白斑

外阴白斑又名女阴白斑，指出现在女性阴部皮肤的局限性或弥漫性白色斑块，可向两下肢内侧、会阴及肛门蔓延，但很少侵犯尿道口及前庭。症见阴部瘙痒，皮肤干燥，肥厚变白，甚至萎缩破溃，有疼痛及烧灼感。中医认为此病多因肝经湿热下注浸渍外阴，或血虚肝旺、肝肾阴虚、肾阳虚衰而精血不能润养外阴所致。在相关穴位艾灸能够达到疏肝理气，清热泻火，止痒，补气养血，养外阴的目的，从而治疗此病。

一般施灸

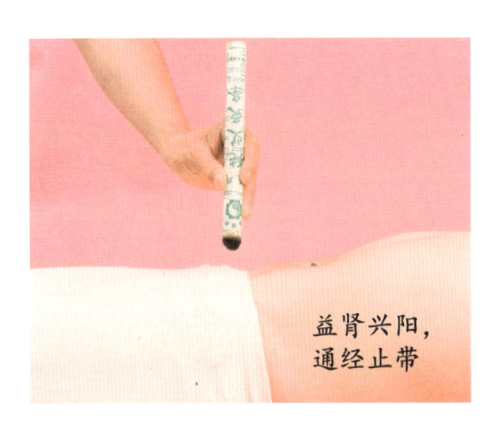

益肾兴阳，通经止带

祛风除湿，理下焦

灸中极穴。宜采用回旋灸。施灸时，被施灸者取仰卧位，施灸者手执艾条以点燃的一端对准施灸部位，距离穴位皮肤1.5～3厘米，左右方向平行往复或反复旋转施灸。每日灸1次，每次灸5～15分钟，灸至皮肤产生红晕为止。

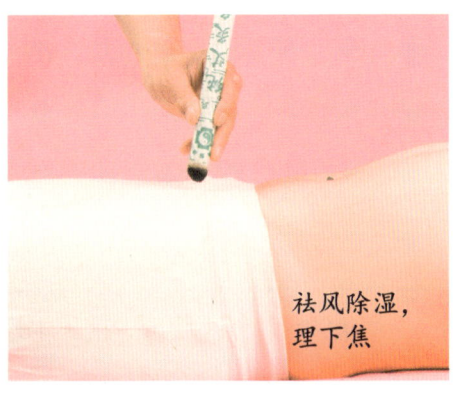

灸曲骨穴。宜采用温和灸。施灸时，被施灸者取仰卧位，施灸者手执艾条以点燃的一端对准施灸部位，距离穴位皮肤1.5～3厘米，以感到施灸处温热、舒适为度。每日灸1次，每次灸5～15分钟，灸至皮肤产生红晕为止。

滋养气血

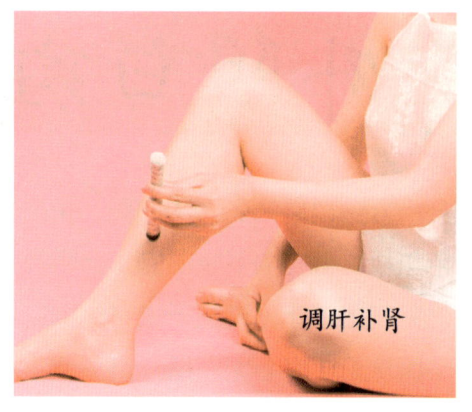

调肝补肾

灸足三里穴。宜采用温和灸。此穴可自行施灸。施灸时，取坐位，手执艾条以点燃的一端对准施灸部位，距离穴位皮肤1.5～3厘米，以感到施灸处温热、舒适为度。每日或隔日灸1次，每次灸10～15分钟，灸至皮肤产生红晕为止。

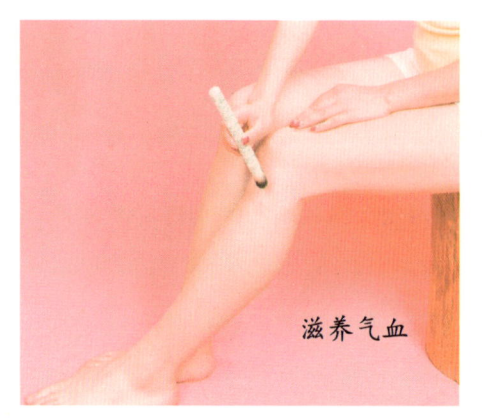

灸三阴交穴。宜采用温和灸。此穴可自行施灸。施灸时，取坐位，手执艾条以点燃的一端对准施灸部位，距离穴位皮肤1.5～3厘米，以感到施灸处温热、舒适为度。每日灸1次，每次灸3～15分钟，灸至皮肤产生红晕为止。

腹部穴位

中极穴： 位于下腹部，前正中线上，当脐中下4寸。

曲骨穴： 位于下腹部耻骨联合上缘上方凹陷处。

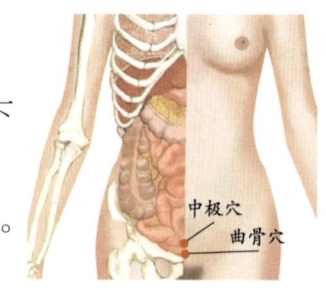

中极穴
曲骨穴

腿部穴位

足三里穴： 位于外膝眼下3寸，距胫骨前嵴1横指，当胫骨前肌上。

三阴交穴： 位于小腿内侧，当足内踝尖上3寸，胫骨内侧缘后方。

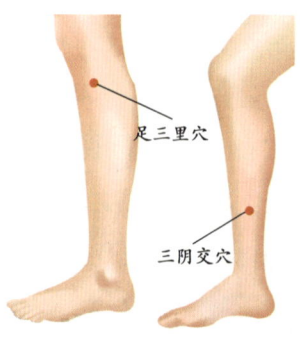

足三里穴
三阴交穴

外阴瘙痒

外阴瘙痒是妇科疾病中很常见的一种症状，多发生于阴蒂、小阴唇，也可波及大阴唇、会阴和肛周。中医认为，此病多为脾虚湿盛，郁久化热，湿热蕴结，注于下焦；或忧思郁怒，肝郁生热，挟湿下注；或外阴不洁，久坐湿地，病虫乘虚侵袭所致；或年老体弱，肝肾阴虚，精血亏耗，血虚生风化燥，而致外阴干涩作痒。在相关穴位艾灸可以达到清热祛湿、杀虫止痒、健脾利湿的目的，从而治疗此病。

一般施灸

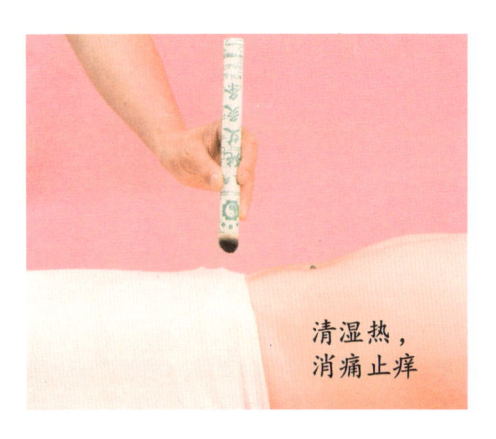

清湿热，消痛止痒

疏肝理气，调经止带

灸中极穴。宜采用温和灸。施灸时，被施灸者取仰卧位，施灸者手执艾条以点燃的一端对准施灸部位，距离穴位皮肤1.5～3厘米，以感到施灸处温热、舒适为度。每日灸1次，每次灸3～15分钟，灸至皮肤产生红晕为止，10次为1个疗程。

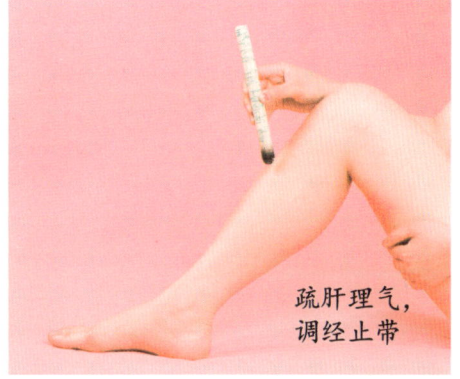

灸蠡沟穴。宜采用温和灸。此穴可自行施灸。施灸时，取坐位，手执艾条以点燃的一端对准施灸部位，距离穴位皮肤1.5～3厘米，以感到施灸处温热、舒适为度。每日灸1次，每次灸3～15分钟，灸至皮肤产生红晕为止，10次为1个疗程。

清利湿热，缓解瘙痒

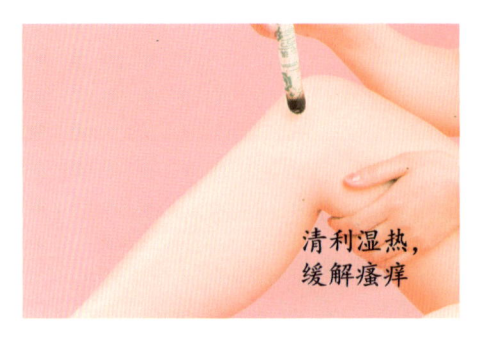

滋阴降火

灸阴陵泉穴。宜采用温和灸。此穴可自行施灸。施灸时，取坐位，手执艾条以点燃的一端对准施灸部位，距离穴位皮肤1.5～3厘米，以感到施灸处温热、舒适为度。每日灸1次，每次灸3～15分钟，灸至皮肤产生红晕为止，10次为1个疗程。

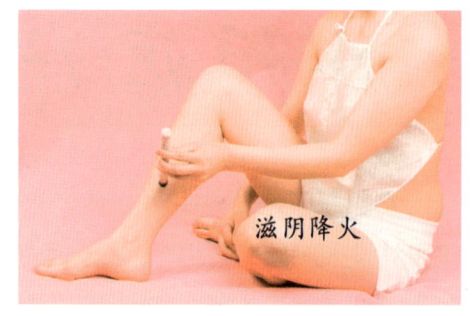

灸三阴交穴。宜采用温和灸。此穴可自行施灸。施灸时，取坐位，手执艾条以点燃的一端对准施灸部位，距离穴位皮肤1.5～3厘米，以感到施灸处温热、舒适为度。每日灸1次，每次灸3～15分钟，灸至皮肤产生红晕为止，10次为1个疗程。

腹部穴位

中极穴： 位于下腹部，前正中线上，当脐中下4寸。

腿部穴位

蠡沟穴： 位于小腿内侧，当足内踝尖上5寸，胫骨内侧面的中央。

阴陵泉穴： 位于小腿内侧，当胫骨内侧髁后下方凹陷处。

三阴交穴： 位于小腿内侧，当足内踝尖上3寸，胫骨内侧缘后方。

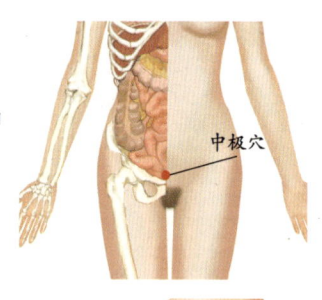

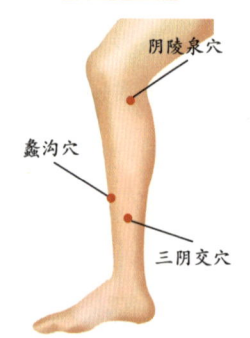

小儿腹泻

小儿腹泻，又名婴幼儿消化不良，是婴幼儿期的一种急性胃肠道功能紊乱，以腹泻、呕吐为主要症状的综合征，夏秋季发病率最高。临床主要表现为大便次数增多、排稀便和水电解质紊乱。中医认为腹泻主要是由感受外邪、内伤乳食、脾胃虚弱和脾肾阳虚而引起的，在相应穴位艾灸能够祛除风邪、健脾和胃，调和阴阳与脏腑功能，从而达到止泻的目的。

一般施灸

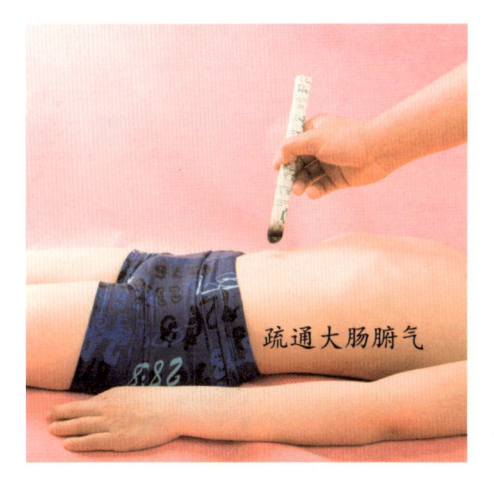

灸天枢穴。宜采用温和灸。施灸时，儿童取仰卧位，施灸者手执艾条以点燃的一端对准儿童的施灸部位，距离穴位皮肤1.5～3厘米，以使儿童感到施灸处温热、舒适为度。每日灸1～2次，每次灸10～15分钟，灸至皮肤产生红晕为止。

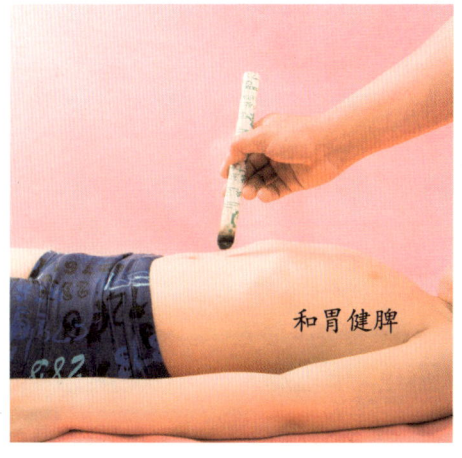

灸中脘穴。宜采用温和灸。施灸时，儿童取仰卧位，施灸者手执艾条以点燃的一端对准儿童的施灸部位，距离穴位皮肤1.5～3厘米，以使儿童感到施灸处温热、舒适为度。每日灸1～2次，每次灸10～15分钟，灸至皮肤产生红晕为止。

温经祛寒，平和阴阳

止泻

灸神阙穴。宜采用温和灸。施灸时，儿童取仰卧位，施灸者手执艾条以点燃的一端对准儿童的施灸部位，距离穴位皮肤1.5～3厘米，以使儿童感到施灸处温热、舒适为度。每日灸1～2次，每次灸10～15分钟，灸至皮肤产生红晕为止。

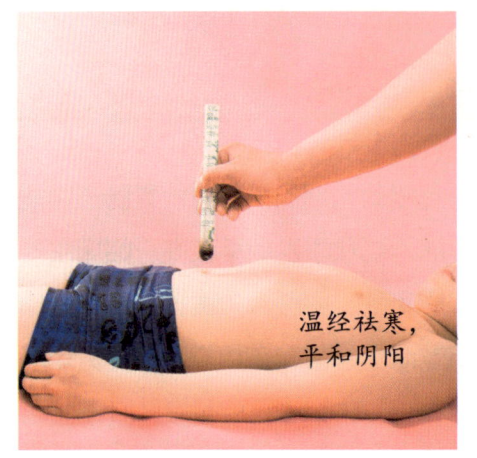

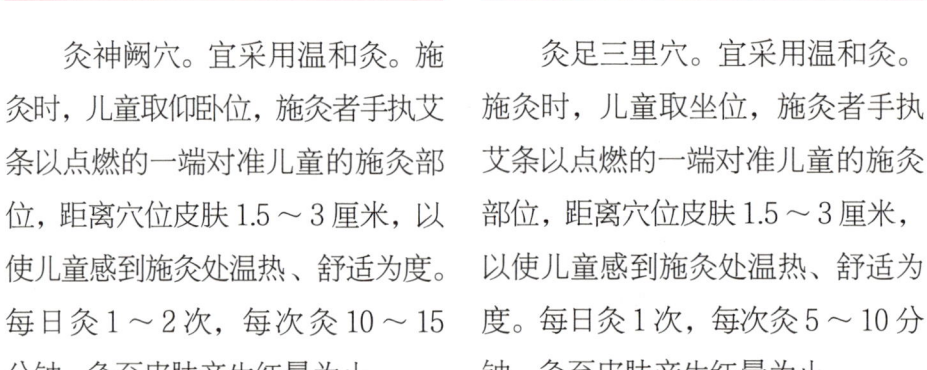

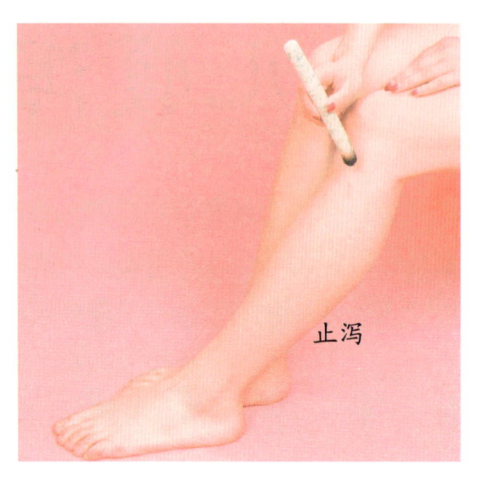

灸足三里穴。宜采用温和灸。施灸时，儿童取坐位，施灸者手执艾条以点燃的一端对准儿童的施灸部位，距离穴位皮肤1.5～3厘米，以使儿童感到施灸处温热、舒适为度。每日灸1次，每次灸5～10分钟，灸至皮肤产生红晕为止。

腹部穴位

天枢穴： 位于腹中部，平脐中，距脐中2寸。

中脘穴： 位于上腹部，前正中线上，当脐中上4寸。

神阙穴： 位于腹中部，脐中央。

腿部穴位

足三里穴： 位于外膝眼下3寸，距胫骨前嵴1横指，当胫骨前肌上。

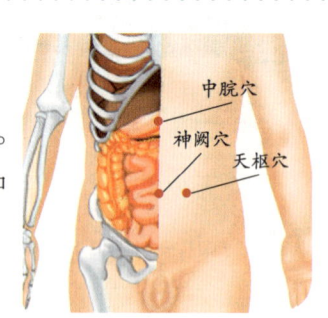

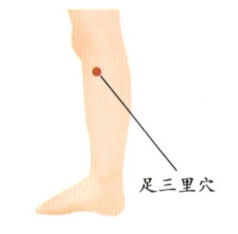

小儿百日咳

百日咳是儿童常见的急性呼吸道传染病，百日咳杆菌是本病的致病菌。其特征为阵发性痉挛性咳嗽，咳嗽末伴有特殊的吸气吼声，病程较长，可达数周甚至3个月左右，故有百日咳之称。中医认为，百日咳的病因主要为感染时邪病毒，肺失清肃，痰浊阻滞气道，肺气不能宣通，以致咳嗽频频。在相应穴位艾灸能够补脾益肺，祛痰除湿，平喘止咳，从而改善症状。

一般施灸

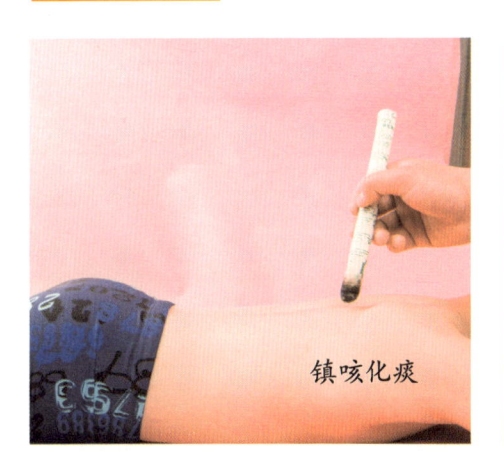

镇咳化痰

缓解久咳

灸肺俞穴。宜采用温和灸。施灸时，儿童取俯卧位，施灸者手执艾条以点燃的一端对准儿童的施灸部位，距离穴位皮肤1.5～3厘米，以使儿童感到施灸处温热、舒适为度。每日灸1次，每次灸5～10分钟，灸至皮肤产生红晕为止。

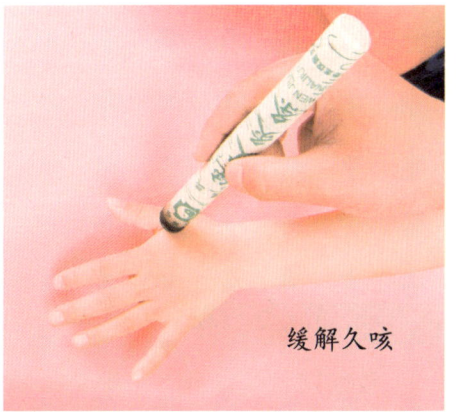

灸合谷穴。宜采用温和灸。施灸时，儿童取坐位，施灸者手执艾条以点燃的一端对准儿童的施灸部位，距离穴位皮肤1.5～3厘米，以使儿童感到施灸处温热、舒适为度。每日灸1次，每次灸5～10分钟，灸至皮肤产生红晕为止。

发散外邪，
宣肺利气

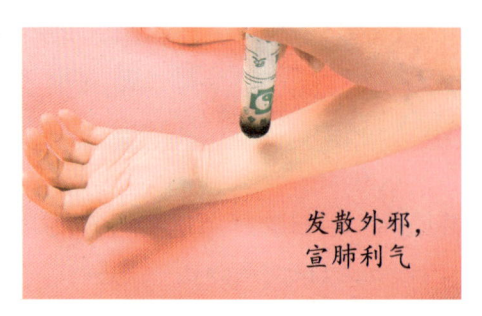

止咳平喘，
化痰开窍

灸列缺穴。宜采用温和灸。施灸时，儿童取坐位，施灸者手执艾条以点燃的一端对准儿童的施灸部位，距离穴位皮肤1.5～3厘米，以使儿童感到施灸处温热、舒适为度。每日灸1次，每次灸5～10分钟，灸至皮肤产生红晕为止。

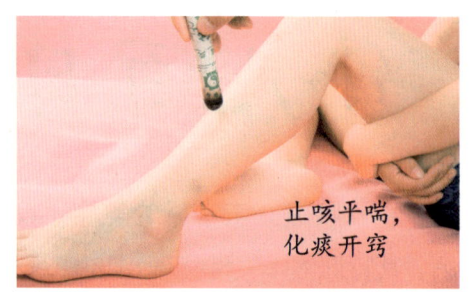

灸丰隆穴。宜采用温和灸。施灸时，儿童取坐位，施灸者手执艾条以点燃的一端对准儿童的施灸部位，距离穴位皮肤1.5～3厘米，以使儿童感到施灸处温热、舒适为度。每日灸1次，每次灸5～10分钟，灸至皮肤产生红晕为止。

背部穴位

肺俞穴： 位于背部，当第3胸椎棘突下，后正中线旁开1.5寸。

肺俞穴

手、臂部穴位

合谷穴： 位于第1、第2掌骨间，当第2掌骨桡侧的中点处。

合谷穴

列缺穴： 位于前臂桡侧缘，桡骨茎突上方，腕横纹上1.5寸处。两手虎口自然平直交叉，一手食指按在另一手桡骨茎突上，指尖下凹陷中是穴。

列缺穴

腿部穴位

丰隆穴： 位于小腿前外侧，外踝尖上8寸，距胫骨前缘2横指（中指）。

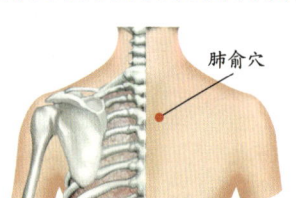

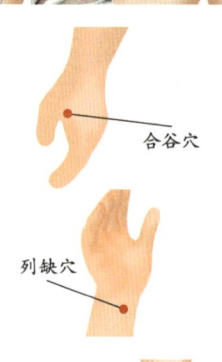

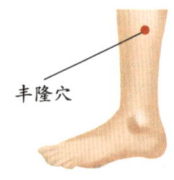

丰隆穴

流行性腮腺炎

流行性腮腺炎简称腮腺炎或流腮，俗称"猪头皮""痄腮"，是指一个或两个腮腺（人类脸颊两旁的主要唾腺）发炎的疾病。一般发病比较急，开始有畏寒、发热、头痛、咽喉痛，不想吃东西、恶心、呕吐和全身疼痛等症状。一两天后，常发生在一侧耳垂下方，出现肿大、疼痛，说话或咀嚼食物时加重，有时还会出现张口困难、流口水等。中医认为，流行性腮腺炎是由感受风湿邪毒所致，在相应穴位艾灸能够散风解表、清热解毒，从而改善症状，达到治疗此病的目的。

一般施灸

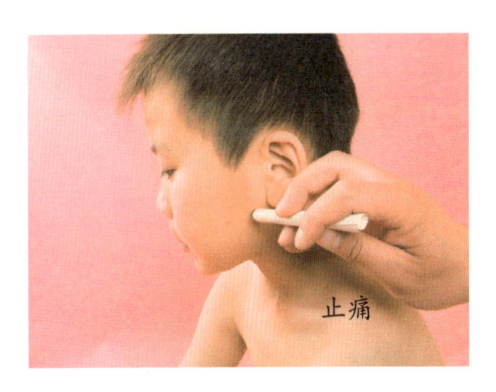

止痛

清利头目，通利耳窍

灸颊车穴。宜采用温和灸。施灸时，儿童取坐位，施灸者手执艾条以点燃的一端对准儿童的施灸部位，距离穴位皮肤1.5～3厘米，以使儿童感到施灸处温热、舒适为度。每日灸1次，每次灸5～10分钟，灸至皮肤产生红晕为止。

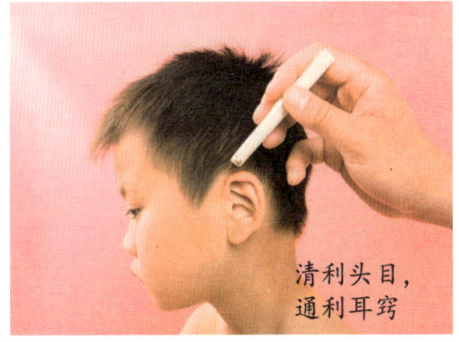

灸角孙穴。宜采用温和灸。施灸时，儿童取坐位，施灸者手执艾条以点燃的一端对准儿童的施灸部位，距离穴位皮肤1.5～3厘米，以使儿童感到施灸处温热、舒适为度。每日灸1次，每次灸5～10分钟，灸至皮肤产生红晕为止。

祛风通络，
通窍醒神

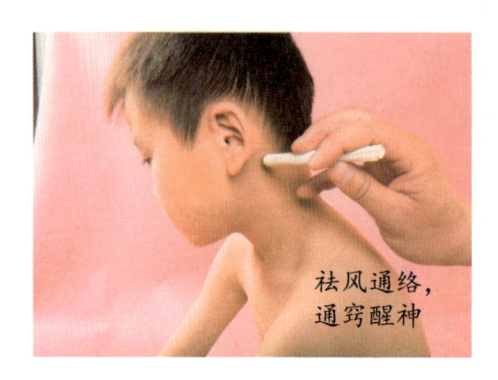

退热消炎，
化瘀止痛

灸翳风穴。宜采用温和灸。施灸时，儿童取坐位，施灸者手执艾条以点燃的一端对准儿童的施灸部位，距离穴位皮肤1.5～3厘米，以使儿童感到施灸处温热、舒适为度。每日灸1次，每次灸5～10分钟，灸至皮肤产生红晕为止。

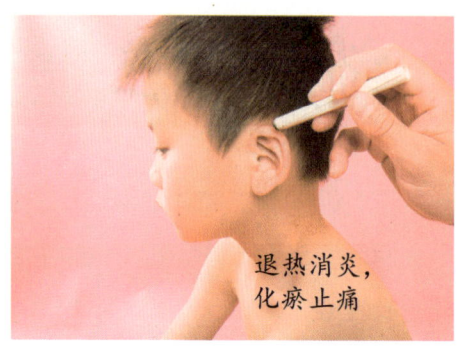

灸耳尖穴。宜采用温和灸。施灸时，儿童取坐位，施灸者手执艾条以点燃的一端对准儿童的施灸部位，距离穴位皮肤1.5～3厘米，以使儿童感到施灸处温热、舒适为度。每日灸1次，每次灸5～10分钟，灸至皮肤产生红晕为止。

头、面部穴位

颊车穴：位于面颊部，下颌角前上方约1横指（中指），咀嚼时咬肌隆起，按之凹陷处。

角孙穴：位于头部，折耳郭向前，当耳尖直上入发际处。

翳风穴：位于头部侧面，耳垂后方，乳突与下颌角之间的凹陷处。

耳尖穴：位于耳郭的上方，当折耳向前，耳郭上方的尖端处。

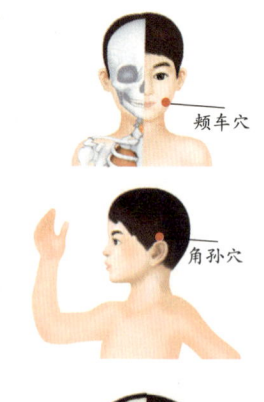

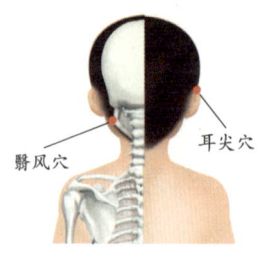

颊车穴

角孙穴

翳风穴　　耳尖穴

小儿夜啼症

小儿夜啼症多见于3～6个月以内的婴幼儿。多在夜间啼哭不止，白天正常。或阵阵啼哭，或通宵达旦，哭后仍能入睡；或伴面赤唇红，或阵发腹痛，或腹胀呕吐，或时惊恐，声音嘶哑等。一般持续时间，少则数日，多则经月，过则自止。中医认为小儿夜啼常因脾寒、心热、惊骇、食积而发病。在相关穴位艾灸能够达到清心、镇惊安神、补益脾肾的目的，从而治疗该病。

一般施灸

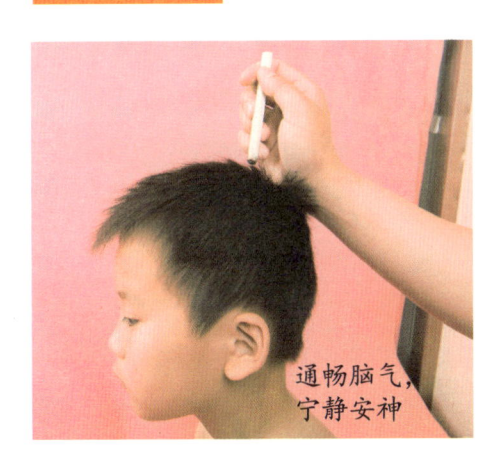

通畅脑气，宁静安神

平和阴阳，调和气血

灸百会穴。宜采用温和灸。施灸时，儿童取坐位，施灸者手执艾条以点燃的一端对准儿童的施灸部位，距离穴位皮肤1.5～3厘米，以使儿童感到施灸处温热、舒适为度。每日灸1次，每次灸5～10分钟，灸至皮肤产生红晕为止。

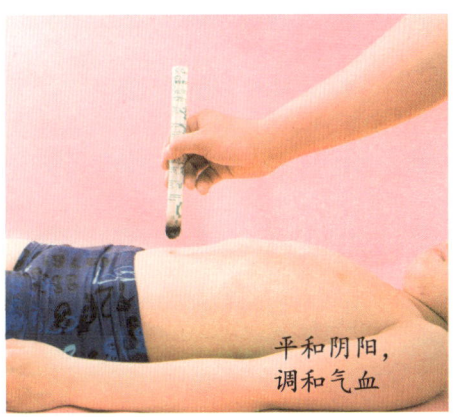

灸神阙穴。宜采用温和灸。施灸时，儿童取仰卧位，施灸者手执艾条以点燃的一端对准儿童的施灸部位，距离穴位皮肤1.5～3厘米，以使儿童感到施灸处温热、舒适为度。每日灸1次，每次灸5～10分钟，灸至皮肤产生红晕为止。

清心火，安心神

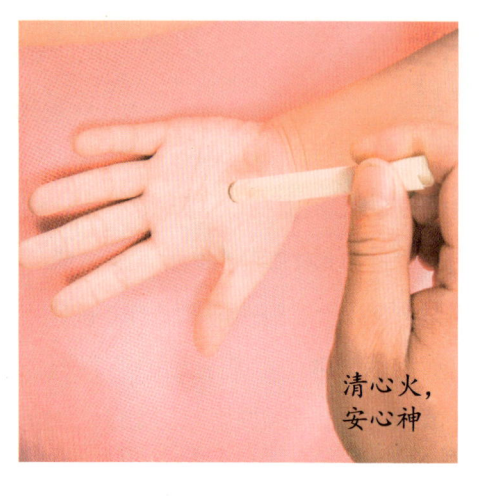

镇静安神

灸劳宫穴。宜采用温和灸。施灸时，儿童取坐位，施灸者手执艾条以点燃的一端对准儿童的施灸部位，距离穴位皮肤1.5～3厘米，以使儿童感到施灸处温热、舒适为度。每日灸1次，每次灸5～10分钟，灸至皮肤产生红晕为止。

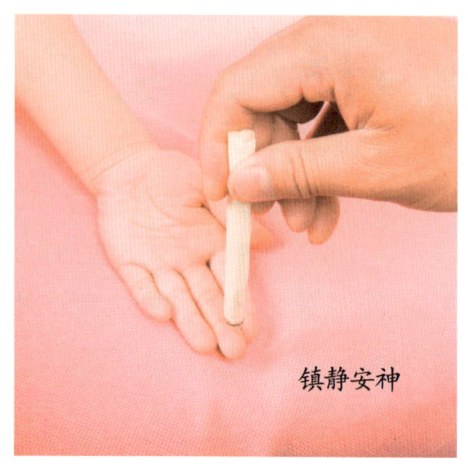

灸中冲穴。宜采用温和灸。施灸时，儿童取坐位，施灸者手执艾条以点燃的一端对准儿童的施灸部位，距离穴位皮肤1.5～3厘米，以使儿童感到施灸处温热、舒适为度。每日灸1次，每次灸5～10分钟，灸至皮肤产生红晕为止。

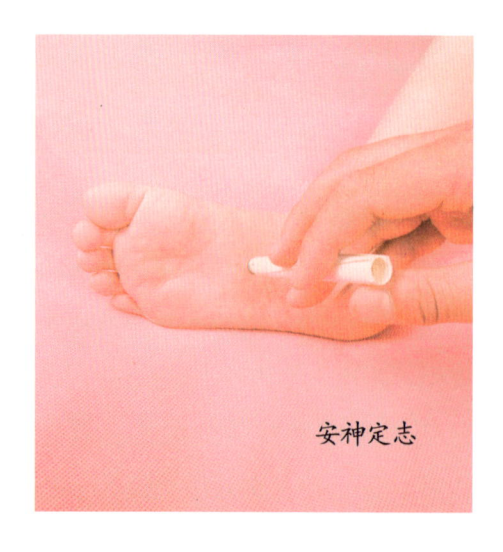

安神定志

灸涌泉穴。宜采用温和灸。施灸时，儿童取坐位，施灸者手执艾条以点燃的一端对准儿童的施灸部位，距离穴位皮肤1.5～3厘米，以使儿童感到施灸处温热、舒适为度。每日灸1次，每次灸5～10分钟，灸至皮肤产生红晕为止。

头部穴位

百会穴： 位于头部，头顶正中心。

腹部穴位

神阙穴： 位于腹中部，脐中央。

手部穴位

劳宫穴： 位于手掌心，当第2、3掌骨之间偏于第3掌骨，握拳屈指时中指尖处。

中冲穴： 位于手中指末节尖端中央。

足部穴位

涌泉穴： 位于足前部凹陷处第2、3趾趾缝纹头端与足跟连线的前1/3处。

辨证施灸

面色青白，四肢欠温，喜伏卧，腹部发凉，弯腰蜷腿哭闹，不思饮食，大便溏薄时，加灸脾俞穴、肾俞穴。宜采用温和灸。施灸时，儿童取仰卧位，施灸者手执艾条以点燃的一端对准儿童的施灸部位，距离穴位皮肤1.5～3厘米，以使儿童感到施灸处温热、舒适为度。每日灸1次，每次灸5～10分钟，灸至皮肤产生红晕为止。

背、腰部穴位

脾俞穴： 位于背部，当第11胸椎棘突下，后正中线旁开1.5寸。

肾俞穴： 位于腰部，当第2腰椎棘突下，后正中线旁开1.5寸。

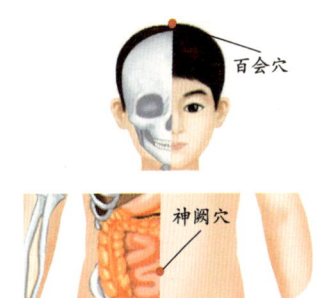

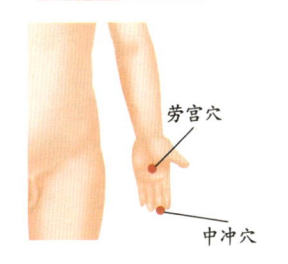

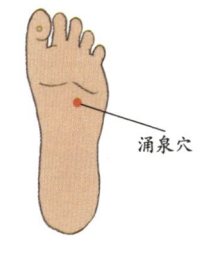

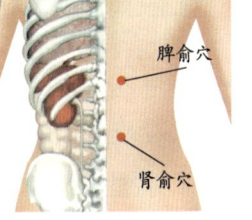

小儿厌食症

　　小儿厌食症指小儿（1～6岁）较长时期食欲减退或消失的一种常见病症。主要的症状有呕吐、食欲缺乏、腹泻、便秘、腹胀、腹痛和便血等。造成此病的原因很多，如不良的饮食习惯，气候过热、湿度过高，小儿的情绪变化，某些慢性消化系统疾病等，长期厌食可致营养不良和体质虚弱。中医认为本病的发生系饮食喂养不当，导致脾胃不和，受纳运化失健所致。在相关穴位艾灸可以消食化滞、健脾益胃、补益元气，从而治疗此症。

一般施灸

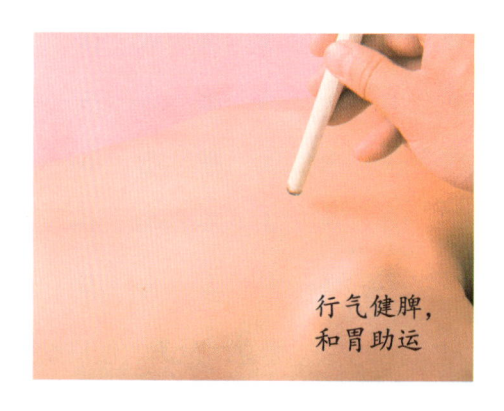

行气健脾，和胃助运

健脾和胃

　　灸身柱穴。宜采用回旋灸。施灸时，儿童取俯卧位，施灸者手执艾条以点燃的一端对准儿童的施灸部位，距离穴位皮肤1.5～3厘米，左右方向平行往复或反复旋转施灸。每日灸1次，每次灸15分钟左右，灸至皮肤产生红晕为止，10天为1个疗程。

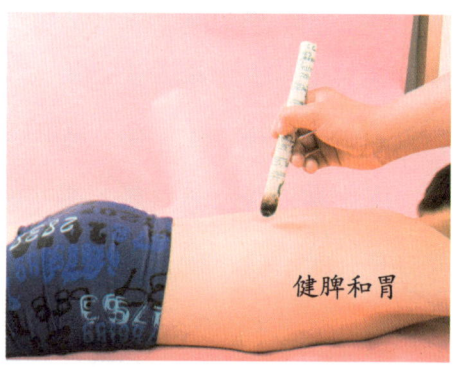

　　灸脾俞穴。宜采用温和灸。施灸时，儿童取俯卧位，施灸者手执艾条以点燃的一端对准儿童的施灸部位，距离穴位皮肤1.5～3厘米，以使儿童感到施灸处温热、舒适为度。每日灸2～3次，每次灸10～20分钟，灸至皮肤产生红晕为止。

和胃健脾,
理中降逆

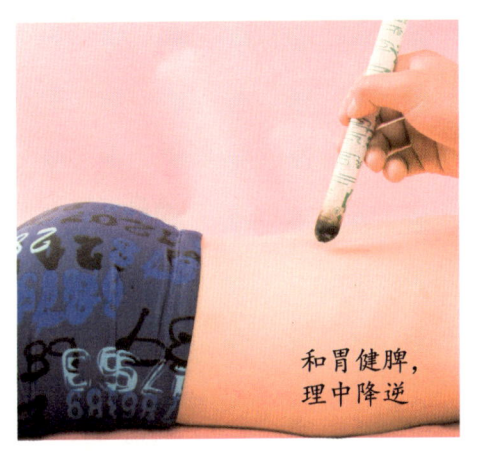

和胃健脾

灸胃俞穴。宜采用温和灸。施灸时，儿童取俯卧位，施灸者手执艾条以点燃的一端对准儿童的施灸部位，距离穴位皮肤1.5～3厘米，以使儿童感到施灸处温热、舒适为度。每日灸2～3次，每次灸10～20分钟，灸至皮肤产生红晕为止。

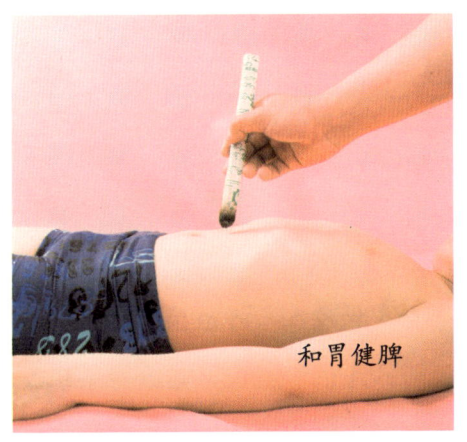

灸中脘穴。宜采用回旋灸。施灸时，儿童取仰卧位，施灸者手执艾条以点燃的一端对准儿童的施灸部位，距离穴位皮肤1.5～3厘米，左右方向平行往复或反复旋转施灸。每日灸1次，每次灸15分钟左右，灸至皮肤产生红晕为止，10天为1个疗程。

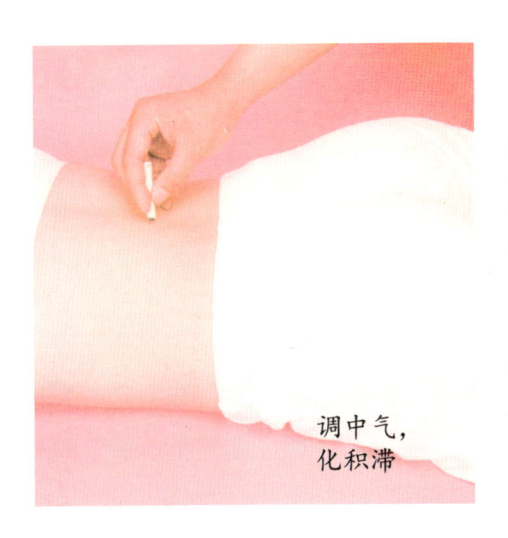

调中气,
化积滞

灸梁门穴。宜采用温和灸。施灸时，儿童取仰卧位，施灸者手执艾条以点燃的一端对准儿童的施灸部位，距离穴位皮肤1.5～3厘米，以使儿童感到施灸处温热、舒适为度。每日灸1次，每次灸15分钟左右，灸至皮肤产生红晕为止，10天为1个疗程。

健脾行气

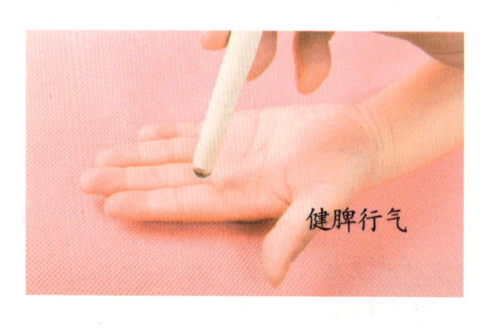

滋养气血

灸四缝穴。宜采用回旋灸。施灸时，儿童取坐位，施灸者手执艾条以点燃的一端对准儿童的施灸部位，距离穴位皮肤1.5～3厘米，左右方向平行往复或反复旋转施灸。每日灸1次，每次灸15分钟左右，灸至皮肤产生红晕为止，10天为1个疗程。

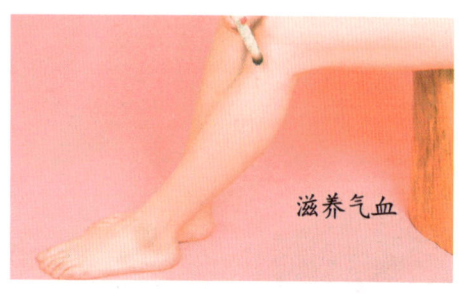

灸足三里穴。宜采用温和灸。施灸时，儿童取坐位，施灸者手执艾条以点燃的一端对准儿童的施灸部位，距离穴位皮肤1.5～3厘米，以使儿童感到施灸处温热、舒适为度。每日灸1次，每次灸15分钟左右，灸至皮肤产生红晕为止，10天为1个疗程。

背部穴位

身柱穴： 位于背部，当后正中线上，第3胸椎棘突下凹陷中。

脾俞穴： 位于背部，当第9胸椎棘突下，后正中线旁开1.5寸。

胃俞穴： 位于背部，当第12胸椎棘突下，后正中线旁开1.5寸。

腹部穴位

中脘穴： 位于上腹部，前正中线上，当脐中上4寸。

梁门穴： 位于上腹，脐中上4寸，距前正中线2寸。

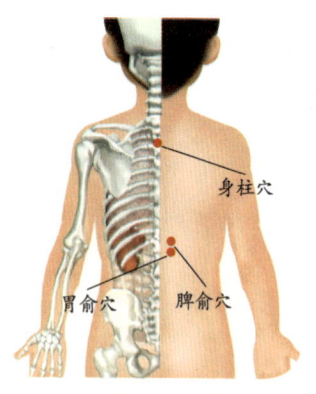

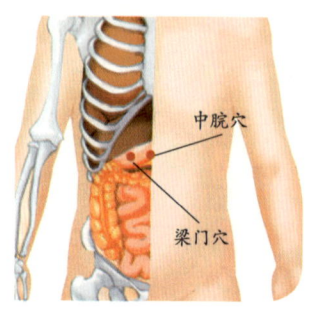

手部穴位

四缝穴： 位于第 2 至第 5 指掌面，第 1、2 节横纹中央。

腿部穴位

足三里穴： 位于外膝眼下 3 寸，距胫骨前嵴 1 横指，当胫骨前肌上。

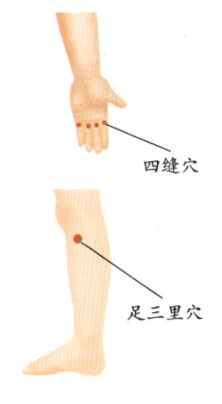

辨证施灸

食欲减退，恶心呕吐，手足心热，睡眠不安，腹胀或腹泻时，加灸下脘穴。宜采用回旋灸。施灸时，儿童取仰卧位，施灸者手执艾条以点燃的一端对准儿童的施灸部位，距离穴位皮肤 1.5～3 厘米，左右方向平行往复或反复旋转施灸。每日灸 1 次，每次灸 15 分钟，灸至皮肤产生红晕为止，10 天为 1 个疗程。也可加灸商丘穴。宜采用温和灸。施灸时，儿童取坐位，施灸者手执艾条以点燃的一端对准儿童的施灸部位，距离穴位皮肤 1.5～3 厘米，以使儿童感到施灸处温热、舒适为度。每日灸 1 次，每次灸 15 分钟，灸至皮肤产生红晕为止，10 天为 1 个疗程。

腹部穴位

下脘穴： 位于上腹部，前正中线上，当脐中上 2 寸。

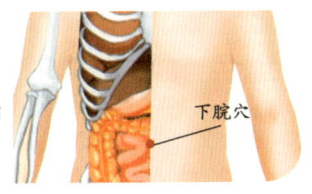

足部穴位

商丘穴： 位于内踝前下方凹陷中，当舟骨结节与内踝尖连线的中点处。

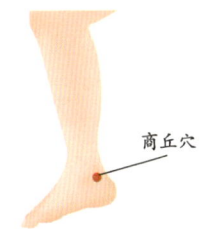

小儿遗尿

遗尿，俗称"尿床"，是指3岁以上的小儿睡眠中小便自遗、醒后才知的一种病症。中医认为小儿因先天禀赋不足或素体虚弱导致肾气不足，下元虚冷，不能温养膀胱，膀胱气化功能失调，闭藏失职，不能约制水道，而为遗尿。肺脾气虚时，上虚不能制下，下虚不能上承，致使无权约束水道，则小便自遗，或睡中小便自出。肝经湿热郁结，热郁化火，迫注膀胱而致遗尿。在相应穴位艾灸能够补脾益肾，从而改善症状。

一般施灸

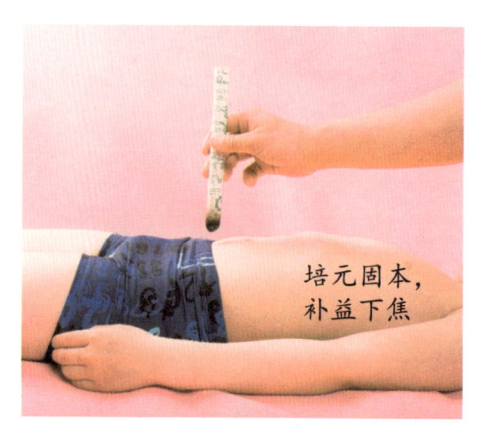

培元固本，补益下焦

滋阴降火

灸关元穴。宜采用温和灸。施灸时，儿童取仰卧位，施灸者手执艾条以点燃的一端对准儿童的施灸部位，距离穴位皮肤1.5~3厘米，以使儿童感到施灸处温热、舒适为度。每日灸1次，每次灸5~10分钟，灸至皮肤产生红晕为止。

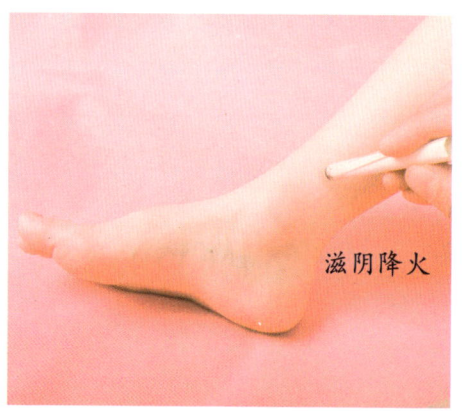

灸三阴交穴。宜采用温和灸。施灸时，儿童取坐位，施灸者手执艾条以点燃的一端对准儿童的施灸部位，距离穴位皮肤1.5~3厘米，以使儿童感到施灸处温热、舒适为度。每日灸1次，每次灸5~10分钟，灸至皮肤产生红晕为止。

腹部穴位

关元穴： 位于脐中下3寸，腹中线上。

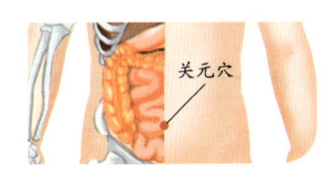

腿部穴位

三阴交穴： 位于小腿内侧，当足内踝尖上3寸，胫骨内侧缘后方。

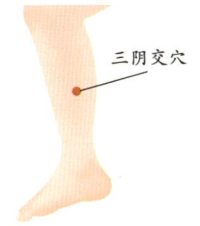

辨证施灸

肾气不足时，加灸命门穴、肾俞穴。施灸时，儿童取俯卧位，施灸者手执艾条以点燃的一端对准儿童的施灸部位，距离穴位皮肤1.5～3厘米，以使儿童感到施灸处温热、舒适为度。每日灸1次，每次灸5～10分钟，灸至皮肤产生红晕为止。抽搐、发热、咳嗽、头痛、咽红时，加灸气海穴。宜采用温和灸。施灸时，儿童取仰卧位，施灸者手执艾条以点燃的一端对准儿童的施灸部位，距离穴位皮肤1.5～3厘米，以使儿童感到施灸处温热、舒适为度。每日灸1次，每次灸5～10分钟，灸至皮肤产生红晕为止。

腰部穴位

命门穴： 位于腰部，当后正中线上，第2腰椎棘突下凹陷处。

肾俞穴： 位于腰部，当第2腰椎棘突下，后正中线旁开1.5寸。

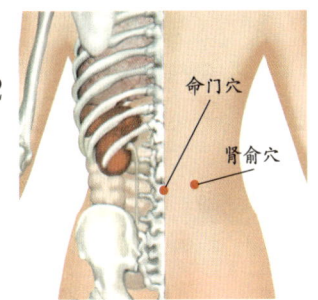

腹部穴位

气海穴： 位于下腹部，前正中线上，当脐中下1.5寸。

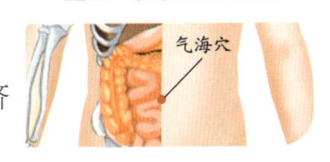

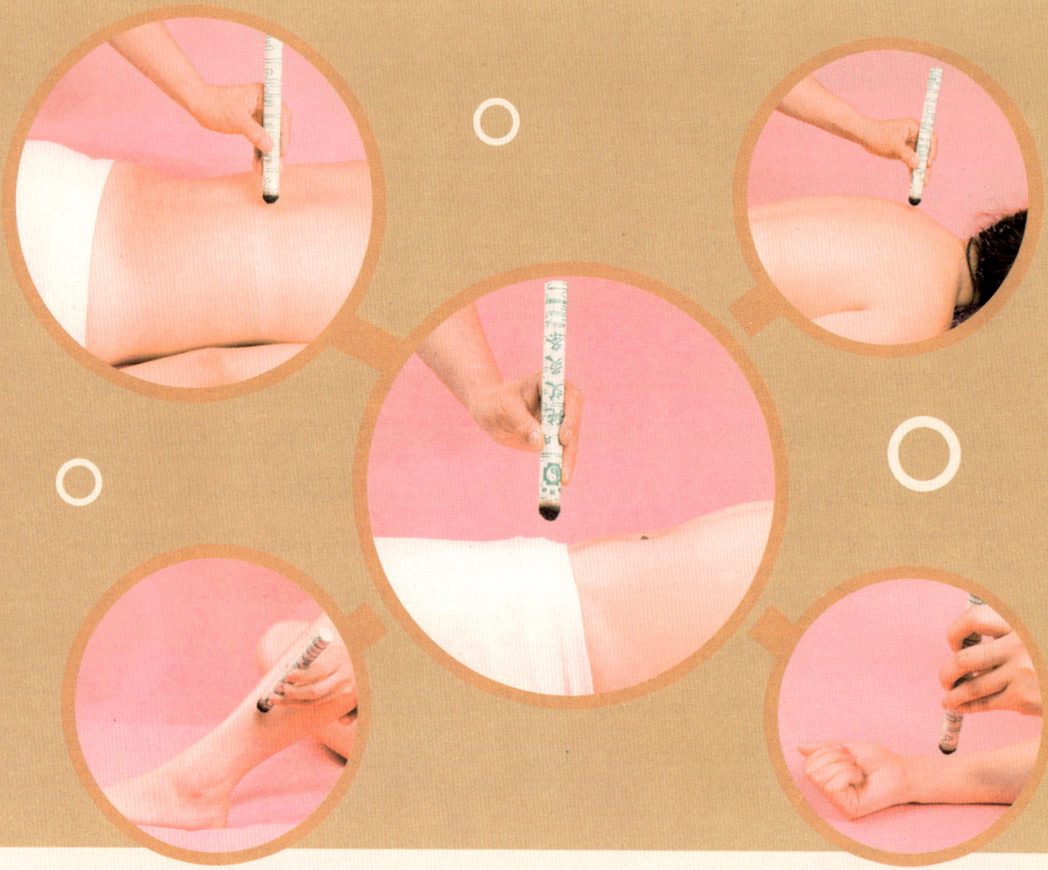

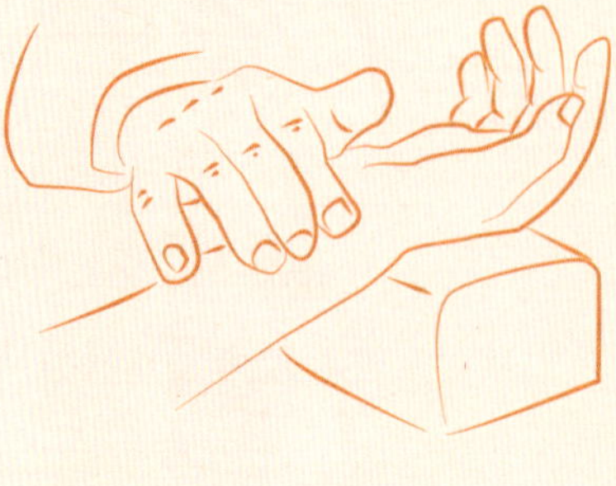

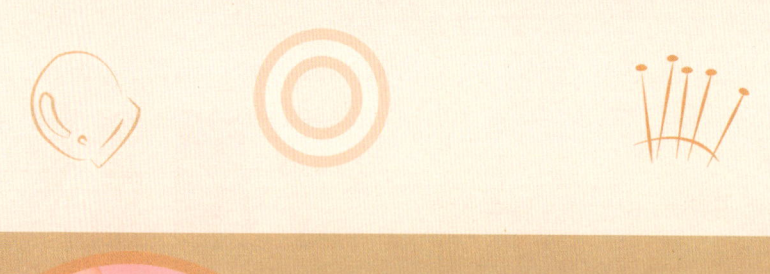

第六章

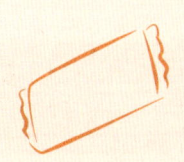

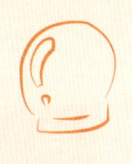

关"艾"中老年人，健康长寿身体棒

风　寒　暑　湿

更年期综合征

更年期综合征在中医学也称"绝经前后诸证"。中医认为女性停经前后肾气渐衰,脏腑功能逐渐衰退,使人体阴阳失去平衡,因而出现面红潮热、眩晕头胀、烦躁易怒、抑郁忧愁、心悸失眠、阴道干涩灼热、腰酸背痛、骨质疏松等症状。在相关穴位艾灸可以调补肾气、活血通络,有助于气血的生化和运行,从而推迟更年期的到来,缓解相应症状。

一般施灸

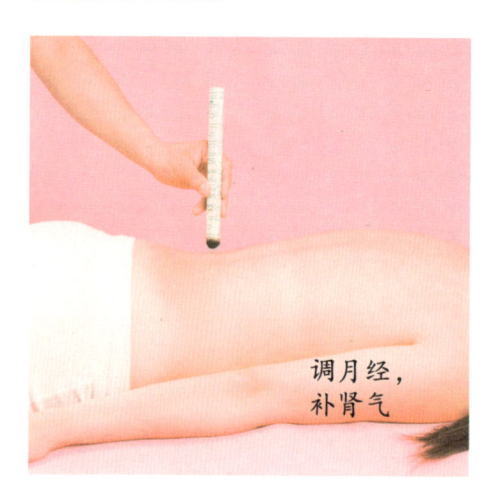

调月经,补肾气

调经理气

灸肾俞穴。宜采用温和灸。施灸时,被施灸者取俯卧位,施灸者手执艾条以点燃的一端对准施灸部位,距离穴位皮肤1.5～3厘米,以感到施灸处温热、舒适为度。每日灸1次,每次灸10～15分钟,灸至皮肤产生红晕为止。

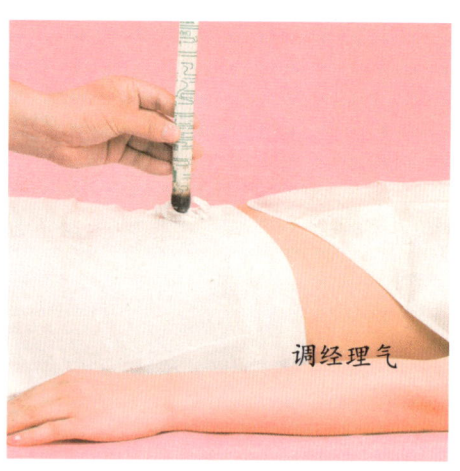

灸子宫穴。宜采用温和灸。施灸时,被施灸者取仰卧位,施灸者手执艾条以点燃的一端对准施灸部位,距离穴位皮肤1.5～3厘米,以感到施灸处温热、舒适为度。每日灸1次,每次灸5～15分钟,灸至皮肤产生红晕为止。

益肾兴阳，
通经止带

改善内分泌失调

灸中极穴。宜采用回旋灸。施灸时，被施灸者取仰卧位，施灸者手执艾条以点燃的一端对准施灸部位，距离穴位皮肤1.5～3厘米，左右方向平行往复或反复旋转施灸。每日灸1次，每次5～15分钟，灸至皮肤产生红晕为止。

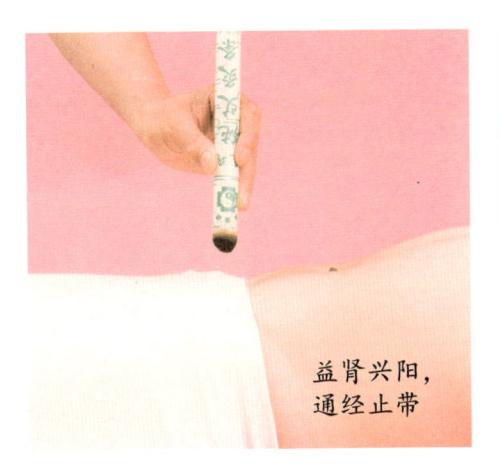

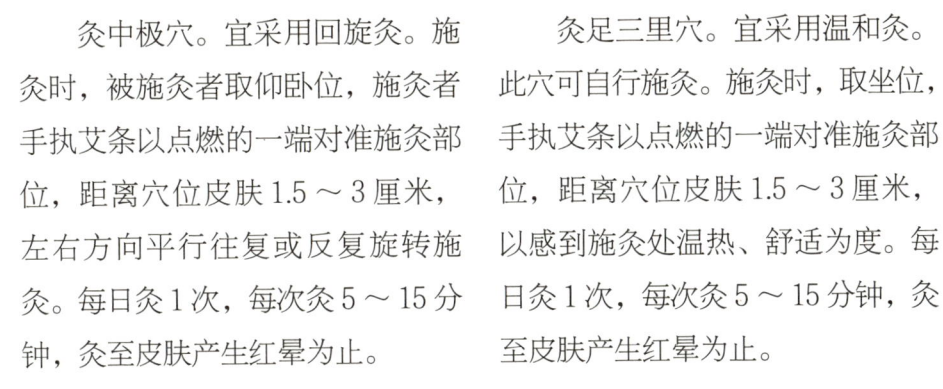

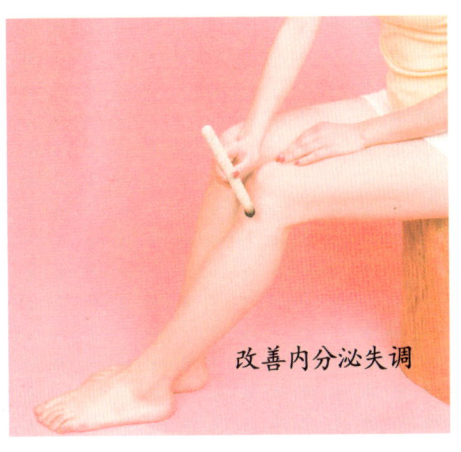

灸足三里穴。宜采用温和灸。此穴可自行施灸。施灸时，取坐位，手执艾条以点燃的一端对准施灸部位，距离穴位皮肤1.5～3厘米，以感到施灸处温热、舒适为度。每日灸1次，每次5～15分钟，灸至皮肤产生红晕为止。

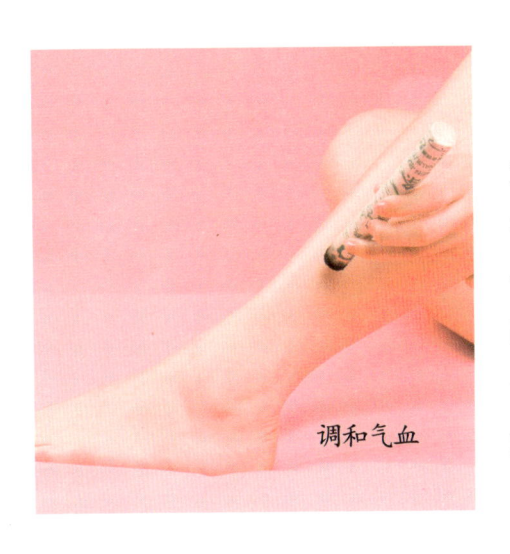

调和气血

灸悬钟穴。宜采用温和灸。此穴可自行施灸。施灸时，取坐位，手执艾条以点燃的一端对准施灸部位，距离穴位皮肤1.5～3厘米，以感到施灸处温热、舒适为度。每日灸1次，每次灸10～15分钟，灸至皮肤产生红晕为止。

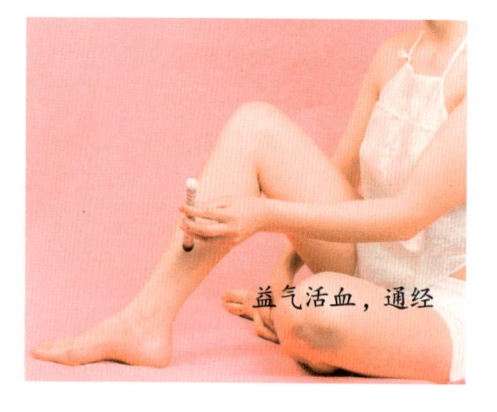

灸三阴交穴。宜采用温和灸。此穴可自行施灸。施灸时，取坐位，手执艾条以点燃的一端对准施灸部位，距离穴位皮肤1.5～3厘米，以感到施灸处温热、舒适为度。每日灸1次，每次灸5～15分钟，灸至皮肤产生红晕为止。

益气活血，通经

腰部穴位

肾俞穴： 位于腰部，当第2腰椎棘突下，后正中线旁开1.5寸。

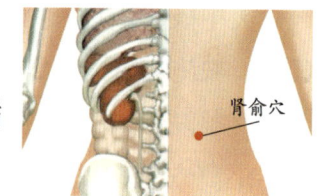

腹部穴位

子宫穴： 位于下腹部，当脐中下4寸，中极旁开3寸。

中极穴： 位于下腹部，前正中线上，当脐中下4寸。

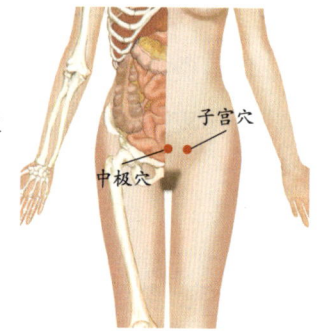

腿部穴位

足三里穴： 位于外膝眼下3寸，距胫骨前嵴1横指，当胫骨前肌上。

悬钟穴： 位于小腿外侧，当外踝尖上3寸，腓骨前缘。

三阴交穴： 位于小腿内侧，当足内踝尖上3寸，胫骨内侧缘后方。

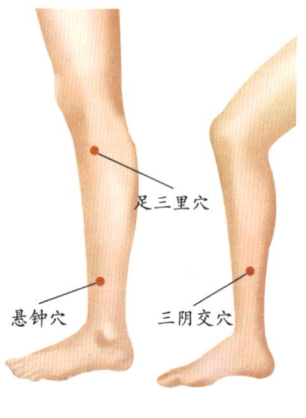

高血压

　　高血压病是以体循环动脉血压增高为主要临床特征，并伴有血管、心、脑、肾等器官病理性改变的全身性疾病。中医认为高血压主要为风、火、痰、内虚所致。在相关穴位艾灸可以通畅气血，疏导经络，拔除病气，调整人体阴阳平衡，增强人体抗病能力，最后达到扶正祛邪，治疗高血压的目的。

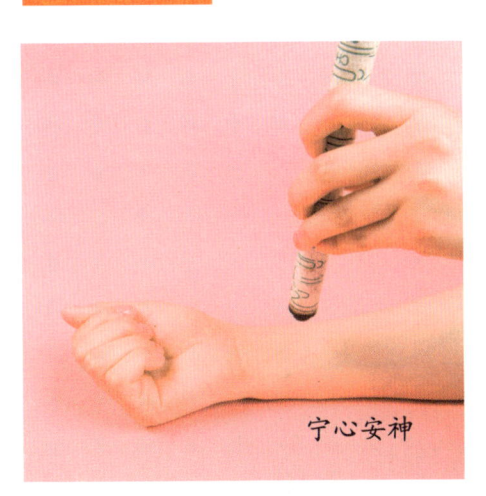

一般施灸

宁心安神

清热去火

　　灸内关穴。宜采用温和灸。此穴可自行施灸。施灸时，取坐位，手执艾条以点燃的一端对准施灸部位，距离穴位皮肤1.5～3厘米，以感到施灸处温热、舒适为度。每日灸2～3次，每次灸10～15分钟，灸至皮肤产生红晕为止。

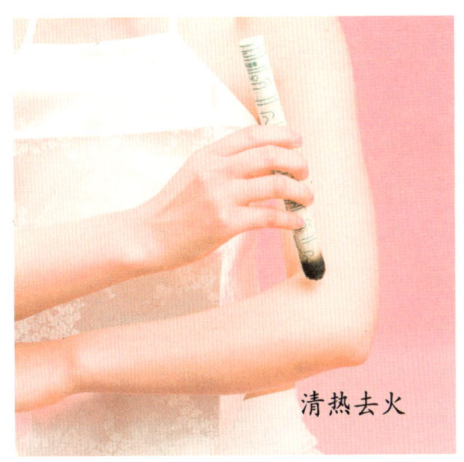

　　灸曲池穴。宜采用温和灸。此穴可自行施灸。施灸时，取坐位，手执艾条以点燃的一端对准施灸部位，距离穴位皮肤1.5～3厘米处施灸，以感到施灸处温热、舒适为度。每日灸1次，每次灸3～7分钟，灸至皮肤产生红晕为止。

调节气血，
平抑心火

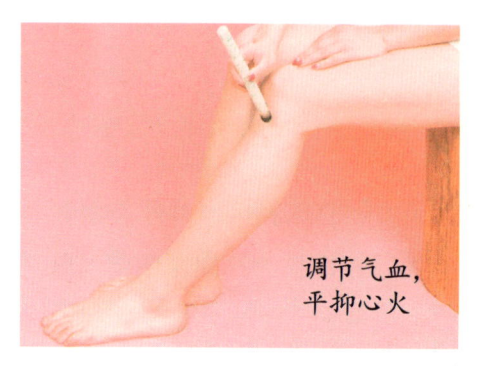

平肝熄风，
舒肝益肾

灸足三里穴。宜采用温和灸。此穴可自行施灸。施灸时，取坐位，手执艾条以点燃的一端对准施灸部位，距离穴位皮肤1.5～3厘米，以感到施灸处温热、舒适为度。隔日灸1次，每次灸3～15分钟，灸至皮肤产生红晕为止。

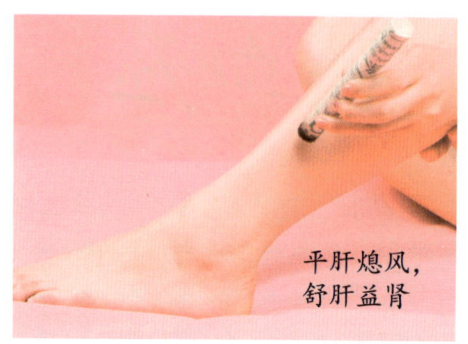

灸悬钟穴。宜采用温和灸。此穴可自行施灸。施灸时，取坐位，手执艾条以点燃的一端对准施灸部位，距离穴位皮肤1.5～3厘米，以感到施灸处温热、舒适为度。每日灸1次，每次灸3～5分钟，灸至皮肤产生红晕为止。

臂部穴位

内关穴： 位于前臂掌侧，腕横纹上2寸，掌长肌肌腱与桡侧腕屈肌肌腱之间。

曲池穴： 位于手前臂，肘横纹终点与肘尖连线的中点处。

腿部穴位

足三里穴： 位于外膝眼下3寸，距胫骨前嵴1横指，当胫骨前肌上。

悬钟穴： 位于小腿外侧，当外踝尖上3寸，腓骨前缘。

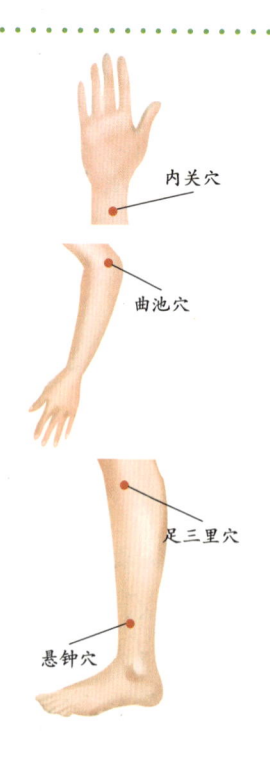

内关穴

曲池穴

足三里穴

悬钟穴

高脂血症

　　高脂血症是指血脂水平过高，可直接引起一些严重危害人体健康的疾病，如动脉粥样硬化、冠心病、胰腺炎等。高脂血症的发生与遗传因素，高胆固醇、高脂肪饮食有关，也可由糖尿病、肝病、甲状腺疾病、肾病、肥胖症、痛风等疾病引起。长期精神紧张及长期服用某种药物也会导致高脂血症。艾灸可疏泄体内湿热，促进体内血液、水液的代谢和循环，促进脂类代谢，从而降低血脂。

一般施灸

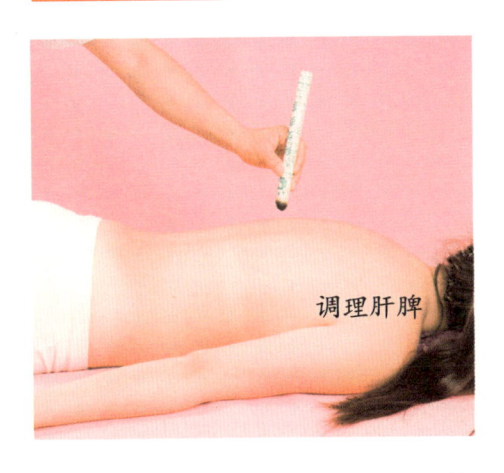

调理肝脾

和胃降逆，祛湿利水

　　灸肝俞穴。宜采用温和灸。施灸时，被施灸者取俯卧位，施灸者手执艾条以点燃的一端对准施灸部位，距离穴位皮肤1.5～3厘米，以感到施灸处温热、舒适为度。每日灸1次，每次灸3～15分钟，灸至皮肤产生红晕为止。

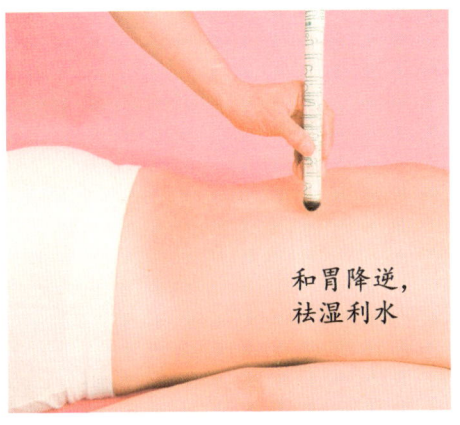

　　灸脾俞穴。宜采用温和灸。施灸时，被施灸者取俯卧位，施灸者手执艾条以点燃的一端对准施灸部位，距离穴位皮肤1.5～3厘米，以感到施灸处温热、舒适为度。每日灸1～2次，每次灸10～15分钟，灸至皮肤产生红晕为止。

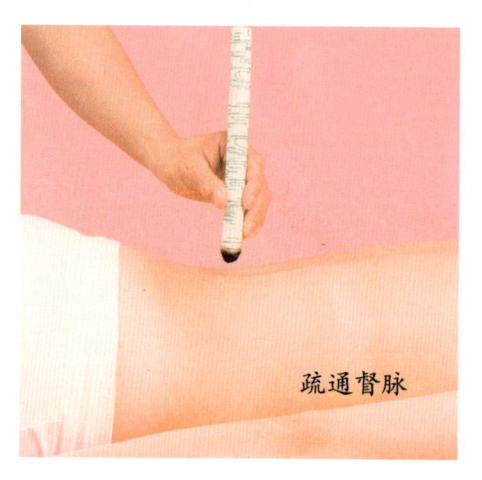

疏通督脉

和胃健脾

灸命门穴。宜采用温和灸。施灸时，被施灸者取俯卧位，施灸者手执艾条以点燃的一端对准施灸部位，距离穴位皮肤1.5～3厘米，以感到施灸处温热、舒适为度。每日或隔日灸1次，每次灸5～10分钟，灸至皮肤产生红晕为止。

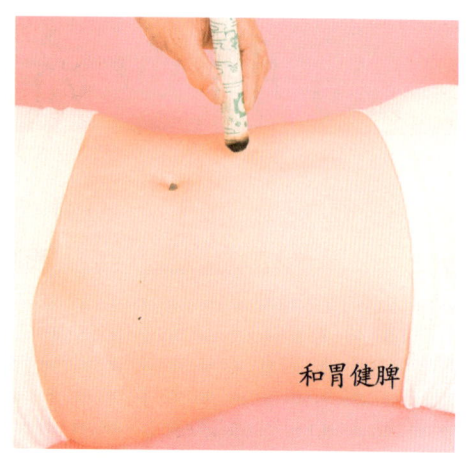

灸中脘穴。宜采用温和灸。施灸时，被施灸者取仰卧位，施灸者手执艾条以点燃的一端对准施灸部位，距离穴位皮肤1.5～3厘米，以感到施灸处温热、舒适为度。每日灸2～3次，每次灸10～20分钟，灸至皮肤产生红晕为止。

温肾健脾，祛风除湿

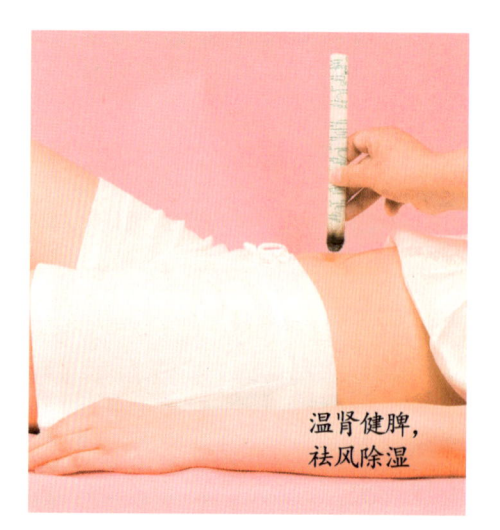

灸神阙穴。宜采用温和灸。施灸时，被施灸者取仰卧位，施灸者手执艾条以点燃的一端对准施灸部位，距离穴位皮肤1.5～3厘米，以感到施灸处温热、舒适为度。每日灸1次，每次灸10～20分钟，灸至皮肤产生红晕为止。

调补阴阳气血

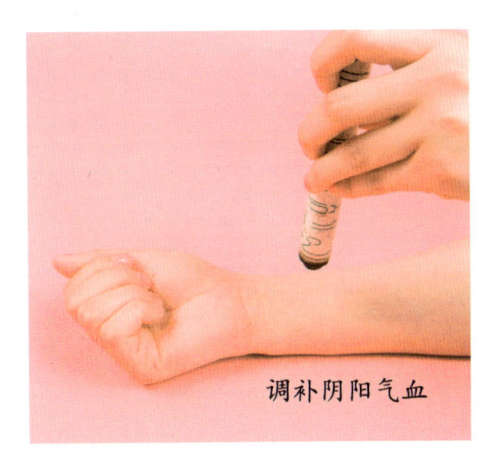

活血通络，疏调经脉

灸内关穴。宜采用温和灸。此穴可自行施灸。施灸时，取坐位，手执艾条以点燃的一端对准施灸部位，距离穴位皮肤1.5～3厘米，以感到施灸处温热、舒适为度。每日灸1次，每次灸5～15分钟，灸至皮肤产生红晕为止。

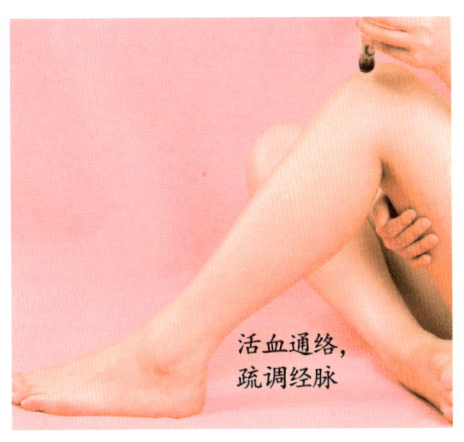

灸阳陵泉穴。宜采用温和灸。此穴可自行施灸。施灸时，取坐位，手执艾条以点燃的一端对准施灸部位，距离穴位皮肤1.5～3厘米，以感到施灸处温热、舒适为度。每日灸1次，每次灸10～20分钟，灸至皮肤产生红晕为止。15次为1个疗程。初病时每日1灸，恢复期或后遗症期隔日灸1次。

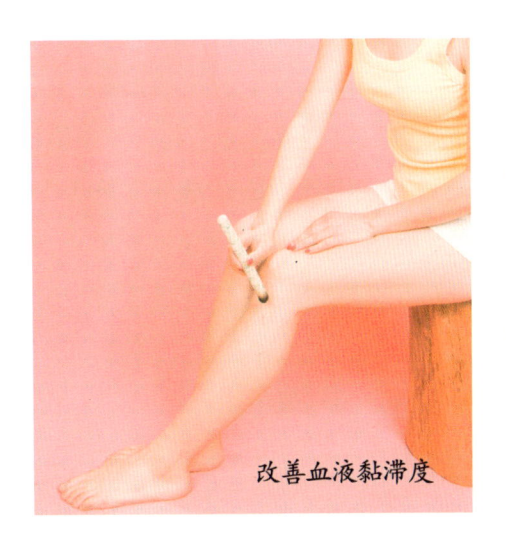

改善血液黏滞度

灸足三里穴。宜采用温和灸。此穴可自行施灸。施灸时，取坐位，手执艾条以点燃的一端对准施灸部位，距离穴位皮肤1.5～3厘米，以感到施灸处温热、舒适为度。隔日灸1次，每次灸3～5分钟，灸至皮肤产生红晕为止。

健脾化痰，
化湿通络

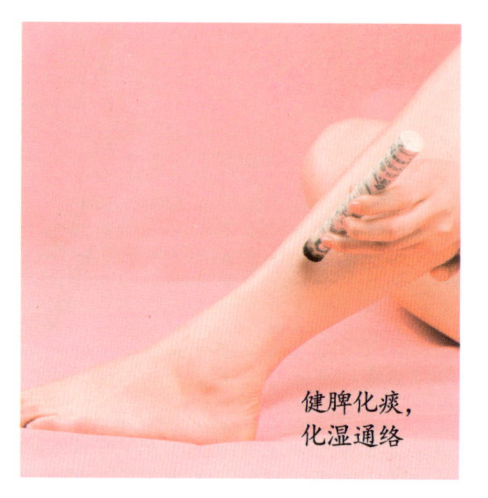

调和气血，
舒肝益肾

灸丰隆穴。宜采用温和灸。此穴可自行施灸。施灸时，取坐位，手执艾条以点燃的一端对准施灸部位，距离穴位皮肤1.5～3厘米，以感到施灸处温热、舒适为度。每日灸1次，每次灸3～5分钟，灸至皮肤产生红晕为止。

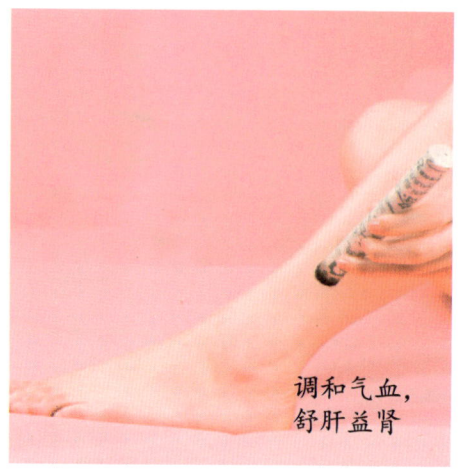

灸悬钟穴。宜采用温和灸。此穴可自行施灸。施灸时，取坐位，手执艾条以点燃的一端对准施灸部位，距离穴位皮肤1.5～3厘米，以感到施灸处温热、舒适为度。每日灸1次，每次灸5～10分钟，灸至皮肤产生红晕为止。

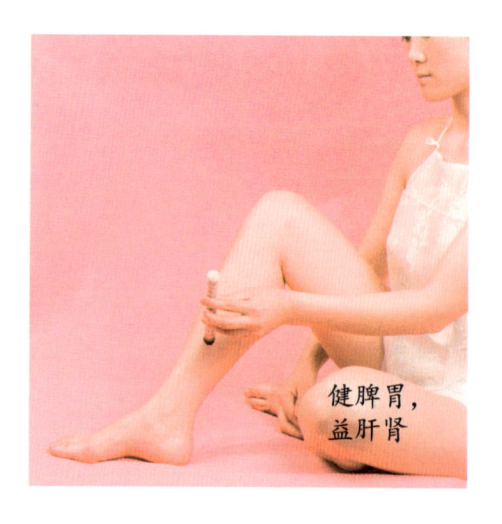

健脾胃，
益肝肾

灸三阴交穴。宜采用温和灸。此穴可自行施灸。施灸时，取坐位，手执艾条以点燃的一端对准施灸部位，距离穴位皮肤1.5～3厘米，以感到施灸处温热、舒适为度。每日灸1次，每次灸5～10分钟，灸至皮肤产生红晕为止。

背、腰部穴位

肝俞穴：位于背部，当第9胸椎棘突下，后正中线旁开1.5寸。

脾俞穴：位于背部，当第11胸椎棘突下，后正中线旁开1.5寸。

命门穴：位于腰部，当后正中线上，第2腰椎棘突下凹陷处。

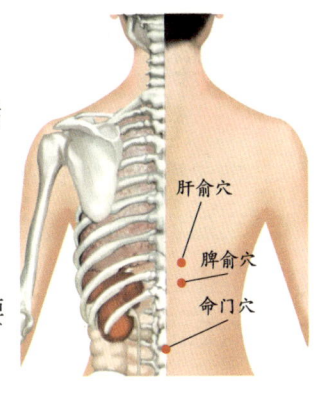

腹部穴位

中脘穴：位于上腹部，前正中线上，当脐中上4寸。

神阙穴：位于腹中部，脐中央。

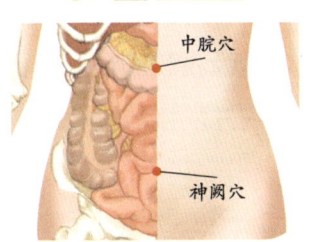

臂部穴位

内关穴：位于前臂掌侧，腕横纹上2寸，掌长肌肌腱与桡侧腕屈肌肌腱之间。

腿部穴位

阳陵泉穴：位于小腿外侧，当腓骨头前下方凹陷处。

足三里穴：位于外膝眼下3寸，距胫骨前嵴1横指，当胫骨前肌上。

丰隆穴：位于小腿前外侧，外踝尖上8寸，距胫骨前缘2横指（中指）。

悬钟穴：位于小腿外侧，当外踝尖上3寸，腓骨前缘。

三阴交穴：位于小腿内侧，当足内踝尖上3寸，胫骨内侧缘后方。

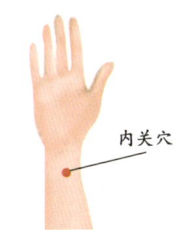

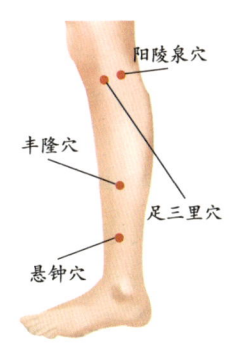

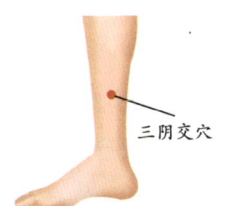

糖尿病

糖尿病是一组以高血糖为特征的代谢紊乱综合征。临床上早期无症状，至症状期才有多食、多饮、多尿、烦渴、善饥、消瘦或肥胖、疲乏无力等症群，久病者常伴发心脑血管、肾、眼及神经等病变。中医认为糖尿病是由气血、阴阳失调，五脏六腑、胰腺功能紊乱，微量元素失衡等多种原因引起。艾灸可以双向调节血糖，艾灸能使患者的营养得到有效地吸收和利用，从而提高人体的自身免疫功能和抗病防病能力，防止系列并发症的发生。

一般施灸

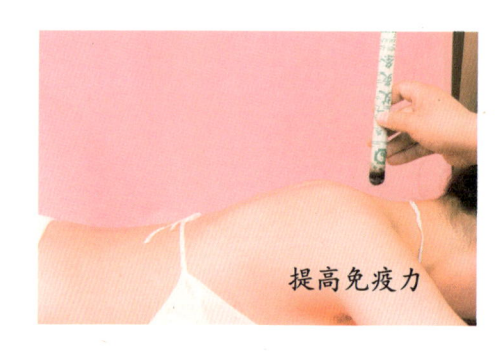

提高免疫力

灸大椎穴。宜采用温和灸。施灸时，被施灸者取俯卧位，施灸者手执艾条以点燃的一端对准施灸部位，距离穴位皮肤1.5～3厘米，以感到施灸处温热、舒适为度。每日灸1～2次，每次灸30分钟左右，灸至皮肤产生红晕为止，10天为1个疗程，中间休息几天再灸。

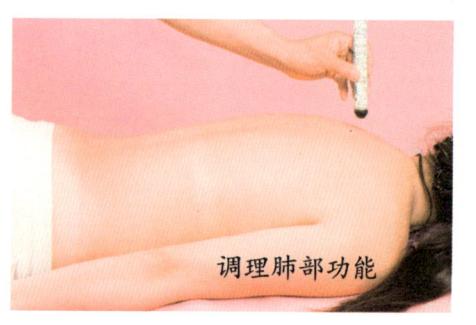

调理肺部功能

灸肺俞穴。宜采用回旋灸。施灸时，被施灸者取俯卧位，施灸者手执艾条以点燃的一端对准施灸部位，距离穴位皮肤1.5～3厘米，左右方向平行往复或反复旋转施灸。每日灸1～2次，每次灸30分钟左右，灸至皮肤产生红晕为止，10天为1个疗程，中间休息几天再灸。

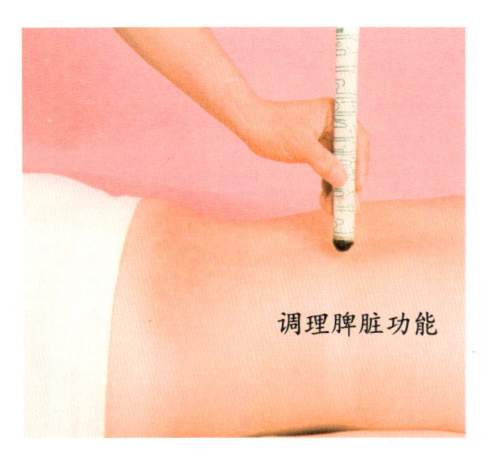

灸脾俞穴。宜采用温和灸。施灸时，被施灸者取俯卧位，施灸者手执艾条以点燃的一端对准施灸部位，距离穴位皮肤1.5～3厘米，以感到施灸处温热、舒适为度。每日灸1～2次，每次灸30分钟左右，灸至皮肤产生红晕为止，10天为1个疗程，中间休息几天再灸。

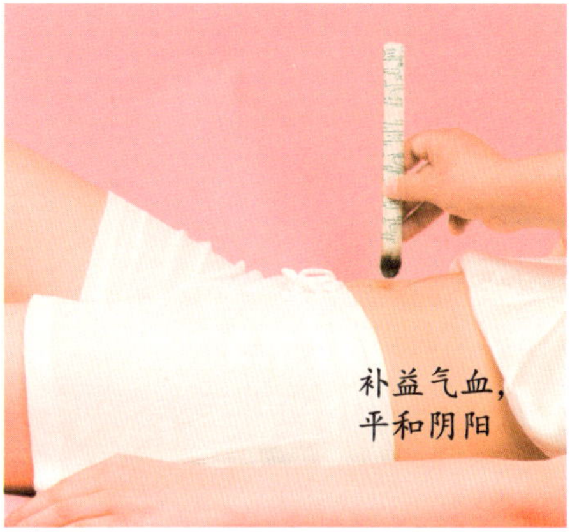

灸神阙穴。宜采用温和灸。施灸时，被施灸者取仰卧位，施灸者手执艾条以点燃的一端对准施灸部位，距离穴位皮肤1.5～3厘米，以感到施灸处温热、舒适为度。每日灸1～2次，每次灸30分钟左右，灸至皮肤产生红晕为止，10天为1个疗程，中间休息几天再灸。

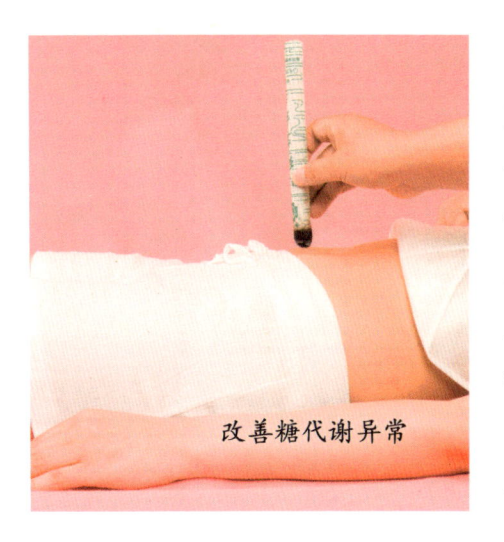

灸关元穴。宜采用回旋灸。施灸时，被施灸者取仰卧位，施灸者手执艾条以点燃的一端对准施灸部位，距离穴位皮肤1.5～3厘米，左右方向平行往复或反复旋转施灸。每日灸1～2次，每次灸30分钟左右，灸至皮肤产生红晕为止，10天为1个疗程，中间休息几天再灸。

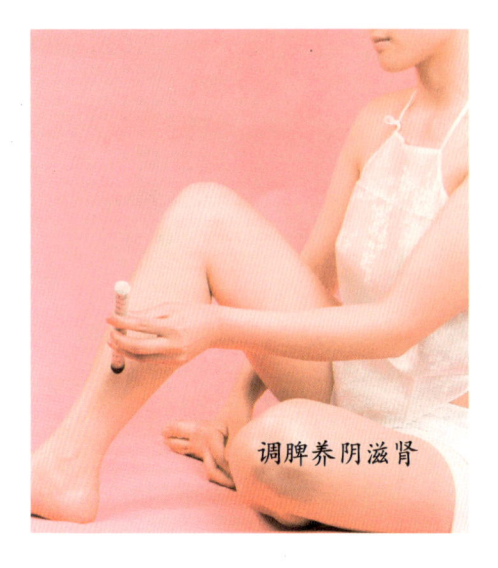

灸三阴交穴。宜采用温和灸。此穴可自行施灸。施灸时，取坐位，手执艾条以点燃的一端对准施灸部位，距离穴位皮肤 1.5～3 厘米，以感到施灸处温热、舒适为度。每日或隔日灸 1 次，每次灸 20 分钟左右，灸至皮肤产生红晕为止。

调脾养阴滋肾

颈、背部穴位

大椎穴：位于颈部下端，后正中线上，第 7 颈椎棘突下凹陷中。

肺俞穴：位于背部，当第 3 胸椎棘突下，后正中线上旁开 1.5 寸。

脾俞穴：位于背部，当第 11 胸椎棘突下，后正中线上旁开 1.5 寸。

腹部穴位

神阙穴：位于腹中部，脐中央。

关元穴：位于脐中下 3 寸，腹中线上。

腿部穴位

三阴交穴：位于小腿内侧，当足内踝尖上 3 寸，胫骨内侧缘后方。

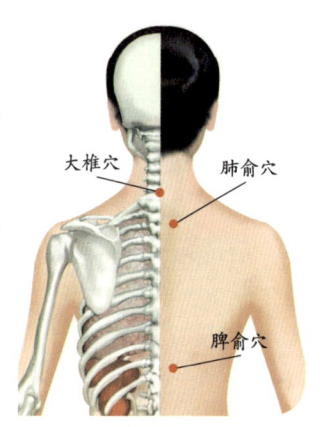

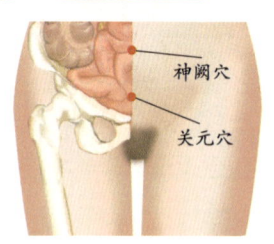

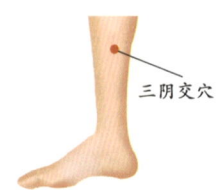

低血压

低血压是指收缩压低于 90 毫米汞柱，舒张压低于 60 毫米汞柱。常常表现为头晕、倦怠乏力、精神不振、畏寒、四肢不温、抵抗力和免疫力下降，易感冒等等。中医认为低血压多见于脾胃虚弱者、脑力劳动者或虚弱的老年心脏病患者。多由于气虚阳虚、阴血亏虚或气阴两虚所致。在相关穴位艾灸能促进血液循环，益气补阴，健脾补肾，改善脏腑功能。

一般施灸

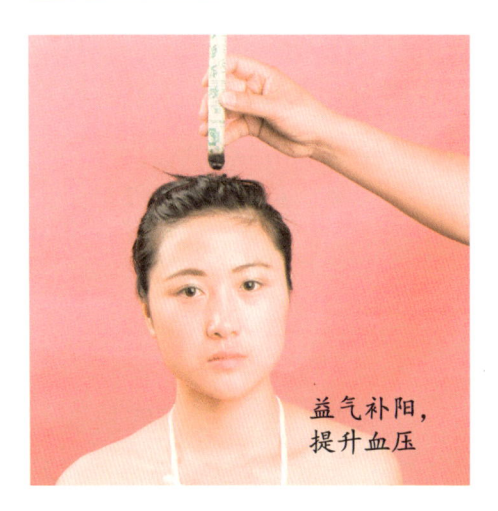

益气补阳，提升血压

温阳培阳

灸百会穴。宜采用温和灸。施灸时，被施灸者取坐位，施灸者手执艾条以点燃的一端对准施灸部位，距离穴位皮肤 1.5～3 厘米，以感到施灸处温热、舒适为度。每日灸 1～2 次，每次灸 10～15 分钟，灸至皮肤产生红晕为止。

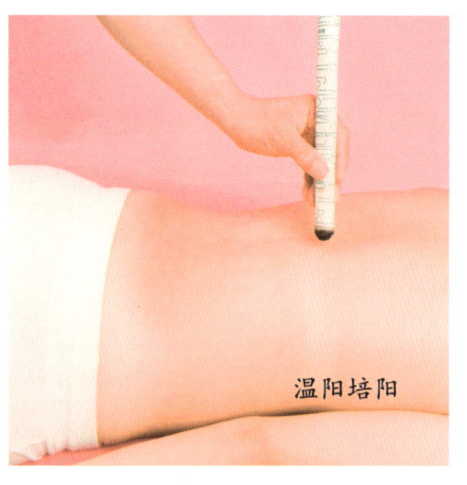

灸脾俞穴。宜采用温和灸。施灸时，被施灸者取俯卧位，施灸者手执艾条以点燃的一端对准施灸部位，距离穴位皮肤 1.5～3 厘米，以感到施灸处温热、舒适为度。每日灸 1～2 次，每次灸 10～15 分钟，灸至皮肤产生红晕为止。

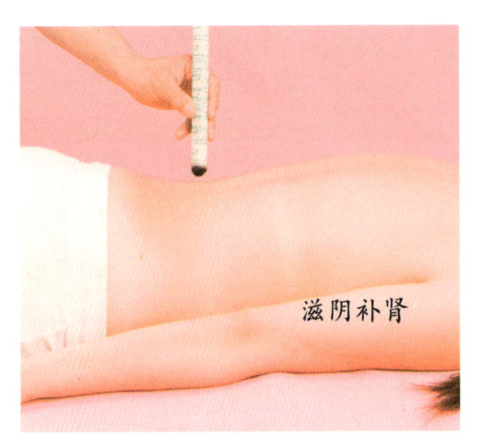

滋阴补肾

宽胸理气，
活血通络

灸肾俞穴。宜采用温和灸。施灸时，被施灸者取俯卧位，施灸者手执艾条以点燃的一端对准施灸部位，距离穴位皮肤1.5～3厘米，以感到施灸处温热、舒适为度。每日灸1次，每次灸10～15分钟，灸至皮肤产生红晕为止。

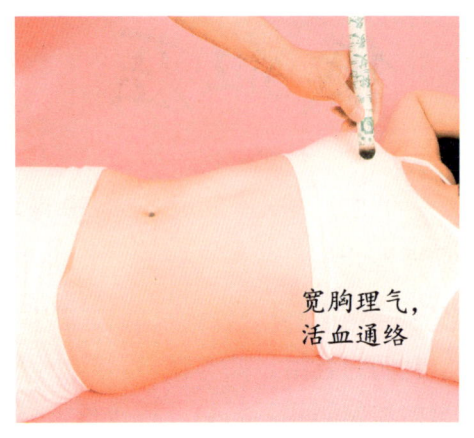

灸膻中穴。宜采用回旋灸。施灸时，被施灸者取仰卧位，施灸者手执艾条以点燃的一端对准施灸部位，距离穴位皮肤1.5～3厘米，左右方向平行往复或反复旋转施灸，以感到施灸处温热、舒适为度。每日灸1次，每次灸3～7分钟，灸至皮肤产生红晕为止。

平和阴阳，
调理气血

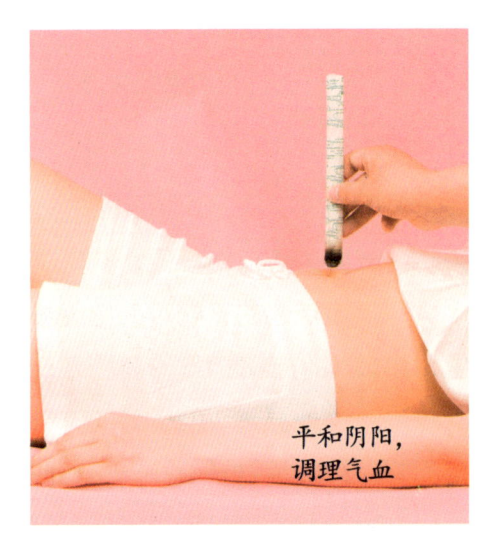

灸神阙穴。宜采用回旋灸。施灸时，被施灸者取仰卧位，施灸者手执艾条以点燃的一端对准施灸部位，距离穴位皮肤1.5～3厘米，左右方向平行往复或反复旋转施灸。每日灸1～2次，每次灸10～15分钟，灸至皮肤产生红晕为止。

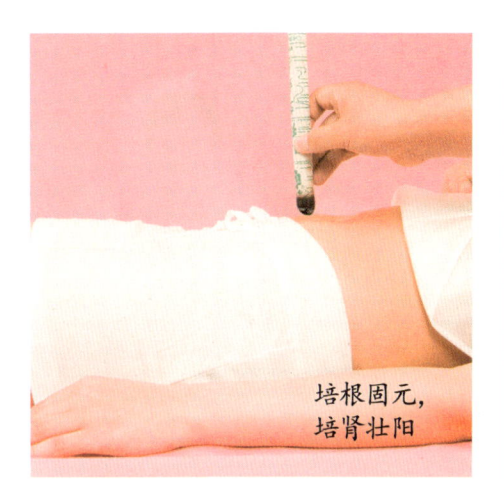

培根固元，
培肾壮阳

补中益气，
通经活络

灸关元穴。宜采用回旋灸。施灸时，被施灸者取仰卧位，施灸者手执艾条以点燃的一端对准施灸部位，距离穴位皮肤1.5～3厘米，左右方向平行往复或反复旋转施灸。每日灸1～2次，每次灸10～15分钟，灸至皮肤产生红晕为止。

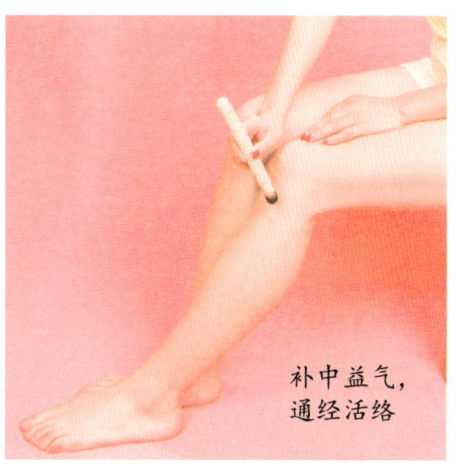

灸足三里穴。宜采用温和灸。此穴可自行施灸。施灸时，取坐位，手执艾条以点燃的一端对准施灸部位，距离穴位皮肤1.5～3厘米，以感到施灸处温热、舒适为度。每日或隔日灸1次，每次灸10～15分钟，灸至皮肤产生红晕为止。

补肾醒脑

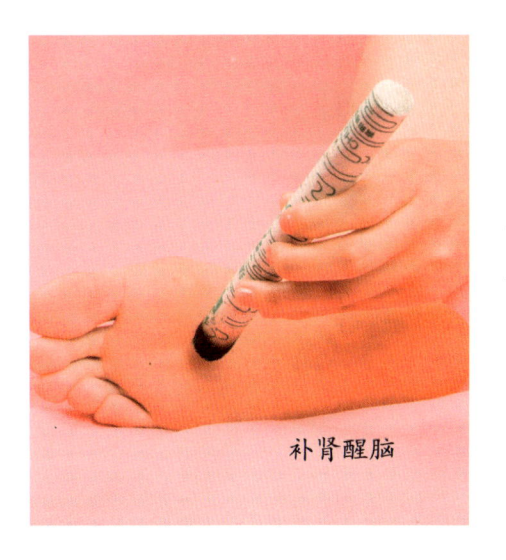

灸涌泉穴。宜采用温和灸。此穴可自行施灸。施灸时，取坐位，手执艾条以点燃的一端对准施灸部位，距离穴位皮肤1.5～3厘米，以感到施灸处温热、舒适为度。每日灸1次，每次3～15分钟，灸至皮肤产生红晕为止。

头部穴位

百会穴： 位于头部，头顶正中心。

背、腰部穴位

脾俞穴： 位于背部，当第11胸椎棘突下，后正中线旁开1.5寸。

肾俞穴： 位于腰部，当第2腰椎棘突下，后正中线旁开1.5寸。

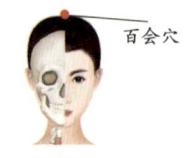

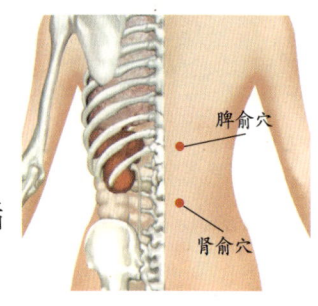

胸、腹部穴位

膻中穴： 位于胸部，前正中线上，两乳头连线的中点处。

神阙穴： 位于腹中部，脐中央。

关元穴： 该穴位于脐中下3寸，腹中线上，仰卧取穴。

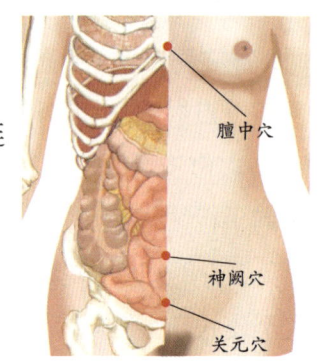

腿部穴位

足三里穴： 位于外膝眼下3寸，距胫骨前嵴1横指，当胫骨前肌上。

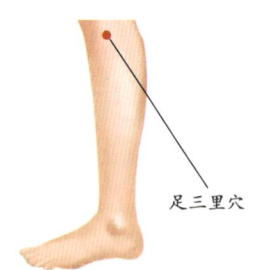

足部穴位

涌泉穴： 位于足前部凹陷处第2、3趾趾缝纹头端与足跟连线的前1/3处。

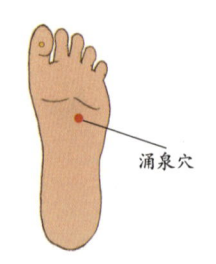

冠心病

　　冠状动脉粥样硬化性心脏病（简称"冠心病"）。指由于脂质代谢不正常，血液中的脂质沉着在原本光滑的动脉内膜上，在动脉内膜一些类似粥样的脂类物质堆积而成白色斑块，称为动脉粥样硬化病变。这些斑块渐渐增多造成动脉腔狭窄，使血流受阻，导致心脏缺血，产生心绞痛。使用艾灸，可以对人体的经络穴位产生温热刺激，使气血运行，从而预防和缓解冠心病，尤其对于慢性心绞痛的患者，艾灸的保健治疗作用尤其好。

一般施灸

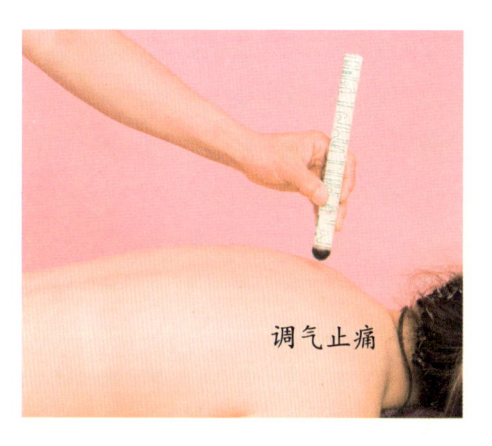

调气止痛

理气宁心

　　灸厥阴俞穴。宜采用温和灸。施灸时，被施灸者取俯卧位，施灸者手执艾条以点燃的一端对准施灸部位，距离穴位皮肤1.5～3厘米，以感到施灸处温热、舒适为度。每日灸1次，每次灸10～20分钟，灸至皮肤产生红晕为止。

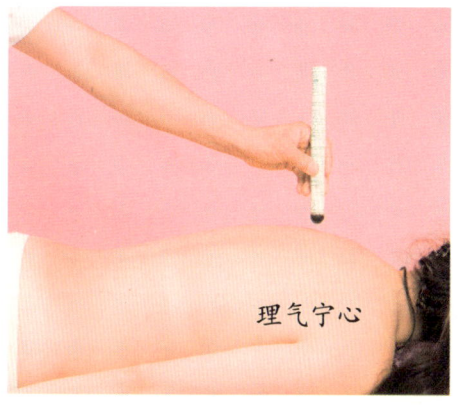

　　灸心俞穴。宜采用温和灸。施灸时，被施灸者取俯卧位，施灸者手执艾条以点燃的一端对准施灸部位，距离穴位皮肤1.5～3厘米，以感到施灸处温热、舒适为度。每日灸1次，每次灸10～15分钟，灸至皮肤产生红晕为止。

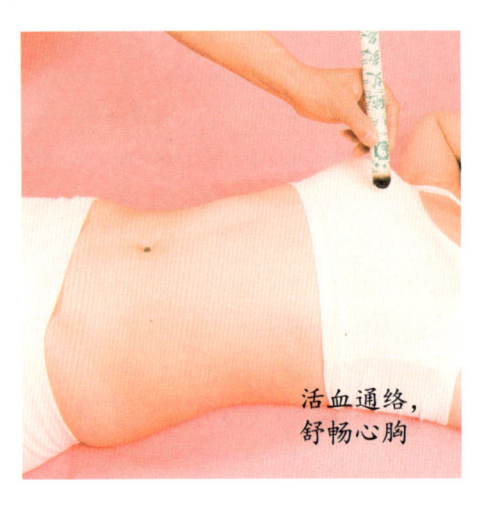

灸膻中穴。宜采用回旋灸。施灸时，被施灸者取仰卧位，施灸者手执艾条以点燃的一端对准施灸部位，距离穴位皮肤1.5～3厘米，左右方向平行往复或反复旋转施灸。每日灸1次，每次灸3～7分钟，灸至皮肤产生红晕为止。

活血通络，舒畅心胸

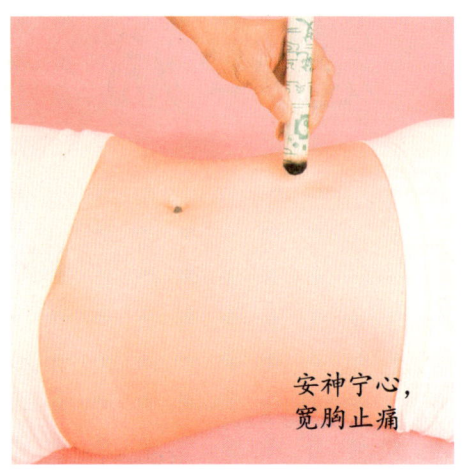

灸巨阙穴。宜采用温和灸。施灸时，被施灸者取仰卧位，施灸者手执艾条以点燃的一端对准施灸部位，距离穴位皮肤1.5～3厘米，以感到施灸处温热、舒适为度。每日灸2～3次，每次灸10～20分钟，灸至皮肤产生红晕为止。

安神宁心，宽胸止痛

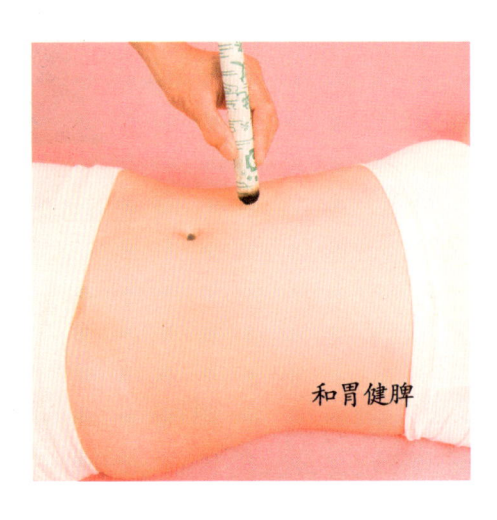

灸中脘穴。宜采用回旋灸。施灸时，被施灸者取仰卧位，施灸者手执艾条以点燃的一端对准施灸部位，距离穴位皮肤1.5～3厘米，左右方向平行往复或反复施灸。以感到施灸处温热、舒适为度。每日灸2～3次，每次灸10～20分钟，灸至皮肤产生红晕为止。

和胃健脾

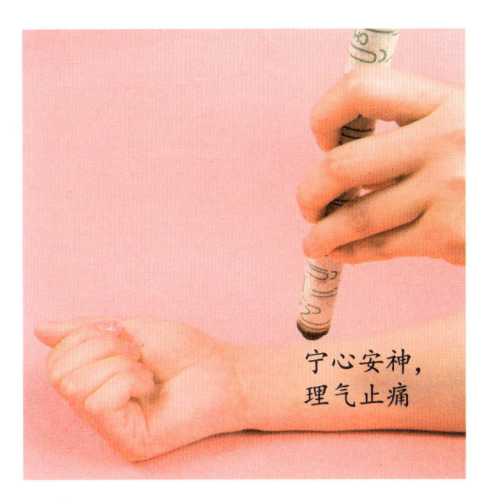

灸内关穴。宜采用温和灸。此穴可自行施灸。施灸时，手执艾条以点燃的一端对准施灸部位，距离皮肤1.5～3厘米，以感到施灸处温热、舒适为度。每日灸2～3次，每次灸10～20分钟，灸至皮肤产生红晕为止。

宁心安神，理气止痛

背部穴位

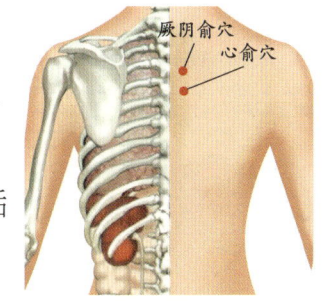

厥阴俞穴： 位于背部，当第4胸椎棘突下，后正中线旁开1.5寸。

心俞穴： 位于背部，当第5胸椎棘突下，后正中线旁开1.5寸。

胸、腹部穴位

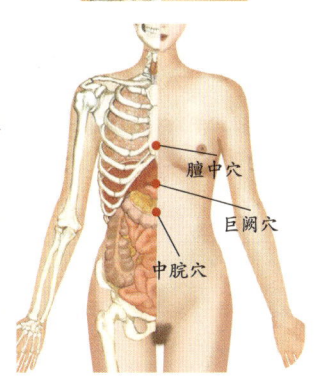

膻中穴： 位于胸部，前正中线上，两乳头连线的中点处。

巨阙穴： 位于上腹部，前正中线上，当脐中上6寸。

中脘穴： 位于上腹部，前正中线上，当脐中上4寸。

臂部穴位

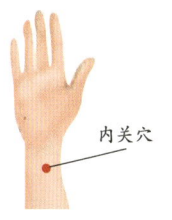

内关穴： 位于前臂掌侧，腕横纹上2寸，掌长肌肌腱与桡侧腕屈肌肌腱之间。

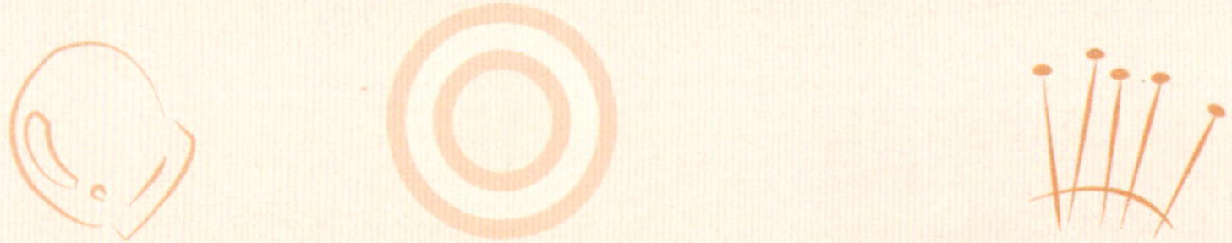

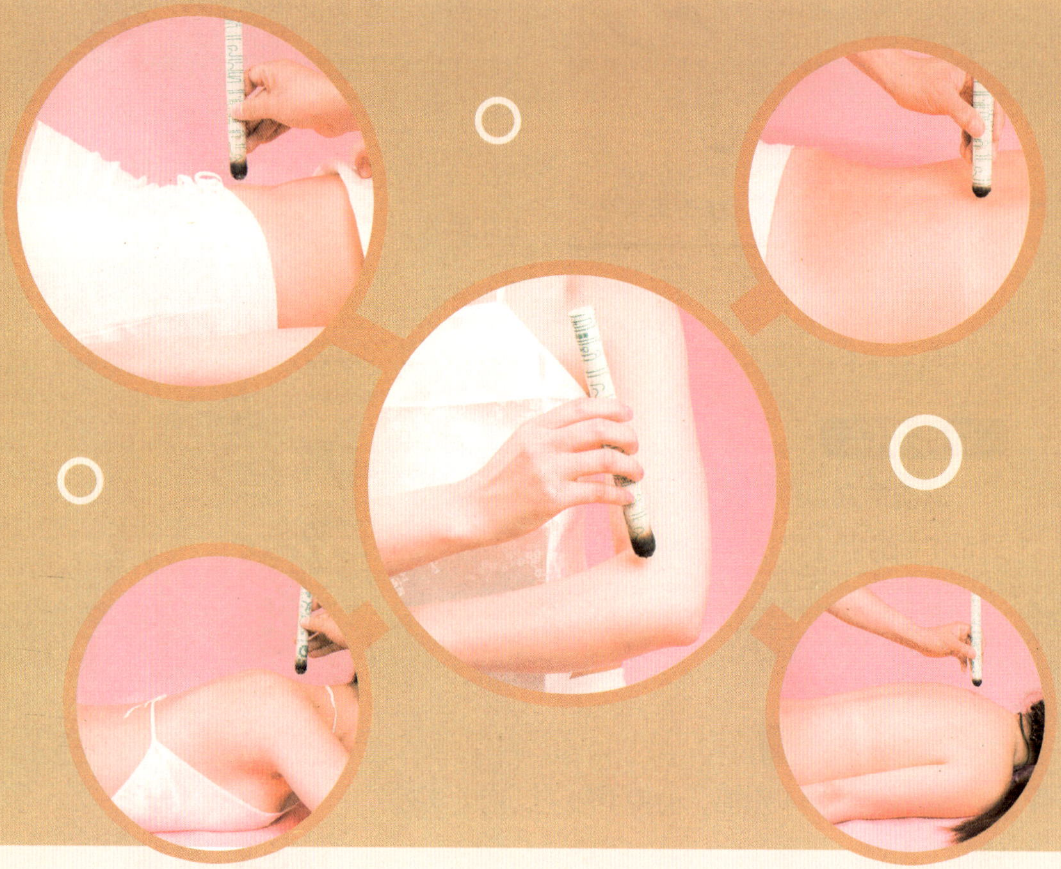

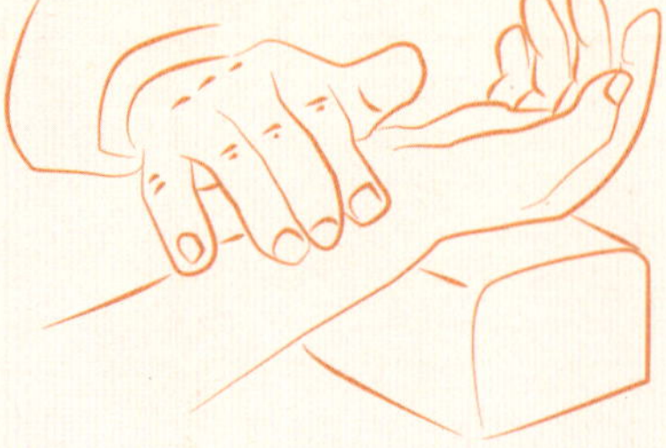

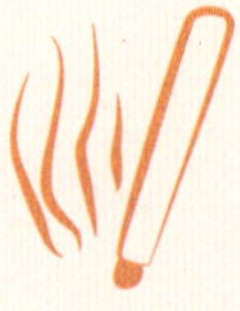

第七章
艾灸养颜瘦身，让青春永驻

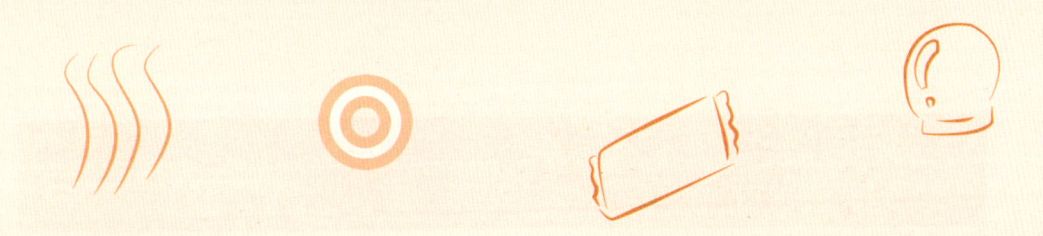

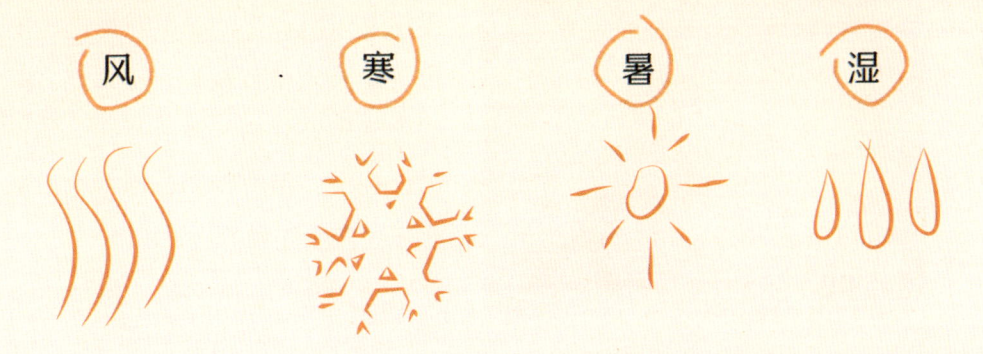

青春痘

青春痘又称痤疮，是指人体的面部、胸部、肩颈部、背项部的局部皮肤表面出现的，形如粟米、分散独立、分布与毛孔一致的小丘疹或黑头丘疹，用力挤压，可见有白色米粒样的汁液溢出，且此愈彼起，反复出现，又称肺风粉刺。痤疮是青春期常见的皮脂腺疾病，因青春期性腺成熟、睾酮分泌增加、皮脂腺代谢旺盛、排泄增多，过多的皮脂堵塞毛囊口，经细菌感染而引发炎症所致。本病也可因过食脂肪、糖类、消化不良等因素而引发。在青春期过后，30岁大多可自然痊愈。中医认为痤疮多由肺经风热，熏蒸肌肤；或过食辛辣油腻之物，脾胃湿热蕴积，侵蚀肌肤；或因冲任不调，肌肤疏泄功能失畅而发。在相关穴位艾灸能够滋养肝脾、祛除湿热，缓解症状。

一般施灸

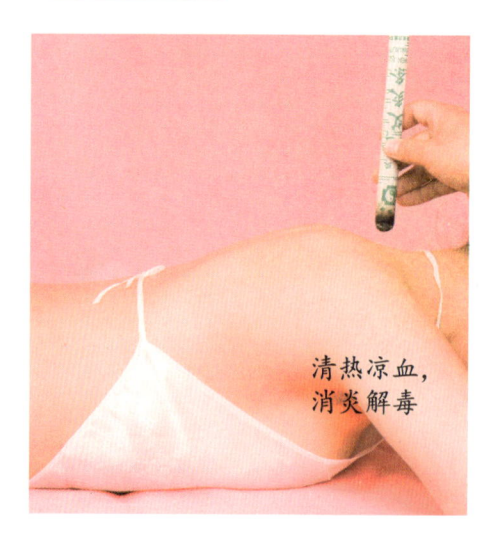

清热凉血，消炎解毒

灸大椎穴。宜采用温和灸。施灸时，被施灸者取俯卧位，施灸者手执艾条以点燃的一端对准施灸部位，距离穴位皮肤1.5～3厘米，以感到施灸处温热、舒适为度。每日灸1～2次，每次灸30分钟左右，灸至皮肤产生红晕为止。

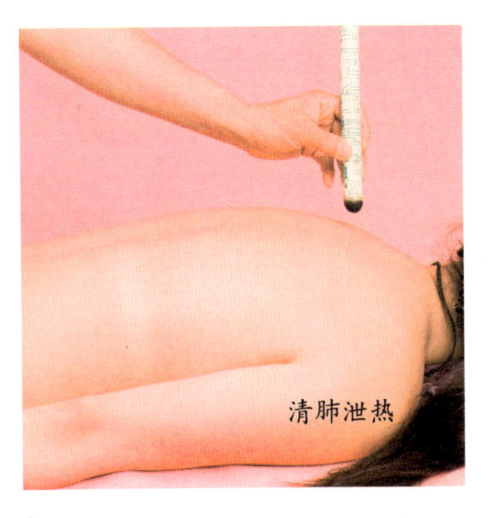

清肺泄热

清除肺胃湿热

　　灸肺俞穴。宜采用回旋灸。施灸时，被施灸者取俯卧位，施灸者手执艾条以点燃的一端对准施灸部位，距离穴位皮肤1.5~3厘米，左右方向平行往复或反复旋转施灸。每日灸1次，每次灸10~15分钟，灸至皮肤产生红晕为止。

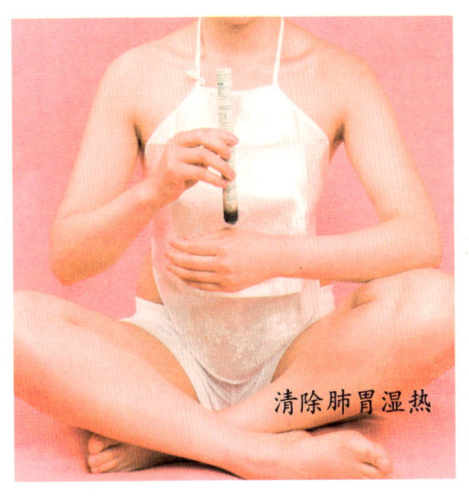

　　灸合谷穴。宜采用温和灸。此穴可自行施灸。施灸时，取坐位，手执艾条以点燃的一端对准施灸部位，距离穴位皮肤1.5~3厘米，以感到施灸处温热、舒适为度。每日灸1次，每次灸10~20分钟，灸至皮肤产生红晕为止。

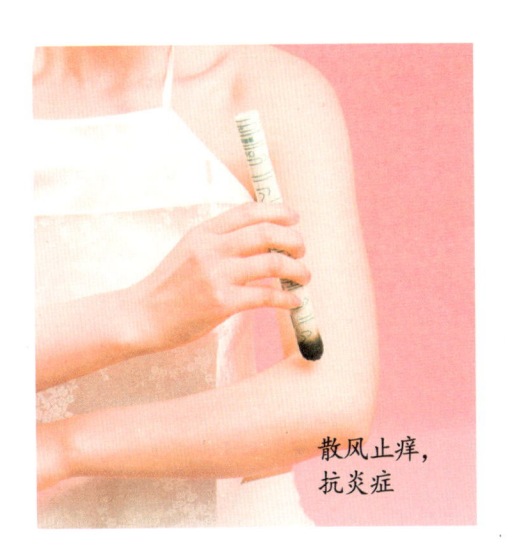

散风止痒，抗炎症

　　灸曲池穴。宜采用温和灸。此穴可自行施灸。施灸时，取坐位，手执艾条以点燃的一端对准施灸部位，距离穴位皮肤1.5~3厘米，以感到施灸处温热、舒适为度。每日灸1次，每次灸30分钟左右，灸至皮肤产生红晕为止。

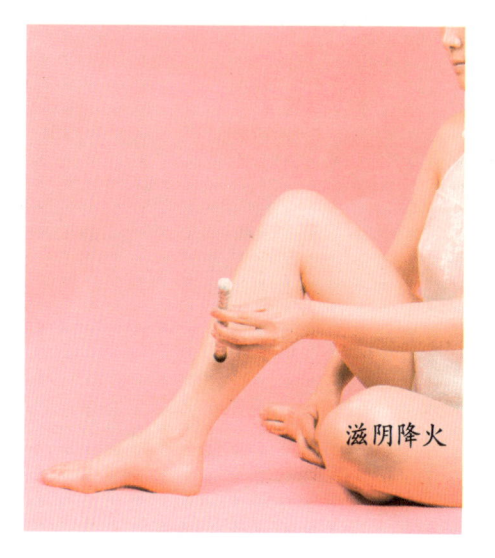

灸三阴交穴。宜采用温和灸。此穴可自行施灸。施灸时，取坐位，手执艾条以点燃的一端对准施灸部位，距离穴位皮肤 1.5～3 厘米，以感到施灸处温热、舒适为度。每日灸 1 次，每次灸 3～15 分钟，灸至皮肤产生红晕为止。

滋阴降火

颈、背部穴位

大椎穴： 位于颈部下端，后正中线上，第 7 颈椎棘突下凹陷中。

肺俞穴： 位于背部，当第 3 胸椎棘突下，后正中线旁开 1.5 寸。

手、臂部穴位

合谷穴： 位于第 1、第 2 掌骨间，当第 2 掌骨桡侧的中点处。

曲池穴： 位于手前臂，肘横纹终点与肘尖连线的中点处。

足部穴位

三阴交穴： 位于小腿内侧，当足内踝尖上 3 寸，胫骨内侧缘后方。

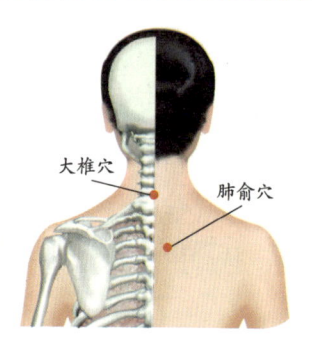

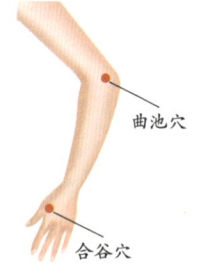

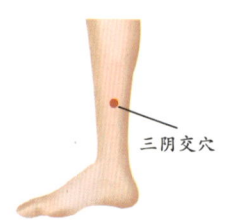

辨证施灸

前额、双颊部长痘痘，颜色偏红，口气重，腹胀，时而便秘时，加灸天枢穴。宜采用温和灸。施灸时，被施灸者取仰卧位，施灸者手执艾条以点燃的一端对准施灸部位，距离穴位皮肤1.5~3厘米，以感到施灸处温热、舒适为度。每日灸1次，每次灸5~15分钟，灸至皮肤产生红晕为止，5次为1个疗程。也可加灸内庭穴。宜采用温和灸。此穴可自行施灸。施灸时，取坐位，手执艾条以点燃的一端对准施灸部位，距离穴位皮肤1.5~3厘米，以感到施灸处温热、舒适为度。每日灸1次，每次灸5~15分钟，灸至皮肤产生红晕为止，5次为1个疗程。

额头两边，甚至头发里都长痘痘，平时胸闷，易怒，睡觉起来嘴里发苦时，加灸太冲穴。宜采用回旋灸。此穴可自行施灸。施灸时，取坐位，手执艾条以点燃的一端对准施灸部位，距离穴位皮肤1.5~3厘米，左右方向平行往复或反复旋转施灸。每日灸1次，每次灸5~15分钟，灸至皮肤产生红晕为止，5次为1个疗程。疗程间休息2天。

腹部穴位

天枢穴： 位于腹中部，平脐中，距脐中2寸。

足部穴位

内庭穴： 位于足背，当第2、第3趾间，趾蹼缘后方赤白肉际处。

太冲穴： 位于足背侧，第1、2趾跖骨连接部位中。

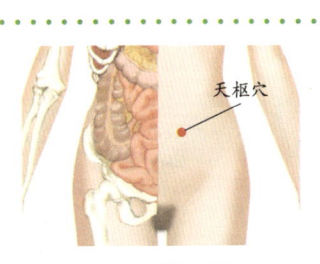

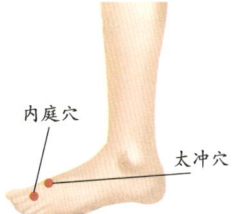

眼袋

眼袋，就是下眼睑浮肿，由于眼睑皮肤很薄，皮下组织薄而松弛，很容易发生水肿现象，从而产生眼袋。眼袋的形成有诸多因素，遗传是其中重要因素，而且随着年龄的增长眼袋会愈加明显。中医认为眼袋的形成与人体的脾胃功能有着直接的关系，脾脏功能的好坏，直接影响到肌肉功能和体内脂肪的代谢。在相关穴位艾灸可以提高脾胃功能，促进血液循环，对消除眼袋是非常有意义的。

一般施灸

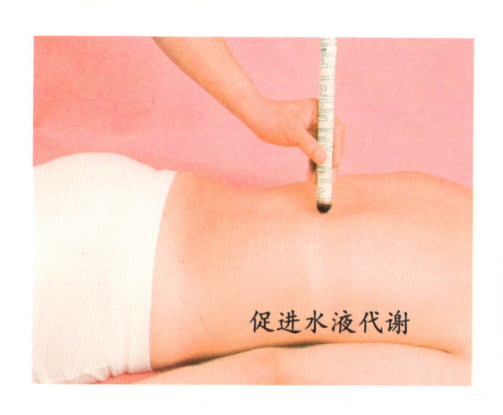

促进水液代谢

燥化脾湿，生发胃气

灸脾俞穴。宜采用温和灸。施灸时，被施灸者取俯卧位，施灸者手执艾条以点燃的一端对准施灸部位，距离穴位皮肤1.5～3厘米，以感到施灸处温热、舒适为度。每日或隔日灸1次，每次灸15～30分钟，灸至皮肤产生红晕为止，10次为1个疗程。

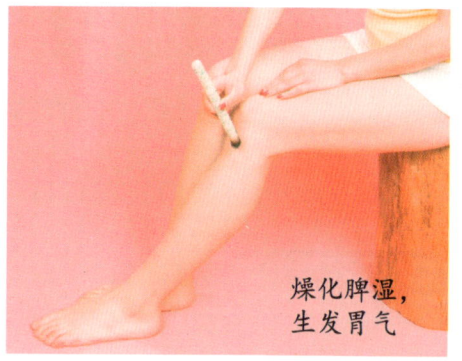

灸足三里穴。宜采用温和灸。此穴可自行施灸。施灸时，取坐位，手执艾条以点燃的一端对准施灸部位，距离穴位皮肤1.5～3厘米，以感到施灸处温热、舒适为度。每日或隔日灸1次，每次灸15～30分钟，灸至皮肤产生红晕为止10次为1个疗程。

清利湿热，
健脾理气

改善脾虚

灸阴陵泉穴。宜采用温和灸。此穴可自行施灸。施灸时，取坐位，手执艾条以点燃的一端对准施灸部位，距离穴位皮肤1.5～3厘米，以感到施灸处温热、舒适为度。每日灸1次，每次灸3～15分钟，灸至皮肤产生红晕为止，10次为1个疗程。

灸三阴交穴。宜采用温和灸。此穴可自行施灸。施灸时，取坐位，手执艾条以点燃的一端对准施灸部位，距离穴位皮肤1.5～3厘米，以感到施灸处温热、舒适为度。每日或隔日灸1次，每次灸15～30分钟，灸至皮肤产生红晕为止，10次为1个疗程。

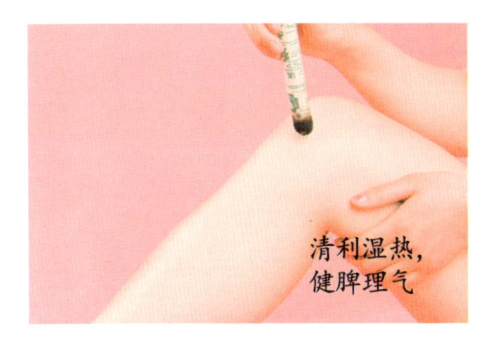

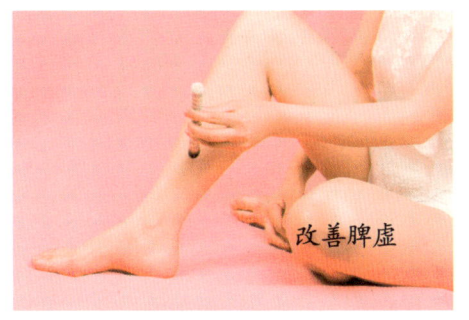

背部穴位

脾俞穴： 位于背部，当第11胸椎棘突下，后正中线旁开1.5寸。

腿部穴位

足三里穴： 位于外膝眼下3寸，距胫骨前嵴1横指，当胫骨前肌上。

阴陵泉穴： 位于小腿内侧，当胫骨内侧髁后下方凹陷处。

三阴交穴： 位于小腿内侧，当足内踝尖上3寸，胫骨内侧缘后方。

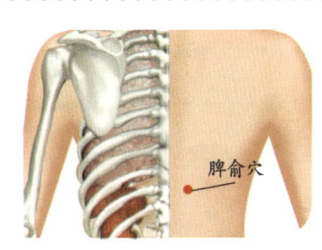

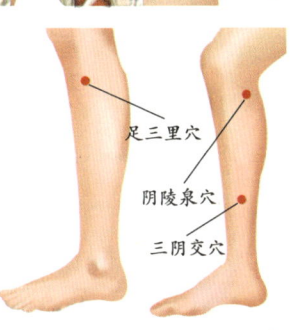

黑眼圈

黑眼圈是由于经常熬夜，情绪不稳定，眼部疲劳、衰老，静脉血管血流速度过于缓慢，眼部皮肤红细胞供氧不足，静脉血管中二氧化碳及代谢废物积累过多，形成慢性缺氧，血液较暗并形成滞流而造成的眼部色素沉着。中医认为大部分黑眼圈的发生与肝肾虚有关，肝肾虚后，肾精不能养肝血，而"肝开窍于目"，最终因精血亏损，表现在双眼上就形成黑眼圈。在相关穴位艾灸能够滋阴补肾、清降虚火、补虚润肤、化瘀通络，从而消除黑眼圈。

一般施灸

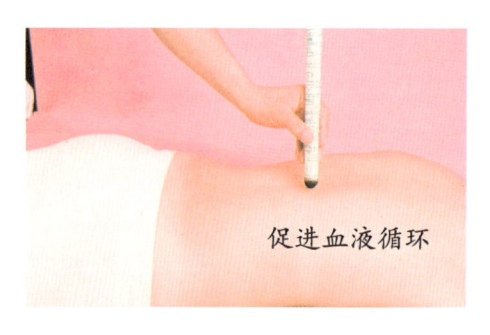

促进血液循环

补益肾气，祛湿散热

灸脾俞穴。宜采用回旋灸。施灸时，被施灸者取俯卧位，施灸者手执艾条以点燃的一端对准施灸部位，距离穴位皮肤1.5～3厘米，左右方向平行往复或反复旋转施灸。每日或隔日灸1次，每次灸15～30分钟，灸至皮肤产生红晕为止，10次为1个疗程。

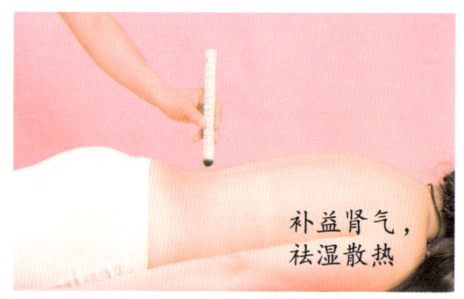

灸肾俞穴。宜采用温和灸。被施灸者取俯卧位，施灸者手执艾条以点燃的一端对准施灸部位，距离穴位皮肤1.5～3厘米，以感到施灸处温热、舒适为度。每日或隔日灸1次，每次灸15～30分钟，灸至皮肤产生红晕为止，10次为1个疗程。

温经通络，补中益气

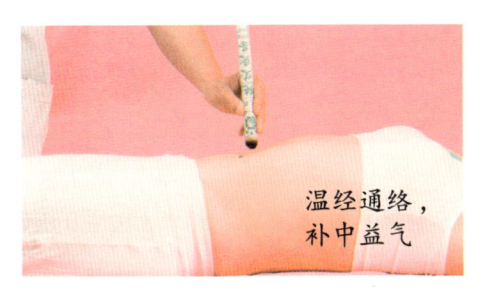

保养肝肾

灸水分穴。宜采用温和灸。施灸时，被施灸者取仰卧位，施灸者手执艾条以点燃的一端对准施灸部位，距离穴位皮肤1.5～3厘米，以感到施灸处温热、舒适为度。每日或隔日灸1次，每次灸15～30分钟，灸至皮肤产生红晕为止，10次为1个疗程。

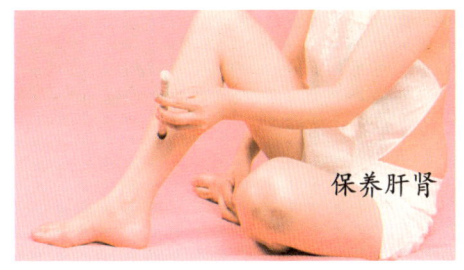

灸三阴交穴。宜采用温和灸。此穴可自行施灸。施灸时，取坐位，手执艾条以点燃的一端对准施灸部位，距离穴位皮肤1.5～3厘米，以感到施灸处温热、舒适为度。每日或隔日灸1次，每次灸15～30分钟，灸至皮肤产生红晕为止，10次为1个疗程。

背、腰部穴位

脾俞穴： 位于背部，当第11胸椎棘突下，后正中线旁开1.5寸。

肾俞穴： 位于腰部，当第2腰椎棘突下，后正中线旁开1.5寸。

腹部穴位

水分穴： 位于上腹部，前正中线上，当脐中上1寸。

腿部穴位

三阴交穴： 位于小腿内侧，当足内踝尖上3寸，胫骨内侧缘后方。

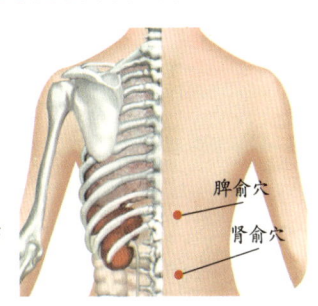

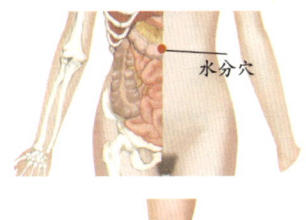

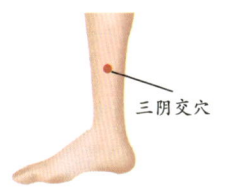

面部皱纹

随着年龄的增长，皱纹悄悄爬上了我们的脸庞，皱纹不仅是衰老的象征，从中医角度来看，皱纹也预示着某种疾病，可能是身体内某些疾病的直接反应。中医认为颜面的皮肤是靠气血滋养的，所以如果气血不足，或者气血有瘀滞，脸上也容易出现皱纹。在相关穴位艾灸能够滋阴养血、润燥生津、疏通经络、濡肌除皱，从而达到消除皱纹的目的。

一般施灸

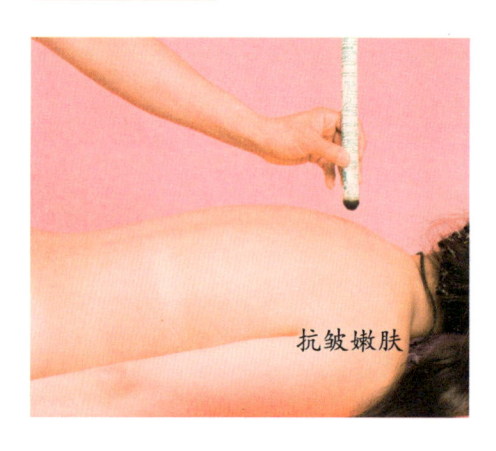

抗皱嫩肤

灸肺俞穴。宜采用回旋灸。施灸时，被施灸者取俯卧位，施灸者手执艾条以点燃的一端对准施灸部位，距离穴位皮肤1.5～3厘米，左右方向平行往复或反复旋转施灸。隔日灸1次，每次灸10～20分钟，灸至皮肤产生红晕为止，7次为1个疗程。

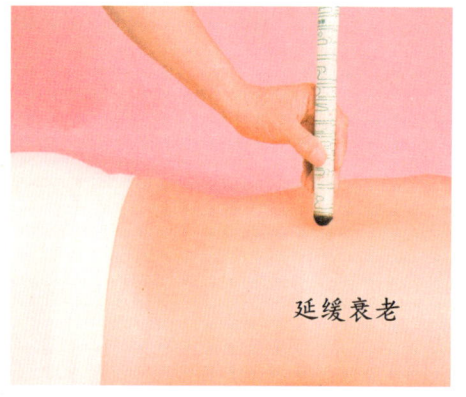

延缓衰老

灸脾俞穴。宜采用温和灸。施灸时，被施灸者取俯卧位，施灸者手执艾条以点燃的一端对准施灸部位，距离穴位皮肤1.5～3厘米，以感到施灸处温热、舒适为度。隔日灸1次，每次灸10～20分钟，灸至皮肤产生红晕为止，7次为1个疗程。

滋阴补肾

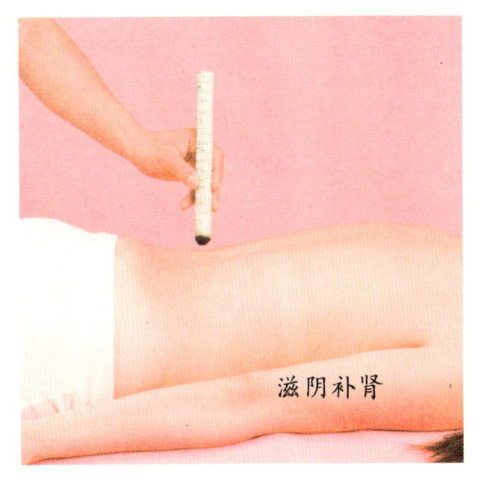

调和气血，舒筋通络

灸肾俞穴。宜采用温和灸。施灸时，被施灸者取俯卧位，施灸者手执艾条以点燃的一端对准施灸部位，距离穴位皮肤1.5～3厘米，以感到施灸处温热、舒适为度。隔日灸1次，每次灸10～20分钟，灸至皮肤产生红晕为止，7次为1个疗程。

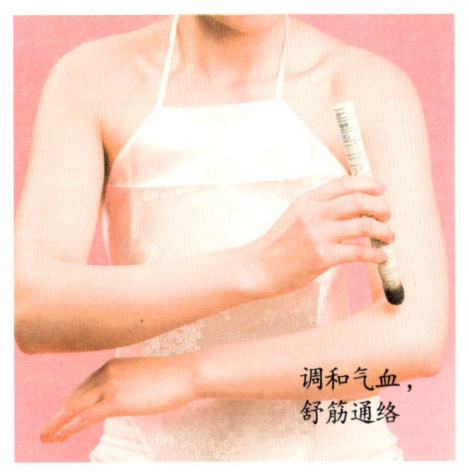

灸曲池穴。宜采用温和灸。此穴可自行施灸。施灸时，取坐位，手执艾条以点燃的一端对准施灸部位，距离穴位皮肤1.5～3厘米，以感到施灸处温热、舒适为度。隔日灸1次，每次灸15～30分钟，灸至皮肤产生红晕为止，7次为1个疗程。

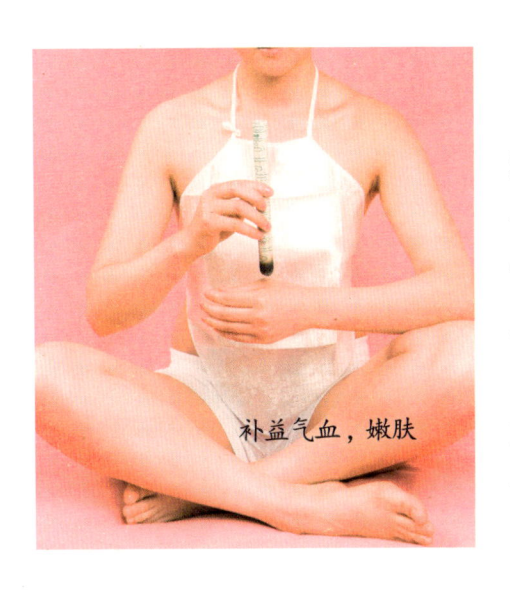

补益气血，嫩肤

灸合谷穴。宜采用温和灸。此穴可自行施灸。施灸时，取坐位，手执艾条以点燃的一端对准施灸部位，距离穴位皮肤1.5～3厘米，以感到施灸处温热、舒适为度。隔日灸1次，每次灸10～20分钟，灸至皮肤产生红晕为止，7次为1个疗程。

平衡阴阳

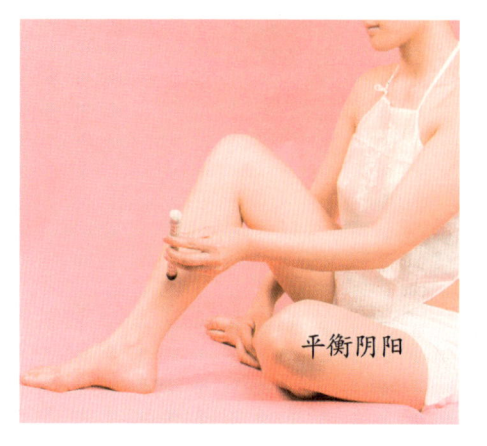

灸三阴交穴。宜采用温和灸。此穴可自行施灸。施灸时，取坐位，手执艾条以点燃的一端对准施灸部位，距离穴位皮肤1.5～3厘米，以感到施灸处温热、舒适为度。隔日灸1次，每次灸10～20分钟，灸至皮肤产生红晕为止，7次为1个疗程。

背、腰部穴位

肺俞穴：位于背部，当第3胸椎棘突下，后正中线旁开1.5寸。

脾俞穴：位于背部，当第11胸椎棘突下，后正中线旁开1.5寸。

肾俞穴：位于腰部，当第2腰椎棘突下，后正中线旁开1.5寸。

手、臂部穴位

曲池穴：位于手前臂，肘横纹终点与肘尖连线的中点处。

合谷穴：位于第1、第2掌骨间，当第2掌骨桡侧的中点处。

腿部穴位

三阴交穴：位于小腿内侧，当足内踝尖上3寸，胫骨内侧缘后方。

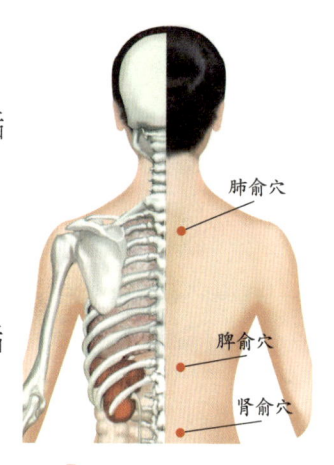

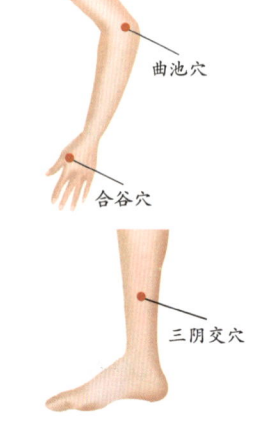

黄褐斑

黄褐斑又名妊娠斑、肝斑，是发生于面部的色素沉着性皮肤病，皮损为黄褐色或咖啡色的斑片，形状不同，大小不等，边界清晰，表面平滑，无主观症状和全身不适。常对称分布于两颊，形成蝴蝶样，故又称蝴蝶斑。中医称本病为黧黑斑，认为多因肝肾不足，不能滋养肌肤；或肝气郁结，日久化热，伤及阴血，颜面气血失和而发病。在相关穴位艾灸能够疏肝解郁，养血健脾，滋补肝肾，消色除斑，从而达到治疗该症的目的。

一般施灸

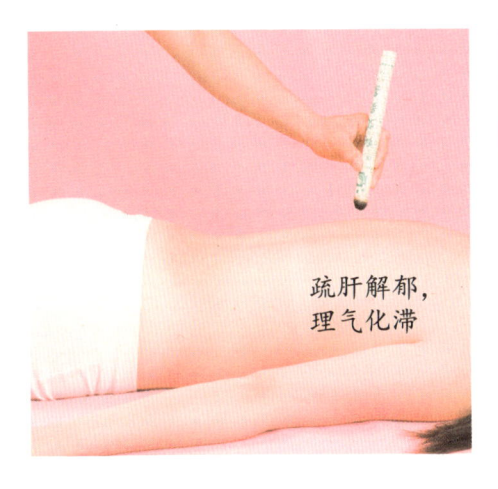

疏肝解郁，理气化滞

改善脾虚

灸肝俞穴。宜采用温和灸。施灸时，被施灸者取俯卧位，施灸者手执艾条以点燃的一端对准施灸部位，距离穴位皮肤1.5～3厘米，以感到施灸处温热、舒适为度。隔日灸1次，每次灸10～20分钟，灸至皮肤产生红晕为止，7次为1个疗程。

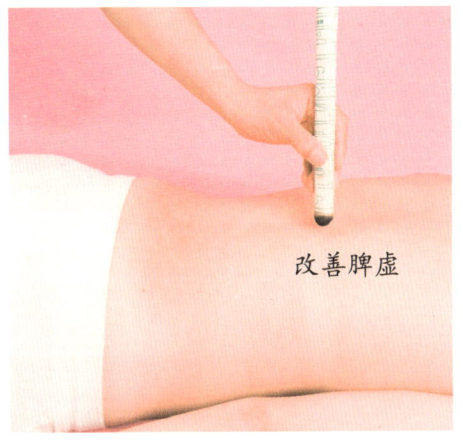

灸脾俞穴。宜采用温和灸。施灸时，被施灸者取俯卧位，施灸者手执艾条以点燃的一端对准施灸部位，距离穴位皮肤1.5～3厘米，以感到施灸处温热、舒适为度。隔日灸1次，每次灸10～20分钟，灸至皮肤产生红晕为止，7次为1个疗程。

益气补肾，
调理冲任

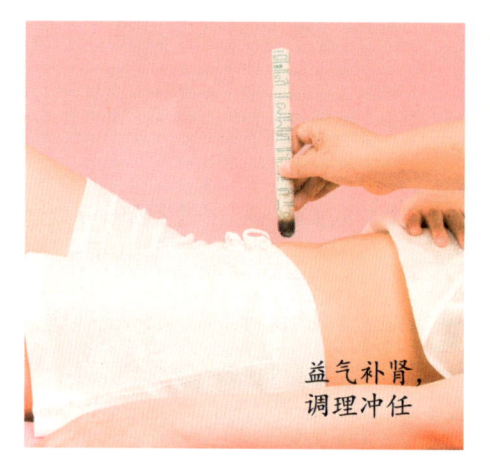

健脾益气，
生血

灸气海穴。宜采用温和灸。施灸时，被施灸者取仰卧位，施灸者手执艾条以点燃的一端对准施灸部位，距离穴位皮肤1.5～3厘米，以感到施灸处温热、舒适为度。隔日灸1次，每次灸10～20分钟，灸至皮肤产生红晕为止，7次为1个疗程。

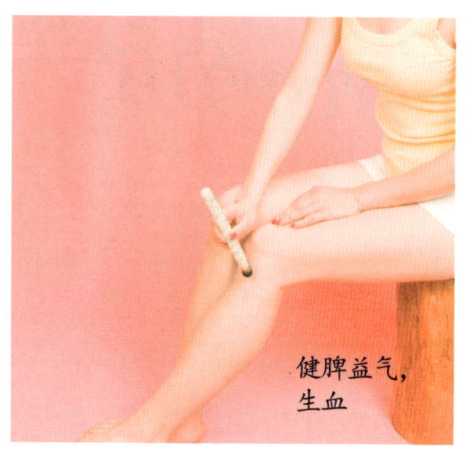

灸足三里穴。宜采用温和灸。此穴可自行施灸。施灸时，取坐位，手执艾条以点燃的一端对准施灸部位，距离穴位皮肤1.5～3厘米，以感到施灸处温热、舒适为度。隔日灸1次，每次灸10～20分钟，灸至皮肤产生红晕为止，7次为1个疗程。

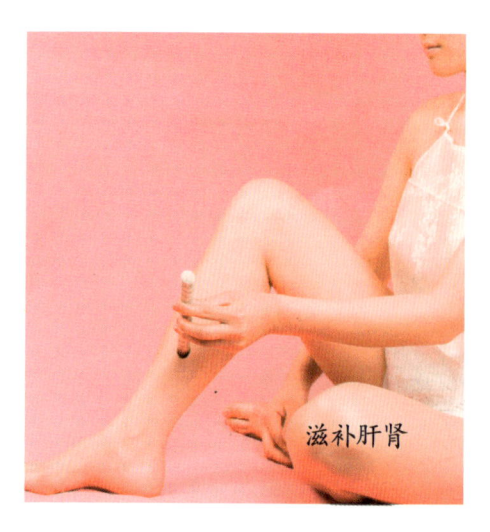

滋补肝肾

灸三阴交穴。宜采用温和灸。此穴可自行施灸。施灸时，取坐位，手执艾条以点燃的一端对准施灸部位，距离穴位皮肤1.5～3厘米，以感到施灸处温热、舒适为度。隔日灸1次，每次灸10～20分钟，灸至皮肤产生红晕为止，7次为1个疗程。

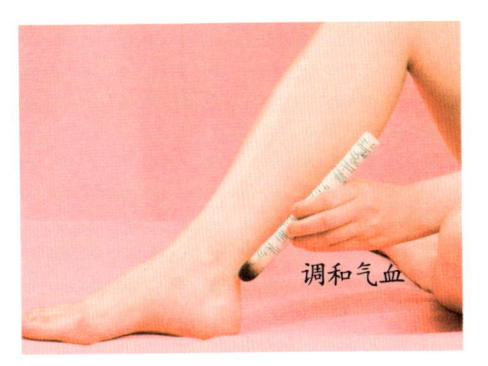

灸太溪穴。宜采用温和灸。此穴可自行施灸。施灸时，取坐位，手执艾条以点燃的一端对准施灸部位，距离穴位皮肤 1.5～3 厘米，以感到施灸处温热、舒适为度。隔日灸 1 次，每次灸 10～20 分钟，灸至皮肤产生红晕为止，7 次为 1 个疗程。

调和气血

背部穴位

肝俞穴： 位于背部，当第 9 胸椎棘突下，后正中线旁开 1.5 寸。

脾俞穴： 位于背部，当第 11 胸椎棘突下，后正中线旁开 1.5 寸。

腹部穴位

气海穴： 位于下腹部，前正中线上，当脐中下 1.5 寸。

腿、足部穴位

足三里穴： 位于外膝眼下 3 寸，距胫骨前嵴 1 横指，当胫骨前肌上。

三阴交穴： 位于小腿内侧，当足内踝尖上 3 寸，胫骨内侧缘后方。

太溪穴： 位于足内侧，内踝后方，当内踝尖与跟腱之间的凹陷处。

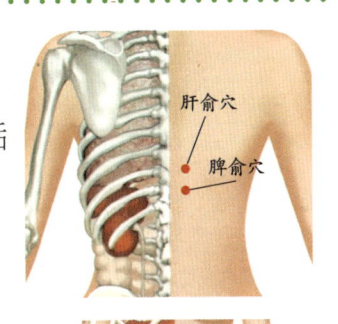

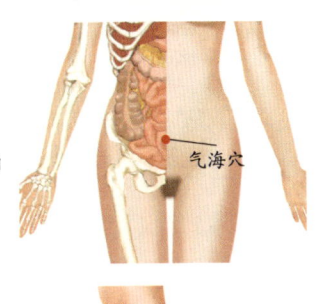

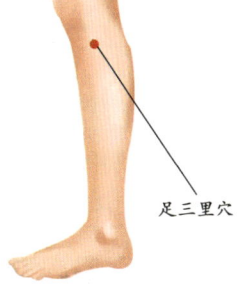

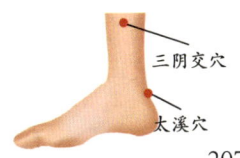

丰胸

艾灸丰胸的原理是温经散寒、行气通络，调理人体内分泌失调、雌激素低下、激素分泌不平衡等不良症状。通过艾条的温热和近红外线的能量在经络中的传感可以促进血液循环，增强乳房各组织细胞的活力，促进乳房细胞及组织生长，使乳房增大，从而使乳房丰满隆起，从根本上改善偏小扁平、松弛下垂、萎缩的乳房。

一般施灸

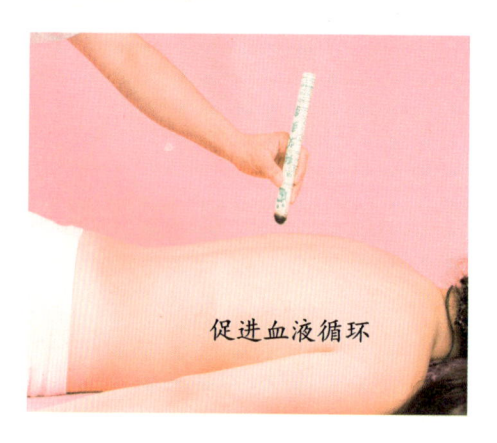

促进血液循环

气血通畅，滋养乳房

灸肝俞穴。宜采用温和灸。施灸时，被施灸者取俯卧位，施灸者手执艾条以点燃的一端对准施灸部位，距离穴位皮肤1.5～3厘米，以感到施灸处温热、舒适为度。每日或隔日灸1次，每次灸15～30分钟，灸至皮肤产生红晕为止，10次为1个疗程。

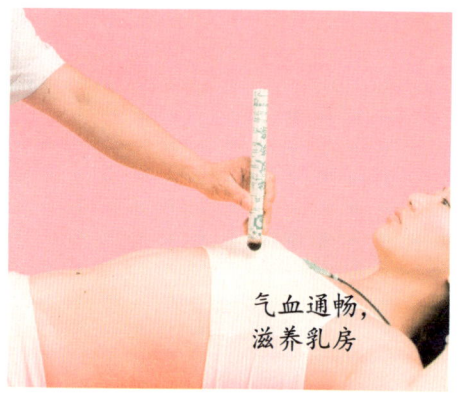

灸膺窗穴。宜采用温和灸。施灸时，被施灸者取仰卧位，施灸者手执艾条以点燃的一端对准施灸部位，距离穴位皮肤1.5～3厘米，以感到施灸处温热、舒适为度。每日或隔日灸1次，每次灸15～30分钟，灸至皮肤产生红晕为止，10次为1个疗程。

通乳丰胸

平衡内分泌

灸乳根穴。宜采用温和灸。施灸时，被施灸者取仰卧位，施灸者手执艾条以点燃的一端对准施灸部位，距离穴位皮肤1.5～3厘米，以感到施灸处温热、舒适为度。每日或隔日灸1次，每次灸15～30分钟，灸至皮肤产生红晕为止，10次为1个疗程。

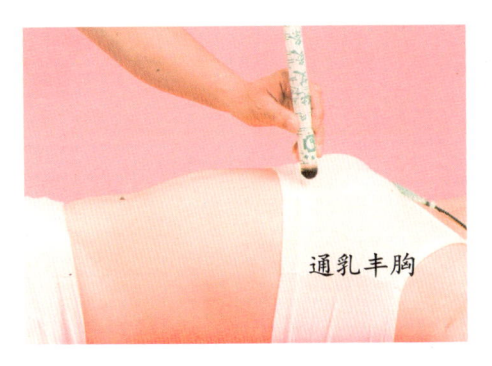

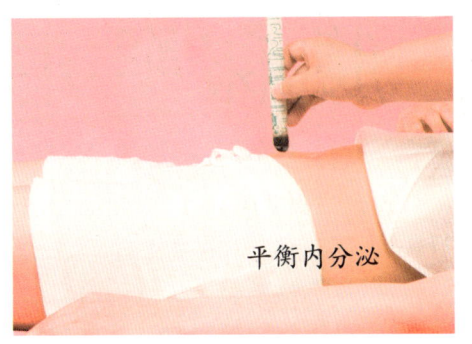

灸关元穴。宜采用回旋灸。施灸时，被施灸者取仰卧位，施灸者手执艾条以点燃的一端对准施灸部位，距离穴位皮肤1.5～3厘米，左右方向平行往复或反复旋转施灸。每日或隔日灸1次，每次灸15～30分钟，灸至皮肤产生红晕为止，10次为1个疗程。

背部穴位

肝俞穴：位于背部，当第9胸椎棘突下，后正中线旁开1.5寸。

胸、腹部穴位

膺窗穴：位于胸部，当第3肋间隙，距前正中线4寸。

乳根穴：位于胸部，当乳头直下，乳房根部，第5肋间隙，距前正中线4寸处。

关元穴：位于脐中下3寸，腹中线上。

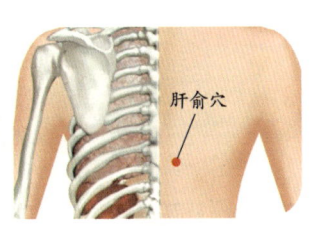

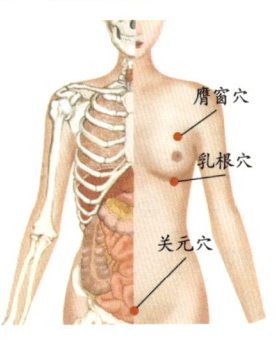

腹部塑形

随着年龄的增长，不管是男性还是女性，许多人的体型会发生变化，其中变化最明显的就是腹部，这是因为激素分泌的改变使得脂肪容易在腹部堆积，日积月累，便会造成腹部变形。更可怕的是，由于不良的饮食习惯，如饮食过量，食用甜食和油腻食物过多，以及体育运动过少等，会使许多年轻人的腹部肥胖。艾灸运用经络原理，针对一些穴位进行温和施灸，可达到减脂塑形的目的。

一般施灸

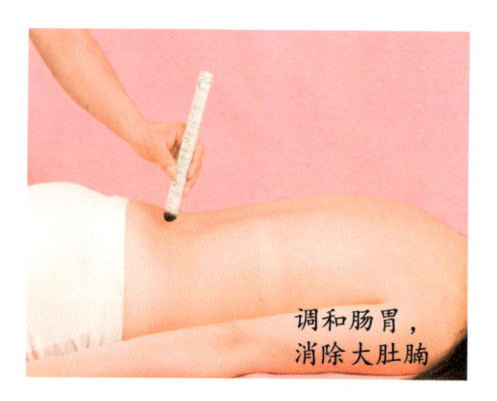

调和肠胃，消除大肚腩

调节食欲

灸大肠俞穴。宜采用温和灸。施灸时，被施灸者取俯卧位，施灸者手执艾条以点燃的一端对准施灸部位，距离穴位皮肤1.5～3厘米，以感到施灸处温热、舒适为度。每日或隔日灸1次，每次灸15～30分钟，灸至皮肤产生红晕为止，10次为1个疗程。

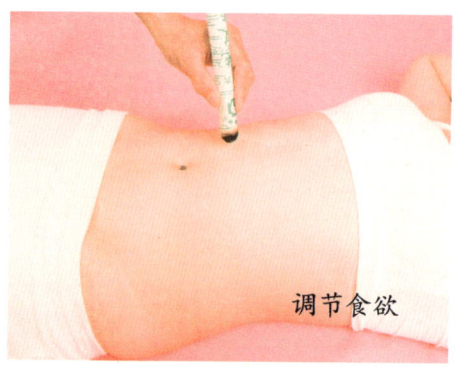

灸中脘穴。宜采用温和灸。施灸时，被施灸者取仰卧位，施灸者手执艾条以点燃的一端对准施灸部位，距离穴位皮肤1.5～3厘米，以感到施灸处温热、舒适为度。每日或隔日灸1次，每次灸15～30分钟，灸至皮肤产生红晕为止，10次为1个疗程。

消除水肿

促进脂肪消耗

灸水分穴。宜采用温和灸。施灸时，被施灸者取仰卧位，施灸者手执艾条以点燃的一端对准施灸部位，距离穴位皮肤1.5～3厘米，以感到施灸处温热、舒适为度。每日或隔日灸1次，每次灸15～30分钟，灸至皮肤产生红晕为止，10次为1个疗程。

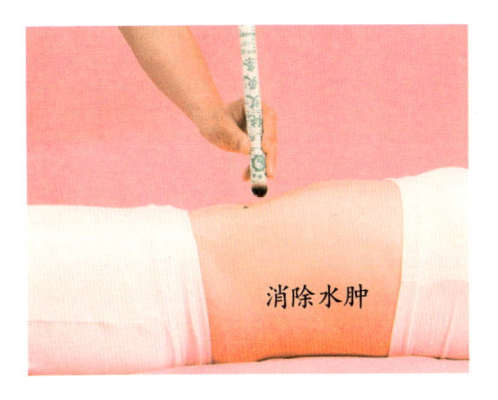

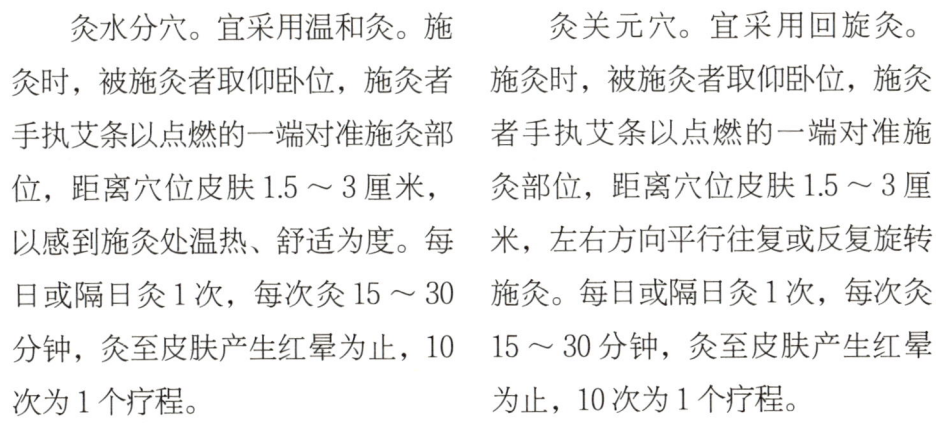

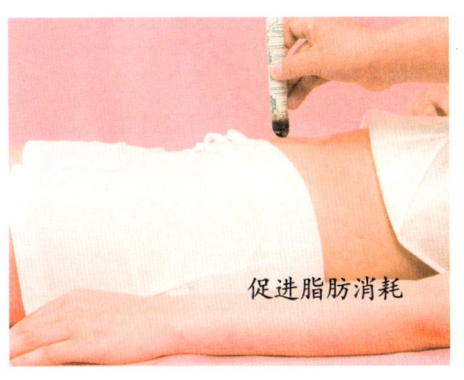

灸关元穴。宜采用回旋灸。施灸时，被施灸者取仰卧位，施灸者手执艾条以点燃的一端对准施灸部位，距离穴位皮肤1.5～3厘米，左右方向平行往复或反复旋转施灸。每日或隔日灸1次，每次灸15～30分钟，灸至皮肤产生红晕为止，10次为1个疗程。

腰部穴位

大肠俞穴： 位于第4腰椎棘突下，后正中线旁开1.5寸。

大肠俞穴

腹部穴位

中脘穴： 位于上腹部，前正中线上，当脐中上4寸。

水分穴： 位于上腹部，前正中线上，当脐中上1寸。

关元穴： 位于脐中下3寸，腹中线上。

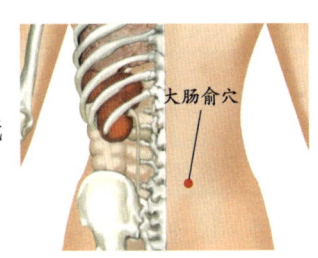

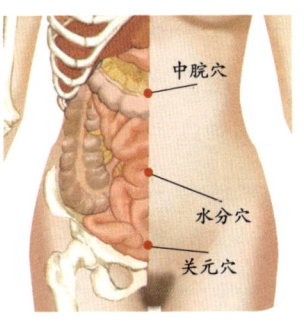

中脘穴
水分穴
关元穴

腰部塑形

对女性来说，16～46岁之间有3次明显的体型变化，其中变化最剧烈的是38岁前后的3年，这时，肌肉开始下垂，腰间的脂肪赘肉增加，小肚子突出。造成这种现象的原因有肌肉老化、内分泌平衡遭到破坏及疲劳等等。在相关穴位艾灸能够增强细胞的代谢能力，使肌纤维的活性增加，从而达到腰部塑形的目的。

一般施灸

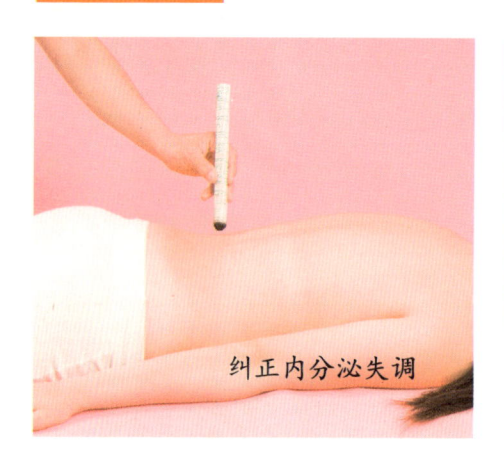

纠正内分泌失调

紧致腰部皮肤

灸肾俞穴。宜采用温和灸。施灸时，被施灸者取俯卧位，施灸者手执艾条以点燃的一端对准施灸部位，距离穴位皮肤1.5～3厘米，以感到施灸处温热、舒适为度。每日或隔日灸1次，每次灸15～30分钟，灸至皮肤产生红晕为止，10次为1个疗程。

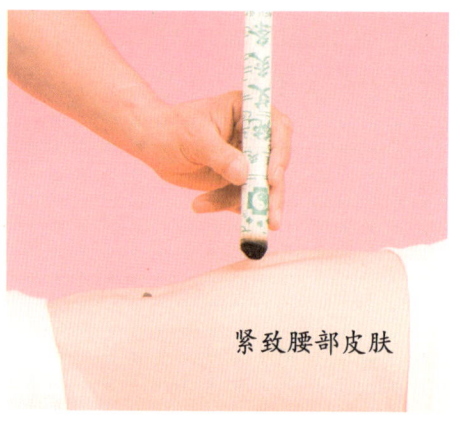

灸太乙穴。宜采用温和灸。施灸时，被施灸者取仰卧位，施灸者手执艾条以点燃的一端对准施灸部位，距离穴位皮肤1.5～3厘米，以感到施灸处温热、舒适为度。每日或隔日灸1次，每次灸15～30分钟，灸至皮肤产生红晕为止，10次为1个疗程。

调理肠胃　　　　　　　　　　　促进脂肪代谢

灸天枢穴。宜采用回旋灸。施灸时，被施灸者取仰卧位，施灸者手执艾条以点燃的一端对准施灸部位，距离穴位皮肤1.5～3厘米，左右方向平行往复或反复旋转施灸。每日或隔日灸1次，每次灸15～30分钟，灸至皮肤产生红晕为止，10次为1个疗程。

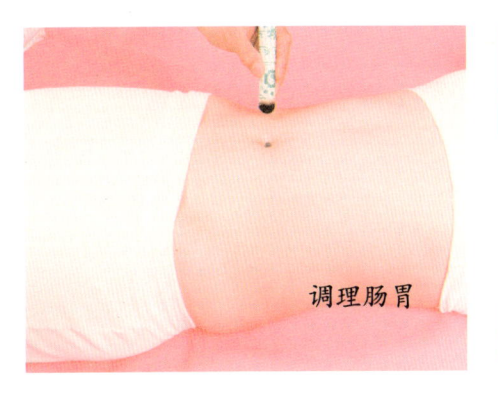

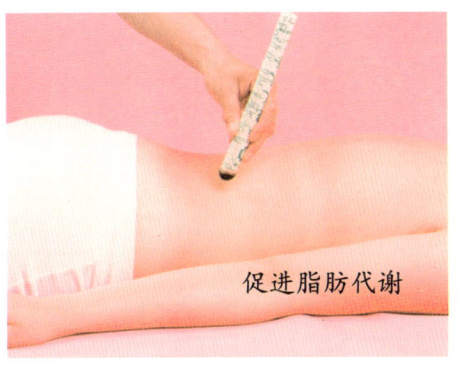

灸带脉穴。宜采用温和灸。施灸时，被施灸者取俯卧位，施灸者手执艾条以点燃的一端对准施灸部位，距离穴位皮肤1.5～3厘米，以感到施灸处温热、舒适为度。每日或隔日灸1次，每次灸15～30分钟，灸至皮肤产生红晕为止，10次为1个疗程。

腰部穴位

肾俞穴：位于腰部，当第2腰椎棘突下，后正中线旁开1.5寸。

腹部穴位

太乙穴：位于上腹部，当脐中上2寸，距前正中线2寸。

天枢穴：位于腹中部，平脐中，距脐中2寸。

带脉穴：位于侧腹部，当第11肋骨游离端下方垂线与脐水平线的交点上。

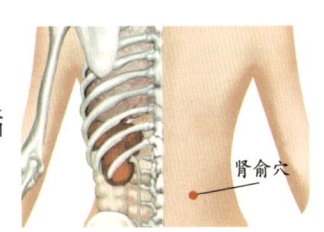

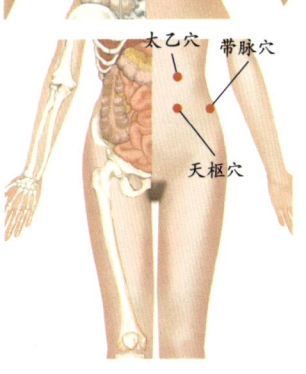